Dr. med. Bob Flaws / H. Lee Wolfe

Das Yin und Yang der Ernährung

Das Handbuch der chinesischen Ernährungslehre
Die moderne Umsetzung ihrer Grundlagen,
Methoden und Rezepte
mit einem Verzeichnis der energetischen Werte von
über 150 Lebensmitteln

WILHELM HEYNE VERLAG
MÜNCHEN

HEYNE RATGEBER
08/5038

Umwelthinweis:
Dieses Buch wurde auf chlor- und säurefreiem Papier gedruckt.

Einzig berechtigte Übersetzung aus dem Amerikanischen von
Theo Kierdorf in Zusammenarbeit mit Hildegard Höhr.
Titel der Originalausgabe:
»Prince Wen Hui's Cook: Chinese Dietary Therapy«

Printed in Germany 1996
Umschlaggestaltung: Atelier Adolf Bachmann, Reischach
Umschlagillustration: Bildagentur Mauritius/ACE/Mittenwald
Satz: Layer, Ostfildern
Druck und Bindung: Ebner Ulm

ISBN 3-453-09364-x

Inhalt

Einleitung

Ernährung ist das dritte der Acht Glieder der klassischen chinesischen Medizin.[1] Obgleich die Akupunktur und die Kräuterheilkunde in der westlichen Welt wesentlich bekannter und populärer sind, gilt doch für beide, daß ihre Wirkung ohne Unterstützung durch eine angemessene Diät nicht zufriedenstellend oder dauerhaft sein kann. Die chinesische Ernährungslehre basiert auf den gleichen kosmologischen Prinzipien wie die übrigen sieben Glieder. Informationen über diätetische Therapie sind in den gleichen Werken zu finden, die auch die Kräuterheilkunde behandeln. Tatsächlich ist der Unterschied zwischen Ernährungslehre und Kräuterheilkunde mehr eine Frage der jeweils aufgenommenen Menge eines bestimmten Nahrungsmittels als eine Frage der essentiellen Qualität.

> In modernen chinesischen Krankenhäusern, die sich auf Traditionelle Chinesische Medizin spezialisiert haben, faßt man Diät-Therapie und Kräuterheilkunde einfach unter dem Begriff »Innere Medizin« zusammen.

Dieses Buch ist sowohl für praktizierende Heilkundige als auch für Patienten gedacht. Westliche Akupunkteure und Anwender der chinesischen Kräuterheilkunde kennen die chinesische Ernährungslehre häufig nicht oder berücksichtigen sie nicht bei der Behandlung. Dadurch wird es ihnen unmöglich, ihre Patienten holistisch zu behandeln, was letztlich die einzige dauerhaft erfolgreiche Art der Therapie ist. Patienten, die die chinesische Ernährungslehre verstehen, erschließen sich dadurch ein umfassenderes Verständnis der philosophischen und kosmologischen Weltsicht, die der chinesischen Medizin zugrunde liegt. Es ermöglicht ihnen, sich aktiver und verantwortungsbewußter an ihrer Therapie zu beteiligen und Ungleichgewichtszustände zu vermeiden, bevor sie entstehen.

Auf dem »Biomarkt« wird der Konsument ständig mit allen möglichen Arten von Diäten, Nahrungszusätzen und ähnlichem bombardiert. Fast ohne Ausnahme werden all diese Mittel auf rein symptomatischer Grundlage empfohlen: Dieses oder jenes Nahrungsmittel ist »gut bei Durchfall«. Eine differenzierte Diagnose der Symptome und eine Unterscheidung der verschiedenen Arten von Durchfall, welche es dem Patienten ermöglichen würden festzustellen, ob ein bestimmtes Mittel bei *seinem* Durchfall therapeutisch wirkt, unterbleibt.

Die chinesische Diät-Therapie gibt eine detaillierte und klinisch geprüfte Methode an die Hand, mit deren Hilfe man entscheiden kann, ob ein bestimmtes Nahrungsmittel für die individuelle Situation eines ganz bestimmten Menschen geeignet ist.

Deshalb könnte man eine solche Theorie der Diät-Therapie mit Manjushris Schwert der Weisheit vergleichen: Sie vermag blitzschnell einen Wust einander widersprechender Meinungen und Vorstellungen zu durchdringen und eine wirksame und auf die persönliche Situation des einzelnen zugeschnittene Lösung zu finden.

Als amerikanische Praktiker der klassischen chinesischen Medizin haben meine Frau und ich versucht, die orientalischen Prinzipien der Ernährung auf eine moderne, schmackhafte und nahrhafte westliche Küche zu übertragen, ohne dabei unverhältnismäßig viele spezielle östliche Zutaten zu verwenden oder uns von diesen allzusehr faszinieren zu lassen. Die Schlüsselbegriffe der orientalischen Lebenskünste sind Natürlichkeit, Einfachheit und Anpassungsfähigkeit. Aus dieser Sicht wäre es unangemessen, von uns Bewohnern der westlichen Welt zu verlangen, daß wir uns hauptsächlich von chinesischen, japanischen oder koreanischen Produkten ernähren sollen. Da die Menschheit insgesamt sich jedoch auf eine weltumspannende universelle Kultur hinentwickelt, haben wir an uns geeignet erscheinenden Stellen »fremdländische« Nahrungsmittel miteinbezogen. Ohne Voreingenommenheit soviel wie möglich erfahren und *verkörpern zu* können, ist eines der Ziele des menschlichen Lebens, und unsere Ernährung sollte dies widerspiegeln.[2]

> Wie die übrigen sieben Glieder wird auch die Diät-Therapie in drei Ebenen unterteilt: die yogische oder alchimische Diät, die Präventivdiät und die Heildiät.

Obwohl wir uns in diesem Buch hauptsächlich mit den beiden erstgenannten Aspekten der orientalischen Ernährungslehre beschäftigen, ist unser Hauptinteresse doch letztlich darauf gerichtet, durch diätetische Maßnahmen Krankheiten zu heilen.

Yogische Diät

Die Grundlagen aller orientalischen Lebenskünste sind die drei Prinzipien des *Nicht-Ich,* der *Natürlichkeit* und des *Nicht-Tuns. Nicht-Ich* beinhaltet das radikale Verständnis, daß kein unabhängiges, unveränderliches oder dauerhaftes Ich existiert, welches von allem anderen im Universum abgetrennt wäre. Nach der buddhistischen Philosophie entspringt alles Leiden einschließlich der Krankheiten unserem Unvermögen, diese Wahrheit zu verstehen und ihr gemäß zu handeln. Wir sind uns unserer grundlegenden Nicht-Existenz nicht bewußt und haften deshalb an dem, wovon wir glauben, es sichere unseren Fortbestand. Wir lehnen alles ab, von dem wir glauben, es gefährde jene Existenz. So erzeugt Nicht-Wissen Begehren und Aversion, die wiederum die 84 000 negativen geistigen Zustände erzeugen und damit letztlich die Ursachen für die 84 000 Krankheitszustände sind. Diese existentielle Hybris macht es uns unmöglich, natürlich zu handeln. Statt auf die Forderungen des umfassenderen Flusses des Universums zu hören, suchen wir unseren eigenen separaten Frieden. Wir wenden uns gegen den natürlichen Lauf der Dinge und handeln unnatürlich.

Sobald wir anfangen, gegen den natürlichen Strom zu schwimmen, müssen wir noch mehr Energie aufwenden. Wir werden besessen vom Tun und entwickeln einen Horror davor, Dinge einfach sein zu lassen, weil wir befürchten, dies könne unserem Wohl nicht förderlich sein. Nicht-Ich, Natürlichkeit und Nicht-Tun entstehen weder, indem sich eines aus dem anderen entwickelt, noch werden sie eines durch das andere beeinträchtigt. Vielmehr manifestieren sie sich gleichzeitig, und auch ihr Mangel tritt gleichzeitig zutage.

Ziel des menschlichen Lebens ist es, daß wir unser eigenes Nicht-Ich ebenso verstehen wie das aller anderen Menschen und Dinge, und demzufolge, daß wir auf natürliche Weise durch Nicht-Tun leben.

Der Buddha lehrte eine Methode oder einen Pfad, der hilft, dies zu erkennen und zu verwirklichen. Und die Nahrung, die wir zu uns nehmen, kann beim Beschreiten jenes Pfades eine wichtige Rolle spielen. Diese Ebene der Ernährung wird als yogische oder alchimische Ebene bezeichnet. Sie umfaßt sehr »ungewöhnliche« Diätvorschriften, die auf jahrtausendealter yogischer Erfahrung und Erprobung basieren. Diese speziellen Diätvorschriften sind nicht für gewöhnliche Menschen und nicht einmal für gewöhnliche Suchende bestimmt, sondern nur für den »hauptberuflich« völlig auf sein Ziel ausgerichteten Yogi, der sich unter der Anleitung eines Lehrers seiner Übung widmet. Nur ein solcher Lehrer ist in der Lage. die lebendige Tradition derartiger Diätpraktiken zu übermitteln, und er selbst hat sie durch seine eigene Übung gemeistert.

- Das Sanskritwort für diese Art yogischer Diät ist *Rasayana,* was im Tibetischen als *Chu-len* (»Alchimie«) bezeichnet wird.

Die Grundidee dieser Lehre ist, daß der Yogi allmählich aufhört, materielle Nahrung zu sich zu nehmen, und diese in zunehmendem Maße durch ätherische Nahrung ersetzt. Dies geschieht unter Aufsicht eines erfahrenen Lehrers nach einem abgestuften Plan und wird durch Meditationsübungen, yogische Übungen und *strikte Disziplin* unterstützt. Die Aufnahme anorganischer Substanzen – beispielsweise von (entgiftetem) Quecksilber – ist ein Bestandteil dieses Systems. Schließlich ist der Yogi oder die Yogini in der Lage, ausschließlich von Qi oder Prana zu leben. Das heißt, er oder sie lebt nur noch vom Atem, was im Tibetischen als *Nam-kha Chu-len* (Himmels-Alchimie) bezeichnet wird.[3] Ein hohes Alter kann ein Nebeneffekt dieser Art von Übung sein, doch ihr letztendliches Ziel ist, *Ja-lu Pho-wa Chen-po,* den Regenbogenkörper, auszubilden, wobei der physische Körper in Klares Licht aufgelöst wird und von ihm nur das Haar und die Fingernägel übrigbleiben. Hat ein Yogi sich in dieser Disziplin geübt, jedoch nicht jenen höchsten Grad der Verfeinerung erreicht, so wird sein Körper dennoch häufig auf eine bestimmte Weise umgewandelt, so daß er nach seinem Tod nicht verwest. Dies wird gelegentlich als Selbstmumifizierung bezeichnet. Das Erlangen des Regenbogenkörpers ist der vollkommene Ausdruck des Nicht-Ich, der Natürlichkeit und des Nicht-Tuns.

Da wir den Regenbogenkörper nun einmal nicht entwickelt haben, sind wir alle krank. Doch dies nur von einem übergeordneten Standpunkt aus gesehen, nicht aus der alltäglichen, relativen Perspektive.

Wenn Menschen ohne sachgerechte Vorbereitung und Anleitung und ohne unterstützende Übungen versuchen, einen Teil dieser stufenweise fortschreitenden alchimischen Diät zu praktizieren, so führt dies nur zu weiteren Ungleichgewichts- und Krankheitszuständen.

In meiner eigenen klinischen Praxis finden sich immer wieder junge Männer und Frauen ein, die aus einer Mischung von spirituellen, ernährungstheoretischen und kulturellen Motiven seit zehn Jahren oder länger Vegetarier sind. Viele von ihnen leiden infolge dieser extremen Ernährungsweise an Qi- und/oder Blut-Mangel (worunter in erster Linie ein Mangel der Grundsubstanz »Blut« im Sinne der chinesischen Medizin zu verstehen ist). Vegetarische Ernährung ist tatsächlich eine Stufe auf dem Weg der yogischen Ernährungslehre.

Doch es ist fraglich, ob für junge Menschen der westlichen Welt, die in einer gemäßigten Klimazone leben und mit einer proteinreichen Ernährung und einem beträchtlichen Anteil an tierischer Nahrung aufgewachsen sind, eine streng vegetarische Ernährung wirklich gesund ist, sofern diese nicht durch disziplinierte spirituelle Übung unterstützt wird, welche darauf zielt, ein höheres Maß an Qi bereitzustellen.

Aus spiritueller Sicht sollten die Zubereitung und die Aufnahme von Nahrung heilig sein, ganz gleich, ob man die esoterischen Ebenen des *Rasayana* praktiziert oder ob man ein eher weltliches Leben führt. Innerhalb des Buddhismus kann man die Zubereitung und Aufnahme von Nahrung aus verschiedenen Perspektiven als spirituelle Übung betrachten. Aus der Sicht des Hinayana ist es eine Übung der Achtsamkeit, des Wachseins oder Gewahrseins aller Handlungen und jedes Augenblicks des Tages.

Nach den Mahayana-Lehren ißt man, um den Körper zu erhalten, damit dieser zum Wohle aller fühlenden Wesen wirken kann. Im Vajrayana kann man durch Verwandeln der Nahrung in Amrit, den Nektar der Erleuchtung, jede Mahlzeit zu einem Vajra-Fest für die 1000 friedvollen und zornigen Gottheiten machen. Das Zubereiten und das Zusichnehmen von Nahrung wird auf jeder dieser drei Ebenen zu einer Dharma-Übung, einer Quelle der Verdienste und zu einer positiven Kraft, die zum Wohle der ganzen Welt wirkt. Diese Übung sollte von einem einer spirituellen Tradition angehörenden Lehrer begleitet und mit spiritueller Kraft aufgeladen werden.

Wie jeder andere Aspekt unserer Wirklichkeit der Erscheinungen wird auch die Nahrung beeinflußt durch die Art, wie wir über sie denken. Somit haben die Gedanken, die Stimmungen und die Motivation desjenigen, der die Nahrung zubereitet, Einfluß auf deren Qualität – wer einmal selbst Brot gebacken, Bier gebraut oder einen Garten gepflegt hat, weiß das ganz genau.

Nahrung sollte mit Achtsamkeit, Respekt, Sorgfalt und Dankbarkeit zubereitet werden. Deshalb durften in chinesischen und japanischen Zen-Klöstern häufig nur sehr fortgeschrittene Mönche als Köche fungieren. Dem liegt die Anschauung zugrunde, daß der spirituelle Entwicklungsstand eines Menschen unmittelbar die Qualität der Nahrung beeinflußt, die er zubereitet, und daß diese wiederum die eigene Gesundheit zum Guten wie zum Schlechten beeinflußt.

Präventivdiät

Wir alle wollen möglichst lange bei bester Gesundheit leben. Nach den Lehren der chinesischen Medizin sind Gesundheit und Langlebigkeit abhängig von unserer Konstitution bzw. unserer ererbten Vitalität *und* unserer Interaktion mit dem Universum in jedem Augenblick unserer Existenz. Je harmonischer wir mit den Mustern der Veränderung im Universum umzugehen verstehen, um so gesünder sind wir. Das Leben erschöpft uns nicht, sondern geleitet uns sanft, so wie der Fluß ein Boot auf seinem Wasser trägt, während wir flußaufwärts gegen den Strom anzuschwimmen versuchen. Viele Generationen von Weisen haben sich im Laufe der Jahrtausende bemüht, die Prinzipien des Wandels zu ergründen, die dem Universum zugrunde liegen.

Die orientalische Ernährungslehre und Diät-Heilkunde basiert auf ebendiesen Prinzipien und versucht mit ihrer Hilfe, Krankheiten erst gar nicht entstehen zu lassen und ein langes Leben zu ermöglichen.

Es gibt eine Reihe von Prinzipien, die uns helfen, uns mit dem Lebensfluß in Einklang zu bringen. In der chinesischen Philosophie stehen die Zahlen 1 bis 6 für Prinzipien, die uns helfen können, unsere Existenz zu verstehen und zu beeinflussen. Die 1 entspricht der Absoluten Einheit. Die 2 symbolisiert Yin und Yang. Die 3 steht für die Drei Kräfte des Himmels, der Menschheit und der Erde. Die 4 repräsentiert die Vier (alten) Wandlungsphasen: Geburt, Entwicklung, Reife und Verfall, der letztlich zum Tod führt. Der 5 entsprechen die Fünf Elemente und der 6 die Sechs Qi oder Energien. In der chinesischen Kosmologie kommen die 5 und die 6 häufig als Verdopplungen vor, beispielsweise bei den zehn Himmelsstämmen und den zwölf Erdenzweigen der chinesischen Kosmologie. Jedes dieser kosmologischen Prinzipien läßt sich auf die chinesische Diät-Therapie anwenden, und tatsächlich geschieht dies auch. Die ersten fünf spielen eine besonders wichtige Rolle für das Verständnis der Ernährung als Mittel der Gesundheitsvorsorge. Das sechste Prinzip hingegen ist eher wichtig für die Heildiät.

Nicht-Dualität

Aus der Sicht der 1, der Absoluten Einheit oder Nicht-Dualität, ist alles, was geschieht, so wie es ist, angemessen. Nichts geschieht dieser Sicht zufolge unangemessen oder unverdient. Auf die Ernährung bezogen, bedeutet dies, daß man im Augenblick leben und sich nicht zu große Sorgen über Ernährungsprinzipien und -regeln machen sollte. Wenn man irgendwo zu Besuch ist, und es kommt etwas auf den Tisch des Hauses, das für die betreffende Jahreszeit hinsichtlich seines Geschmacks oder seiner Energie nicht völlig »richtig« ist, so sollte man kein großes Problem daraus machen und es mit den Prinzipien nicht übertreiben.

Regeln und Prinzipien sind nur Leitlinien und kein Ersatz für das Mitgehen und Tanzen mit jedem Augenblick der Wirklichkeit. Was wir essen, ist weniger wichtig, als was wir denken und tun.

Yin und Yang

Yin und Yang, die 2, werden im menschlichen Körper durch Wasser und Feuer repräsentiert. Anders als die populäre makrobiotische Lehre unterscheidet die klassische chinesische Medizin nicht alle Nahrungsmittel in erster Linie nach den Kategorien Yin und Yang, so daß man sie auf simple, eingängige Weise in einem Schema darstellen und die Nahrungsmittel linear miteinander vergleichen kann. Wie wir im Kapitel über die Verwendung bestimmter Nahrungsmittel zu Heilzwecken sehen werden, besteht jedes Nahrungsmittel aus einem komplizierten Gefüge von Yin- und Yang-Faktoren. Es kann hinsichtlich seines Geschmacks der Kategorie Yang zugeordnet werden, hinsichtlich seiner Temperatur oder Wirkrichtung jedoch der Kategorie Yin. Aus klassischer chinesischer Sicht liegt der Hauptnutzen der Yin/Yang-Polarität darin, daß sie uns hilft, Extreme aller Art zu meiden.

Eine Grundregel der Präventivdiät ist, daß man generell nicht *zuviel* essen soll. Übermäßiges Essen verstopft das Verdauungssystem mit unvollständig verdauter Nahrung und Flüssigkeit oder mit »zähem Schleim« (womit nicht nur realer Schleim, sondern auch »unsichtbarer Schleim« als pathogener Faktor der chinesischen Medizin gemeint ist).

Diese Zusammenballung von Substanz oder Yin behindert den Fluß von Qi und Blut, was wiederum die Funktion (oder das Yang) der einzelnen Organe behindert. Das letztendliche Resultat von übermäßigem Essen ist Erschöpfung oder Mangel. Übermäßiges Essen beeinträchtigt nicht nur das Verdauungssystem, es erschwert auch die Zirkulation der energetischen Grundsubstanzen und »Körpersäfte«. Hämorrhoiden, Bluthochdruck und sogar Tumore und Abszesse können Folgen von ständigem übermäßigem Essen sein.[4] Wer hingegen zu wenig ißt, produziert nicht genug Qi und Blut, um die Funktion (Yang) der Organe zu nähren (Yin). Dies führt ebenfalls zu Erschöpfung und Mangel. Ganz gleich, ob Mangel durch übermäßiges Essen oder durch Zu-wenig-Essen hervorgerufen wird, das Ergebnis ist in beiden Fällen Stagnation von Qi und Blut, was schließlich zum körperlichen Zusammenbruch und zum Tod führt.

Ein weiterer wichtiger Unterscheidungsfaktor ist die Temperatur – sowohl die physikalische als auch die energetische – der aufgenommenen Nahrung. Speisen und Getränke sollten weder zu heiß noch zu kalt sein.

Zu heiße Speisen schädigen die Verdauungsorgane, die Struktur oder Yin. Zu kalte Speisen löschen das Feuer (das Yang) des Mittleren Erwärmers. Auch sollte man beim Essen nicht zuviel Flüssigkeit zu sich nehmen. Flüssigkeit ist ihrer Natur nach Yin und kann das Feuer des Mittleren Erwärmers löschen, was zu Verdauungsstörungen und daraus resultierendem Qi- oder Blut-Mangel führen kann. Die meisten Nahrungsmittel enthalten ohnehin schon viel Flüssigkeit, selbst scheinbar so trockene wie Brot. Außerdem sollte man vermeiden, daß das Nierenfeuer durch eine zu große Wasseraufnahme gelöscht wird, da es das Wurzelfeuer des gesamten Organismus ist. Die Nieren sind nicht nur eine Art »Sieb«, und es stimmt nicht, daß sie durch Trinken großer Mengen von Wasser »durchgespült« werden. Die Funktion (Yang) der Nieren ist die eines aktiven Transportsystems, und diese Funktion wird geschwächt, wenn sie zuviel Wasser (Yin) verarbeiten müssen. Dies führt letztlich zu Polyurie (vermehrter Harnausscheidung), nächtlichem Wasserlassen und anderen Zeichen von Nierenschwäche. In der klinischen Praxis treten Störungen am Mittleren Erwärmer und/oder am Nierenfeuer häufig bei begeisterten Rohköstlern auf und bei Anhängern der Theorie, daß die Nieren durch Trinken großer Mengen von Flüssigkeit kräftig »gereinigt« werden müßten. Die Wasseraufnahme des Menschen sollte im Verhältnis zur normalen Urinabsonderung stehen. Die chinesische Medizin versteht unter normalem Urinieren, daß Männer drei- bis viermal und Frauen zwei- bis dreimal täglich Wasser lassen. Nächtliches Urinieren, wobei der Betroffene vom Harndrang aus dem Schlaf gerissen wird, gilt als abnorm und als frühes Warnzeichen für Nierenschwäche.

Yin und Yang, Wasser und Feuer repräsentieren auch das ausgewogene Verhältnis zwischen Nahrungsaufnahme und Ausscheidung. Es muß ein ausgewogenes Verhältnis zwischen Anabolismus und Katabolismus bestehen, zwischen dem Aufbau neuen Gewebes und dem Auffrischen der Lebensenergien einerseits sowie dem Abbau und der Ausscheidung von Giften und Abfallstoffen andererseits. Viele Menschen in der westlichen Welt sind der Ansicht, die Belastung des Blutes durch Giftstoffe (Toxämie) oder das Vorhandensein von Abfallstoffen und Umweltgiften im Körper seien die einzigen Gründe für die Entstehung von Krankheiten. Für die Anhänger dieser Sichtweise bestehen Gesundheitsfürsorge und Vorsorgemaßnahmen gegen Krankheiten lediglich im Durchführen von Reinigungsprozeduren wie Fastenkuren, Klistier-Setzen und Spülen des Dickdarms oder im Konsum verdauungsfördernder Nahrungsmittel wie Früchte und rohes Gemüse, was in der chinesischen Medizin als »kühlend« gilt. Aus der Sicht der östlichen Medizin ist Toxämie jedoch keineswegs die einzige Krankheitsursache.

Krankheiten und labile Gesundheit werden durch Unterfunktion innerer Organe, durch Überfunktion innerer Organe infolge einer Schwächung der physischen Grundlage und durch Eindringen äußerer pathogener Faktoren in den Organismus infolge einer Schwächung der körpereigenen Abwehr verursacht.

Jede dieser drei Ursachen kann durch Mangel an tonisierenden (kräftigenden) Nahrungsmitteln hervorgerufen werden, die allgemein als wärmend gelten, beispielsweise gekochtes Gemüse, Getreide und kleine Mengen tierischer Produkte. Generell läßt sich sagen, daß bei Patienten, die über längere Zeit zu großes Gewicht auf Fasten und Reinigungsprozeduren gelegt haben, häufig Mangelsyndrome auftreten, denen ein Zuwenig an Wärme oder Feuer zugrunde liegt.

Reinigen bzw. Ausscheiden und Nähren bzw. Akkumulieren müssen in einem ausgewogenen Verhältnis zueinander stehen. Für alle diese Faktoren ist eine bestimmte Zeit vorgesehen, die ebenfalls auf dem Gegensatz von Yin und Yang basiert.

- Herbst und Winter sind Zeiten des Speicherns und Tonisierens (Stärkens),
- Frühjahr und Sommer Zeiten des Eliminierens (Ausscheidens).

Für die Präventivdiät ist dies sehr wichtig, weil Verstöße gegen die natürlichen jahreszeitlichen Erfordernisse häufig erst in darauffolgenden Jahreszeiten zutage treten. Wenn man im Frühjahr oder Sommer Nahrungsmittel zu sich nimmt, die die Ausscheidung fördern – also zu einer Zeit, in der es warm ist –, so wird der Körper dadurch nicht so stark abgekühlt, daß ihm das warme, für die Abwehr äußerer Angriffe wichtige Qi fehlt. Und weil die Energie sich in den Yang-Jahreszeiten, Frühjahr und Sommer, aufwärts und nach außen bewegt und der Körper sich auf natürliche Weise für die Umgebung öffnet, erfordert der Akt der Ausscheidung weniger Energie und trifft auf allen Ebenen auf weniger Widerstand.

Im *Nei Jing* heißt es, daß man Yin im Winter und Yang im Sommer tonisieren (stärken) sollte. Ärzte, die sich an den Lehren der Traditionellen Chinesischen Medizin orientieren, sagen, dies bedeute, daß man (energetisch) kalte und kühle Nahrungsmittel und *Heilkräuter* im Winter und (energetisch) warme und heiße Nahrungsmittel im Sommer zu sich nehmen sollte. Dies scheint im Widerspruch zu den allgemeinen Prinzipien des Nährens und Ausscheidens zu stehen. Wie läßt sich dieser scheinbare Widerspruch auflösen? Meiner Meinung nach gibt es da zwei Möglichkeiten.

Zunächst bedeuten Yin und Yang mehr als nur einfach kalt und heiß. Yin und Yang beziehen sich auch auf tief und oberflächlich, Ruhe und Aktivität, niedriger und höher, nährend und ausscheidend.

Im Winter ist es gut, Speisen zu essen, die die Energie abwärts und ins Zentrum befördern, die Wurzeln (den Mittleren Erwärmer und die Nieren) tonisieren, die Essenz regenerieren und die Substanz wiederaufbauen. Im Sommer hingegen sollte man Nahrung zu sich nehmen, die die Energie aufwärts und zur Oberfläche hin befördert, die die gesteigerte Aktivität und die gesteigerte Ausscheidung (beispielsweise das Schwitzen) unterstützt, und die Qi und Blut zu freierer und stärkerer Zirkulation anregt.

Zweitens ist die obige Aussage für uns eine Aufforderung zum Vorausdenken. Wenn wir im Sommer zuviel kühlende Nahrung zu uns nehmen, wird dadurch die zu dieser Zeit ohnehin geschwächte Yang-Energie im Zentrum noch mehr geschwächt. Fast die gesamte Yang-Energie befindet sich an der Oberfläche, was zur Folge hat, daß sich im Zentrum relativ viel Yin befindet. Durch übertriebenen Verzehr (energetisch) kalter Nahrungsmittel schädigen wir das empfindliche Feuer in unserem Inneren. Wenn große Anstrengungen – beispielsweise starkes Schwitzen, durch das Yang-Energie verbraucht wird – dieses Grundlagen-Yang zu sehr strapazieren, wird es noch mehr geschwächt. In diesem Zusammenhang ist beispielsweise ein Sommerdurchfall zu sehen, der durch Essen zu großer Mengen von Früchten und Salat entsteht. Im Winter hingegen ist Yin stärker an der Peripherie des Körpers als im Zentrum. Wenn wir im Winter ausschließlich wärmende und heiße Nahrung essen, regen wir Yin zu sehr an, so daß es verringert und dadurch geschwächt wird. Deshalb sollte man auch in dieser Jahreszeit einen gewissen Anteil kühler und kalter Nahrungsmittel essen, um dieser Tendenz entgegenzuwirken.

In Kulturen, die sich ihre traditionelle Lebensweise bewahrt haben, orientiert sich die Bevölkerung in ihrer Ernährung instinktiv an den Jahreszeiten. Das Weihnachtsessen entspricht den energetischen Bedürfnissen des Menschen im Winter, ein Picknick am 4. Juli (dem amerikanischen Nationalfeiertag) den Bedürfnissen des Menschen im Sommer. Der scheinbare Widerspruch, daß kalte Nahrung auch im Winter notwendig ist, erinnert daran, daß es wichtig ist, Yin und Yang zu nähren – und umgekehrt. Es bedeutet jedoch nicht, daß wir jeglichen gesunden Menschenverstand außer acht lassen sollten. Apfelkuchen mit Preiselbeersoße als Dessert bildet von daher eine gute, ausgewogene Ergänzung zu gefülltem Truthahn, Steckrüben, Kartoffeln, Karotten und Bratensoße.

Bei der Präventivdiät ist ebenso wie bei den anderen Lebenskünsten Mäßigung der Schlüssel zum Erfolg, und auch das Yin/Yang-Prinzip ist eine Möglichkeit, jenen Schlüssel zu drehen.

Weil es scheinbar leicht zu verstehen und anzuwenden ist, besteht die Gefahr, daß man zu vereinfachend oder zu rigide damit umgeht. Doch wie der fiktive Lama in dem Roman *Irgendwo in Tibet* sagt: Man sollte alles maßvoll üben, sogar die Mäßigung. Das Leben ist dynamisch und in ständigem Wandel begriffen. Man sollte die Yin/ Yang-Theorie nicht dazu benutzen, um eine Art *statischen* Gleichgewichtszustand zu erreichen und diesen dann als Zufluchtsort ansehen, an den man sich aus dem Leben zurückziehen kann, wie es einige Fanatiker unter dem Deckmantel des Yin/Yang-Prinzips getan haben. Als Mensch zu leben bedeutet, »die ganze Katastrophe« zu umarmen, wie Alexis Sorbas sagte.

Qi, Blut und »Körpersäfte«

Die 3, die den Himmel, die Menschheit und die Erde repräsentiert, symbolisiert gleichzeitig auf der essentiellen Ebene der menschlichen Physiologie Qi (die Lebenskraft), Blut und die »Körpersäfte« (Körperflüssigkeiten) und auf der quintessentiellen Ebene Jing (»Essenz«), Qi und Shen (»Geist«). Den Körper lediglich als ein dynamisches Gleichgewicht zwischen Funktion und Substanz zu verstehen, ist eine zu starke Verallgemeinerung, die keine Möglichkeit für spezifisches Handeln läßt. Jeder Schritt von 1 bis 6 ist ein Schritt hin zu größerer Komplexität, die es uns ermöglicht, uns mit wachsender Präzision auf den Fluß des Lebens einzustimmen.

Homöostase bedeutet in der chinesischen Medizin die Aufrechterhaltung des relativen Gleichgewichts und der adäquaten Funktion von Qi, Blut und Körpersäften. Wird einer dieser drei Faktoren zu stark, so beeinträchtigt dies einen der beiden anderen oder beide.

Eine Vielzahl von Nahrungsmitteln beeinflussen sie auf unterschiedliche Weise. Manche tonisieren (stärken) Qi, andere das Blut und wieder andere sowohl Qi als auch das Blut. Manche Nahrungsmittel erzeugen Flüssigkeit, andere vermindern die Flüssigkeit im Körper. Manche wirken auf Gegenläufiges Qi ein, bringen Stagnierendes Qi wieder zum Fließen und fördern generell den Fluß des Qi. Ebenso gibt es Nahrungsmittel, die die Blutzirkulation regulieren, Stauungen auflösen und den Fluß des Blutes fördern. Das Gleichgewicht zwischen Qi, Blut und Körpersäften oder -flüssigkeit ist abhängig von den drei »Schätzen« Jing (Essenz), Qi (Lebensenergie) und Shen (Geist).

Jing, Qi und Shen sind die Basis der energetischen Physiologie des Organismus. Sie bilden die Grundlage des Dreifachen Erwärmers und sind gleichzeitig auch ein Symbol für diesen.

- Hinsichtlich der Ernährung jedoch bezieht Jing sich auf die Vorgeburtliche Essenz oder Nieren-Energie, und
- Qi bezieht sich auf den Mittleren Erwärmer (Magen/Milz).
- Shen bezieht sich auf den Geist oder auf den psycho-emotionalen Aspekt der menschlichen Inkarnation.

Es muß eine Wechselbeziehung zwischen dem Vorgeburtlichen Feuer der Nieren *(Ming Men huo* – »Feuer der Lebenspforte«) und dem Mittleren Erwärmer bzw. Nachgeburtlichen Feuer bestehen. Nahrungsmittel, die das Feuer des Mittleren Erwärmers aufrechterhalten, wirken sich indirekt sowohl auf den Geist als auch auf die Essenz positiv aus. Wird das Feuer des Mittleren Erwärmers geschwächt, so bezieht es Energie vom Unteren Erwärmer oder Vorgeburtlichen Feuer. Dieses »Kleine Feuer« unterstützt das »Große Feuer« bzw. den Geist.[5] Wenn die Essenz erschöpft ist, wird der Herz-Geist aufgewühlt und gerät in Disharmonie. Dies wiederum beeinträchtigt die Verdauungsfunktion noch mehr, so daß ein

Teufelskreis der Erschöpfung entsteht. Deshalb wird das Qi oder Feuer des Mittleren Erwärmers als Wurzel Nachgeburtlichen Lebens bezeichnet. Dies ist der Angelpunkt für Essenz und Shen.

Aus der Perspektive der Prävention ist es deshalb von größter Wichtigkeit, die Kraft des Feuers des Mittleren Erwärmers zu erhalten, und dies geschieht hauptsächlich durch die Ernährung.

Die Verdauung ist ein Oxidationsprozeß, der Hitze erfordert. Nahrung kann sowohl energetisch warm als auch durch den Kochprozeß erwärmt worden sein.

- Es ist vorteilhaft, überwiegend gekochte Nahrung zu essen und einen größeren Anteil an energetisch warmen Nahrungsmitteln, um den Transformationsprozeß (das »Verdauungsfeuer«) nicht nachteilig zu beeinflussen.
- Alles, was man ißt, sollte man gut kauen, um den Umwandlungsprozeß zu erleichtern.
- Man sollte auch nichts im Übermaß essen, weil dies den »Ofen« mit »Schlamm« oder Zähem Schleim verstopft.
- Während des Essens sollte man nicht zuviel trinken, weil dadurch das Feuer zu schwelen anfängt und Wassergift entsteht.

Eis und gefrorene Speisen sollte man nur in kleinen Mengen und nur selten essen, weil sie sich sehr nachteilig auf den Mittleren Erwärmer auswirken.

Die »Hitze« in Nahrungsmitteln ist abhängig von ihrem Qi, das heißt der ihnen innewohnenden Lebenskraft. Nahrungsmittel, die zu lange gelagert worden sind und ihr Aroma verloren haben oder die durch Konservierungsstoffe haltbar gemacht worden sind, sowie Essensreste, die längere Zeit aufbewahrt wurden, bezeichnet man als »verdorben«, weil ihre Essenz zerstört ist. Obgleich sie rein äußerlich noch aussehen wie vorher, fehlt ihnen das Feuer des Lebens, welches das Qi des Magens unterstützt. Speisen sollten nach dem Kochen innerhalb von 24 Stunden gegessen werden.

- Essensreste sollte man nicht im Kühlschrank oder im Gefrierfach aufbewahren, weil dadurch und durch das anschließende Aufwärmen ein noch größerer Teil ihrer lebendigen Essenz zerstört wird.

Es ist allgemein bekannt, daß Essensreste, die man aufwärmt, anders riechen als die gleichen Speisen im frischen Zustand. Die reinste Essenz von Nahrungsmitteln befindet sich in ihrem Geruch, und Aromaverlust ist ein Zeichen dafür, daß etwas verdorben ist. Nach Möglichkeit sollte man Nahrungsmittel aus biologischem Anbau verwenden, und sie sollten möglichst frisch geerntet oder gesammelt sein. Außerdem sollte das, was wir essen, möglichst wenig Schadstoffe wie Konservierungsmittel, Insektizide, Schwermetalle und Umweltgifte enthalten.

Allerdings gilt für bestimmte durch Gärung haltbar gemacht Nahrungsmittel wie Miso, Joghurt und Sauerkraut nicht, daß sie infolge langer Lagerzeit verdorben sind, weil in diesen Fällen die Konservierungsmethode sogar zur Erhaltung ihrer Lebenskraft beiträgt.

Die Vier Wandlungsphasen

Die Vier (sogenannten »alten«) Wandlungsphasen (zu denen später eine fünfte hinzukam) kann man in bezug auf die Präventivdiät aus zwei Perspektiven erklären.

Eine Möglichkeit. dieses Prinzip anzuwenden, besteht darin, das menschliche Leben in vier Phasen einzuteilen: Kindheit, Jugend, Reifezeit und Alter. Für jede dieser vier Phasen sind bestimmte energetische Eigentümlichkeiten kennzeichnend, denen die Ernährung während dieser Zeitspanne entsprechen sollte.

Ein Kind ist im energetischen Sinne unreif. Sein Mittlerer Erwärmer ist besonders empfindlich, und sein Dreifacher Erwärmer insgesamt ist nicht besonders stark. Weil das Mittlere Qi nicht stark und stabil ist, produziert das Kind verstärkt Schleim (»Phlegma«). Deshalb leiden Kinder häufig unter Erkältungen, Schnupfen, Ohrenschmerzen und allgemein an Erkrankungen der Atemwege.

- Kinder sollten nicht zuviel Fleisch und Getreide essen, da ihr Verdauungsfeuer diese Nahrungsmittel nicht vollständig verarbeiten kann.

Die Folge davon ist verstärkte Schleimbildung. Früchte und Rohkost schwächen das Mittlere Qi noch mehr, was zu weichem Stuhl führt. Wenn dies ein chronischer Zustand ist und wenn die Kinder große Mengen an Fleisch und Getreide essen, die sie schlecht verdauen können, so verstärkt das die Schleimbildung. Leicht zu verdauende, wärmende Nahrungsmittel wie gegartes Gemüse, kleine Mengen weichgekochten Getreides (Weizen- oder Reisbrei usw.) und nur kleine Mengen Fleisch oder Fleischbrühe sollten die Hauptbestandteile der Ernährung des Kindes sein.

Heranwachsende brauchen viel Nahrung, um ihren Reifungsprozeß zum Erwachsenen abschließen zu können. Das Feuer der Sexualität (Nierenfeuer) lodert, was dazu führt, daß häufig durch das Prinzip des Übergreifens auch das Feuer des Magens angefacht wird. Wenn Heranwachsende große Mengen fetter und stark gewürzter Nahrung essen, kann die vom Magen aufsteigende Hitze gesundheitsschädigende Ausmaße annehmen. Wird überdies auch noch ganz einfach zuviel gegessen, so kann Zäher oder Heißer Schleim entstehen. Dies ist die Ursache für eine ganze Reihe unterschiedlicher Gesundheitsstörungen, angefangen von Akne über emotionale Instabilität bis hin zur Hitzköpfigkeit.

- Deshalb sollte man es Jugendlichen zwar gestatten, soviel zu essen, wie sie mögen, sie jedoch gleichzeitig dazu anhalten, nicht zuviel fette oder stark gewürzte Nahrung zu sich zu nehmen. Eine unausgewogene Ernährung in der Jugendzeit zieht leider nur zu häufig im mittleren Lebensalter Krankheiten nach sich.
- Erwachsene sollten sich um eine möglichst abwechslungsreiche Ernährung bemühen und vermeiden, sich zu stark auf bestimmte Nahrungsmittel zu beschränken, denn durch extreme Ernährungsweisen entstehen zwangsläufig Ungleichgewichtszustände.

Andererseits sollten im Laufe einer Mahlzeit nicht zu viele verschiedene Arten von Nahrungsmitteln gegessen werden. Auch hier ist Mäßigung das Schlüsselwort. Weiterhin ist wichtig, in entspanntem Zustand zu essen, nicht zu essen, wenn man keinen Hunger hat, und nicht zuviel zu essen. Wir sollten stets bedenken, daß wir essen, um zu leben, nicht leben, um zu essen. Deshalb schenke man der Ernährung keine übermäßige Aufmerksamkeit, weder aus Unersättlichkeit noch aus Ernährungspurismus oder Überempfindlichkeit. Durch Rigidität im Umgang mit der Ernährung entstehen ebenfalls Krankheiten.

Im vorgerückten Alter verliert das Nierenfeuer an Kraft, und das Yin wird aufgebraucht. Ist das Nierenfeuer erschöpft, so wird auch der Mittlere Erwärmer geschwächt.

- Obwohl sich der Mensch nun am Ende seiner Entwicklung befindet, sollte er zur Ernährung des Kindes zurückfinden: Schwer verdauliche und stark kühlende Nahrung sollte er meiden, die Nahrungsmenge, die er zu sich nimmt, einschränken, und mit dem Mittleren Qi sorgsam haushalten.

Das Mittlere Qi kann das Nierenfeuer indirekt nähren und unterstützen. Wird Mißbrauch damit getrieben, so kann auch dies zur Erstickung des Nierenfeuers beitragen, was wiederum letztlich zur Erstickung des Lebensfunkens führt.

Die Theorie der Vier Phasen kann uns auch helfen, die Ernährung dem Rhythmus der vier Jahreszeiten anzupassen. Im Frühling bewegt sich die Energie aufwärts, im Sommer bewegt sie sich nach außen, im Herbst abwärts und im Winter nach innen. Alle vier Bewegungsrichtungen werden durch bestimmte Nahrungsmittel unterstützt. Die Energie der grünen, über der Erde wachsenden Gemüsearten bewegt sich aufwärts. Gewürze, Blüten und Blätter haben meist eine »schwebende« oder nach außen gerichtete Energie. Die Energie von Wurzelgemüse bewegt sich gewöhnlich abwärts. Die Energie von Getreide, Saaten und Nüssen ist nach innen gerichtet. Man sollte Nahrungsmittel stets in der Jahreszeit essen, in der sie (auf natürliche Weise) reifen. Traditionelle Konservierungsmethoden entsprechen gewöhnlich den der jeweiligen Jahreszeit zugeordneten Bewegungsrichtungen der Energie. Salzen und Säuern lenken die Energie ins Zentrum.

Die Fünf Elemente

Sowohl im Mikrokosmos des menschlichen Körpers als auch im Makrokosmos des äußeren Universums repräsentiert die Zahl 5 die Fünf Elemente. Die Theorie der Fünf Elemente teilt (unsere) relative Wirklichkeit (Gegensatz: Höchste Wirklichkeit) in fünf Kategorien ein. Jeder dieser Kategorien entspricht ein »Element«, und diese Fünf Elemente interagieren auf bestimmte voraussagbare Weisen. Jedem der fünf Geschmäcke wird ein Element zugeordnet. Ebenso entsprechen den einzelnen Elementen auch bestimmte Körperorgane, Gewebearten des Körpers, Sinne, Ausscheidungen und sogar bestimmte geistige und spirituelle Zustände. Es besteht eine Beziehung zwischen dem Geschmack, der einem bestimmten Element zugeordnet ist, und dem Organ und Gewebe, das dem gleichen Element entspricht.

Die Anwendung der Theorie der Fünf Elemente dient ebenso wie die zuvor beschriebenen Prinzipien dazu, im Menschen einen Zustand der Homöostase zu fördern, während der oder die Betreffende gleichzeitig eine wechselseitige Beziehung zur Außenwelt (und zum gesamten Universum) unterhält.

Auch im Rahmen der Theorie der Fünf Elemente ist Mäßigung der Schlüsselbegriff. Ein Nahrungsmittel kann in geringen Mengen oder mit Maßen genossen für ein bestimmtes Organ gut sein, während eine große Menge des gleichen Nahrungsmittels (oder des gleichen Geschmacks) das bestreffende Organ schädigen oder erschöpfen kann.

Viele Heilkundige in der westlichen Welt haben aus der Theorie der Fünf Elemente Ernährungsregeln und Diätvorschriften abgeleitet, die mit der in der klassischen Literatur beschriebenen, zweitausendjährigen klinischen Praxis der fernöstlichen Medizin nicht zu vereinbaren sind. Die meisten auf die Fünf Elemente bezogenen Zuordnungen in der Literatur der Traditionellen Chinesischen Medizin sind im *Nei Jing* und im *Nan Jing zu* finden. Diese Entsprechungen werden in jenen beiden Werken über mehrere Kapitel verstreut abgehandelt. Viele westliche Leser dieser Bücher versuchen, alle diese Entsprechungen in einer Tabelle zu erfassen, um einen besseren Überblick zu bekommen. Dabei zerstören sie jedoch häufig den ursprünglichen Zusammenhang. Andere, die die Quellen nicht kennen, machen sich anschließend daran, jene irreführenden Zusammenfassungen noch weiter zu verallgemeinern. Beispielsweise wird der saure Geschmack dem Element Holz zugeordnet, und Holz regiert auch den Frühling. Das bedeutet jedoch nicht, daß man im Frühling möglichst viel saure Nahrung zu sich nehmen sollte. Auch Weizen wird dem Element Holz zugeordnet, aber nirgendwo in der klassischen Literatur oder in der fernöstlichen klinischen Praxis ist davon die Rede, daß man im Frühling Weizen essen sollte. Obgleich diese Schematisierung auf dem Papier plausibel und sinnvoll erscheinen mag, vereinfacht diese Art der Darstellung die Zusammenhänge zu sehr und ist deshalb falsch. Das buchstäbliche Anwenden der Entsprechungen nach dem System der Fünf Elemente verstärkt sowohl unsere Unsicherheit als auch unseren Wunsch, uns vor der Launenhaftigkeit des Lebens durch starre Regeln zu schützen.

Im *Nei Jing* sind Aussagen über die Fünf Elemente stets ganz spezifisch. In Kapitel 23 des *Su Wen* heißt es:

> Reisen der fünf Geschmäcke: Sauer reist zur Leber, scharf reist zur Lunge, bitter reist zum Herzen, salzig reist zu den Nieren, süß reist zur Milz, und dies bezeichnet man als die fünf Eingangswege.[6]

In Kapitel 78 des *Ling Shu* heißt es:

> Fünf Reisen: Sauer reist zu den Sehnen, scharf reist zum Qi, bitter reist zum Blut, salzig reist zu den Knochen. süß reist zum Fleisch. Dies bezeichnet man als die fünf Reisen.[7]

Nirgendwo wird im Zusammenhang mit der Zuordnung der fünf Jahreszeiten zu den Fünf Elementen etwas über die Eßgeschmäcke gesagt.

Im Rahmen der Präventivdiät hilft uns die Theorie der Fünf Elemente in erster Linie, keinen der fünf Geschmäcke bei der Auswahl unserer Nahrung zu bevorzugen, da uns vor Augen geführt wird, welche Folgen die übermäßige Bevorzugung eines bestimmten Geschmacks hat.

In den Klassikern heißt es dazu:

> Wenn jemand zuviel Salz ißt, wird der Puls träge, und die Haut verliert ihre Vitalität. Zuviel Bitteres läßt die Haut trocknen und das Haar ausfallen. Zuviel Saures führt dazu, daß die Leber zuviel Speichel produziert, was wiederum die Funktion der Milz beeinträchtigt. Bei zu hohem Salzkonsum werden die Knochen weich, Muskeln und Fleisch vertrocknen, und die Funktion des Herzens wird geschwächt. Wenn Süßes die anderen Geschmäcke überwiegt, verursacht die Herzfunktion Atemschwierigkeiten und eine Aufblähung der Brust, eine schwärzliche Färbung [vermutlich der Augenumgebung] tritt auf, und die Nieren geraten in einen Ungleichgewichtszustand. Wenn Bitteres die anderen Geschmäcke überwiegt, vermag die Funktion der Milz die Körpersäfte nicht zu befördern, und die Funktion des Magens wird dann zu angespannt. Wenn Scharfes die anderen Geschmacke überwiegt, werden Muskeln und Puls schwach, und der Geist wird beeinträchtigt.[8]

Die Zuordnung der Fünf Elemente zu verschiedenen Arten von Fleisch, Getreide und Gemüse kann helfen, einen Behandlungsplan aufzustellen, wenn sich bereits ein Ungleichgewichtszustand entwickelt hat. Doch leistet die Theorie der Fünf Elemente im Sinne der Präventivdiät die besten Dienste, indem sie uns vor Augen führt, daß man sich um eine möglichst abwechslungsreiche Ernährung bemühen und Extreme vermeiden sollte.

Die Sechs Qi

Obgleich die 6 hinsichtlich der numerologischen Prinzipien der chinesischen Kosmologie eine wichtige Zahl ist, scheint sie mir auf der Ebene der Präventivdiät nicht von Bedeutung zu sein. Sie kommt lediglich bei der Beschreibung der therapeutischen oder heilsamen Wirkungen der sechs Geschmäcke zur Anwendung. Die 6 spielt in der Akupunktur, in der Kräuterheilkunde, in der Astrologie und in der Geomantie eine wichtige Rolle im Zusammenhang mit den Sechs Qi, den Sechs Phasen der kälteinduzierten Krankheiten, den Sechs Energieschichten des Meridiansystems und, in ihrer Verdoppelung, den zwölf Erdenzweigen, zwölf Meridianen, zwölf Monaten und zwölf Doppelstunden.[9]

Prinzipien sind konzeptuelle Hilfsmittel, die uns erleichtern sollen, unsere Erfahrung zu ordnen. Dies wiederum ermöglicht es uns, pragmatische Veränderungen in die Wege zu leiten, die auf unserer Realitätserfahrung basieren.

Als Produkte des Geistes sind Prinzipien nur auf einer relativen und konzeptuellen Ebene real und sollten uns niemals vom Leben entfernen. Ein Prinzip ist ein Werkzeug, das einen ganz bestimmten Nutzen hat. Ein altes Sprichwort lautet: »Für einen Menschen, der nichts weiter besitzt als einen Hammer, sieht alles wie ein Nagel aus.« Jedes Prinzip hat nur einen begrenzten Anwendungsbereich und kann nur in bestimmten klar definierten Situationen und in einem bestimmten Kontext sinnvoll angewendet werden. Wenn wir dies nicht berücksichtigen, werden wir zu Opfern unserer eigenen Prinzipien, Theorien und Vorstellungen, und unser Streben nach einem langen Leben und nach Gesundheit wird dann womöglich selbst zu einem krankheitserzeugenden Prozeß.

Heildiät

Die chinesische Diät-Therapie beschreibt die heilenden Eigenschaften von Nahrungsmitteln so, wie die chinesische Medizin die entsprechenden Eigenschaften von Kräutern beschreibt.

Die Grenze zwischen Heilkräutern und Nahrungsmitteln ist sehr schmal. Insbesondere wird diese Grenze fließend, wenn statt Pillen, Pulvern und Abkochungen Kräuterliköre und Suppen verschrieben werden.

Die heilenden Eigenschaften jedes Nahrungsmittels werden jeweils aus verschiedenen Perspektiven beleuchtet. Nur wenn man alle diese Kategorien berücksichtigt, kann man die Natur eines Nahrungsmittels wirklich verstehen. Für jedes Nahrungsmittel wird angegeben:

- Temperatur,
- Geschmack,
- Meridianweg(e),
- allgemeine Wirkrichtung im Körper,
- Yin/Yang-Zuordnung,
- Zuordnung nach dem System der Fünf Elemente,
- therapeutische Wirkungsprinzipien (im weiteren kurz »Therapieprinzipien« genannt),
- spezifische symptomatische Wirkungen,

- allgemein gebräuchliche Verwendung und schließlich
- etwaige Kontraindikationen.

Diese zehn Kategorien geben einen umfassenden Überblick über die energetische Natur eines Nahrungsmittels und seinen üblichen und akzeptierten klinischen Einsatz.

Diese detaillierten Informationen ermöglichen es dem Arzt, genau zu sagen, was ein bestimmter Patient unbedingt und was er auf keinen Fall essen sollte. Somit unterscheidet sich die Aufstellung eines Diätplans nicht sonderlich von der Zusammenstellung einer Kräutermedizin. In beiden Fällen muß der Arzt zunächst eine Diagnose stellen. Dies tut er mittels der vier Bestandteile der klassischen Diagnose: Beobachtung, Hören/Riechen, Befragung und Pulsdiagnose. Die so entstandene Diagnose kann dann in der Terminologie der Organ- oder Meridian-Syndrome formuliert werden (beispielsweise »Übermäßiges Leber-Yang« oder »Kalt-Feuchte Behinderung des Hand-Yang-ming-Meridians«) oder in der Terminologie der Acht Grundmuster (beispielsweise »Kälte-Übermaß im Äußeren«); oder in Form der die Körpersäfte beschreibenden Syndrome (beispielsweise »Aufsteigendes Qi und Wassergift«). Aus einer solchen Diagnose läßt sich leicht die korrekte Therapie ableiten. Beispielsweise besteht die Behandlung bei Übermäßigen Leber-Yang darin, die Leber zu sedieren und auf diese Weise das Yang zu verringern (bzw. zu senken oder zu leeren). Sobald das geeignete Behandlungsprinzip gefunden ist, lassen sich die Nahrungsmittel mit der entsprechenden förderlichen oder therapeutischen Charakteristik ermitteln sowie auch diejenigen mit der entgegengesetzten schädlichen, die den Krankheitszustand noch verschlimmern.

Innerhalb des Gesamtbildes hat jede energetische Kategorie ihre Bedeutung und ihren Stellenwert. Je nach Situation kann ein Nahrungsmittel bei einem Patienten hinsichtlich einer bestimmten Kategorie positiv, im Sinne einer anderen jedoch schädlich wirken. Wenn es darum geht zu entscheiden, welche Nahrungsmittel für einen bestimmten Patienten geeignet und welche ungeeignet sind, müssen jedoch in jedem Fall *alle* Kategorien berücksichtigt werden.

- Nur von einer einzigen Kategorie auszugehen beispielsweise vom Verhältnis von Yin und Yang oder von den Fünf Elementen –, wäre eine gefährliche Vereinfachung, selbst wenn das betreffende Prinzip korrekt angewendet würde.

Die grundlegende Methode der chinesischen Medizin ist die Heteropathie. Man wählt eine Behandlung, die einen Ungleichgewichtszustand oder ein Syndrom ausgleicht oder beseitigt.[10]

Übermaß- bzw. Füllezustände werden zerstreut, Mangel- bzw. Leerezustände durch Tonisierung behandelt. Hitzezuständen begegnet man mit Abkühlung, Kälteproblemen durch Erwärmen, Trockenheitsproblemen durch Zufuhr von Feuchtigkeit (durch »befeuchten«), Feuchtigkeitsproblemen durch Trocknen. Diese Vorgehensweise unterscheidet sich von derjenigen der Allopathie (Schulmedizin), die die Symptome unterdrückt oder beseitigt, sowie von derjenigen der westlichen Naturheilkunde, die auf Reinigungsprozesse setzt, und schließlich auch von der Praxis der Homöopathie, die winzig kleine Mengen eines Stoffes zur Heilung einsetzt, dessen Charakteristik derjenigen des Krankheitsprozesses entspricht.

Die sieben energetischen Kategorien

Die Vier Wesensarten

Die erste Eigenschaft eines Nahrungsmittels ist das, was als die Vier Wesensarten bezeichnet wird. Diese sind Heiß, Warm, Kühl und Kalt – Begriffe, die die Auswirkung des jeweiligen Nahrungsmittels auf den Stoffwechsel und auf die Physiologie des Patienten beschreiben.

Eine fünfte Kategorie, neutral oder mild, wird für Nahrungsmittel verwendet, die den Körper weder erhitzen noch abkühlen, sondern seinen thermodynamischen Status quo aufrechterhalten. Im *Nei Jing* wird das Grundprinzip der chinesischen medizinischen Heteropathie beschrieben, wenn es heißt: »Wenn etwas kalt ist, so erhitze es. Wenn etwas heiß ist, so kühle es.«[11] Deshalb benutzt man Nahrungsmittel mit warmer und heißer Natur zur Behandlung von Krankheiten kalter oder kühler Natur. Die Temperaturangabe kann ein primäres Charakteristikum eines Nahrungsmittels sein, das auch nicht durch die Zubereitung oder Konservierungsmethode verändert wird. Ist sie hingegen ein sekundäres Merkmal, so läßt sie sich durch die Zubereitungs- oder Konservierungsart verändern.

Geschmack

Die zweite Eigenschaft jedes Nahrungsmittels ist sein Geschmack. Es gibt sechs Geschmacksarten. Diese sind salzig, sauer, bitter, süß, scharf (brennend oder pikant) und neutral.

Jeder Geschmack hat seine besondere Funktion. Dem salzigen Geschmack schreibt man eine besänftigende und absteigende Funktion zu. Nahrungsmittel und Kräuter mit salzigem Geschmack werden häufig als Gleitmittel oder zur Auflösung von Verhärtungen eingesetzt. Nahrungsmittel und Kräuter mit saurem Geschmack sollen Probleme der »lockeren« Art – zum Beispiel Durchfall – beseitigen. Der bittere Geschmack wird unterteilt in bitter und trocknend sowie bitter und reinigend. Der süße Geschmack wirkt wärmend und tonisierend, und er wird benutzt, um Mangelzustände auszugleichen. Der scharfe Geschmack wirkt zerstreuend und fördert den Energiefluß. Er vermag Gifte aus dem Körper zu entfernen und regt die Zirkulation von Qi und Blut an. Der neutrale Geschmack hat eine harntreibende Wirkung. Süß, scharf und neutral kann man generell als Yang-Geschmäcke bezeichnen, salzig, bitter und sauer als Yin-Geschmäcke. Fünf Geschmäcke stehen in besonderer Beziehung zu den Fünf Zang oder Festen Organen: Sauer hat eine Affinität zur Leber, bitter zum Herzen, süß zur Milz, scharf zur Lunge und salzig zu den Nieren.

Die Vier Wirkrichtungen

Die dritte energetische Kategorie sind die Vier Wirkrichtungen: Aufsteigen, Absteigen, Schweben und Sinken. Ein Nahrungsmittel kann die Energie auf- oder absteigen lassen, sie zur Peripherie oder zum Zentrum hin lenken.

Manche Kräuterkundige beschreiben außerdem die transformatorische Wirkung: Geburt, Entwicklung, Ernte, Speicherung und Vollendung. Generell tendieren heiße und warme Nahrungsmittel sowie solche mit einem Yang-Geschmack dazu, die Energie aufwärts und nach außen zu lenken. Kalte und kühle Nahrungsmittel sowie solche mit einem Yin-Geschmack lassen die Energie eher absteigen und lenken sie nach innen. Nahrungsmittel, die leicht sind, wie Blätter und Blüten, lassen die Energie eher aufsteigen oder schweben. Schwere Kost wie Samenkörner, Wurzeln und Früchte haben die Tendenz, die Energie absteigen oder sinken zu lassen.

Der Meridianweg

Die vierte Kategorie ist der Meridianweg. Seit dem 13. Jahrhundert versuchen die chinesischen Kräuterkundigen zu beschreiben, in welchen Meridian oder in welche Meridiane die Energie einer bestimmten Pflanze oder eines Nahrungsmittels vorwiegend eintritt.

Diese ziemlich späte Ergänzung zur energetischen Theorie der Nahrungsmittel und Kräuter entstand weitgehend durch logische Ableitung. Wenn sich ein bestimmtes Nahrungsmittel bei einer bestimmten Störung positiv auswirkt, von der wir wissen, daß sie auf einem unausgewogenen energetischen Zustand der Leber beruht, ist es logisch anzunehmen, daß das betreffende Nahrungsmittel »zur Leber reist«. Da man jedoch die energetische Ursache eines bestimmten Krankheitsmusters auf unterschiedliche Weise verstehen kann, stimmen nicht alle Autoritäten hinsichtlich aller Kräuter-Meridian-Zuordnungen überein. Trotzdem ist diese Kategorie seit der Ming-Dynastie ein Standard-Klassifikationssystem der meisten Nahrungsmittel und Kräuter, und sie leistet immer noch sehr gute Dienste.

Yin/Yang-Zuordnung

Die Yin/Yang-Zuordnung eines Nahrungsmittels ist seine allgemeine oder vorherrschende Charakteristik, aus der Perspektive der Yin/Yang-Dichotomie betrachtet.[12] Diese fünfte Kategorie wird jedoch in der klinischen Praxis nur selten benutzt.

Die Fünf Elemente

Die sechste Kategorie ist die Zuordnung der Nahrungsmittel zu den Fünf Elementen. Auch diese Kategorie wird nicht häufig, wenn auch häufiger als die Yin/Yang-Kategorie angewendet. Manche Nahrungsmittel werden Yin *und* Yang zugeordnet, ebenso wie manche eine Mischung von zwei oder gar drei Elementen verkörpern – was allerdings ziemlich selten vorkommt.

Wie der Leser feststellen wird, basieren die Yin/Yang-Zuordnungen und die Zuordnungen nach der Lehre von den Fünf Elementen hauptsächlich auf den Kategorien Temperatur und Geschmack, den beiden wichtigsten energetischen Charakteristika eines Nahrungsmittels.

Theoretische Funktion, symptomatische Wirkung, klinische Verwendung

Die siebte Kategorie ist die theoretische Funktion eines Nahrungsmittels nach den therapeutischen Prinzipien der klassischen chinesischen Medizin. Dabei handelt es sich um eine Abstraktion seiner allgemeinen Wirkung auf die *energetische* Physiologie.

Diese wird verstärkt und erweitert durch die nächste und achte Kategorie, die der symptomatischen Wirkung; sie umfaßt gewöhnlich verschiedene spezifische physiologische Wirkungen, die durch Beschreibung der biologischen Vorgänge ausgedrückt werden. Dem wiederum folgt die übliche klinische Verwendung, die sich der pathophysiologischen Terminologie bedient.

Kontraindikationen

Um das Bild der medizinischen Eigenschaften aller Nahrungsmittel und Heilkräuter abzurunden, gibt es noch eine zehnte Kategorie, die darauf hinweist, in welchen Fällen man auf das betreffende Mittel verzichten sollte. Dies ist ebenso wichtig wie zu wissen, worauf sich das Mittel günstig auswirkt, da die erste Grundregel jeder Therapie lautet: *Vor allem schädige nicht.*

Hinweise auf Kontraindikationen fehlen in westlichen Beschreibungen diätetischer oder anderer alternativer Therapien häufig. Wenn eine Medizin eine starke positive Wirkung hat, jedoch falsch angewendet wird, kann sie auch eine starke negative Wirkung hervorrufen.

Im letzten Teil dieses Buches werden über hundertfünfzig Nahrungsmittel entsprechend den soeben erläuterten zehn Kategorien charakterisiert. Die meisten davon sind in normalen Lebensmittelläden oder in Naturkostläden zu kaufen. Einige fernöstliche Produkte findet man in chinesischen oder asiatischen Geschäften. Natürlich wird in Amerika und Europa vieles gegessen, was in Asien unbekannt ist, weshalb für diese Produkte keine original-chinesischen medizinischen Beschreibungen existieren. Ihre energetische Natur zu bestimmen, ist eine der Aufgaben, die die Praktiker der chinesischen Medizin in der westlichen Welt lösen müssen. Doch es wird zweifellos mehrere Generationen dauern, bis wirklich Sicherheit darüber bestehen kann, ob die entwickelten Charakterisierungen zutreffend sind. Ich persönlich kann Beschreibungen westlicher Nahrungsmittel und Kräuter, die von der ersten Generation westlicher Praktiker mit nur wenigen Jahren Erfahrung in der Praxis der chinesischen Medizin erstellt worden sind, nur als vorläufig betrachten. Damit die Traditionelle Chinesische Medizin jedoch in der westlichen Welt Fuß fassen kann, müssen wir lernen, unsere Erfahrungen in ihren Kategorien zu beschreiben. Die vietnamesischen, japanischen und koreanischen Ärzte, die nach ihrem Studium in China in ihre Heimatländer zurückkehrten, haben die Aufgabe, die chinesischen Definitionen auf die in ihren Heimatländern üblichen Nahrungsmittel zu übertragen, erfolgreich gelöst.

Bei den meisten der am Ende des Buches aufgeführten Nahrungsmitteln sind die Angaben in allen Kategorien vollständig. Die meisten Temperatur- und Geschmacksangaben erscheinen einleuchtend. Ich habe in diese Liste keine Nahrungsmittel aufgenommen, für die Temperatur und Geschmack nicht in den »klassischen Schriften« angegeben sind, denn gerade diese beiden Kategorien machen das chinesische Zuordnungssystem so einzigartig. Nur ein paar Temperaturen und Geschmäcke stehen im Gegensatz zu dem, was man eigentlich erwarten würde.

Hierzu ist anzumerken, daß die Kategorie Temperatur die Auswirkung des betreffenden Nahrungsmittels auf den Stoffwechsel beschreibt. Die meisten der aufgeführten Nahrungsmittel beziehen sich auf das Erdelement. Das ist nur natürlich, da Nahrung und der Akt des Essens zur Erde und zu Magen/Milz/Mittlerer Erwärmer in Beziehung stehen.

Viele der aufgeführten Nahrungsmittel tonisieren (stärken) Qi und Blut. Dies ist eine energetische Beschreibung der Tatsache, daß Nahrung nahrhaft und nährend ist. Außerdem gibt es noch eine Gruppe von Prinzipien, die häufig in Kombination aufgeführt werden. Etwa: förderlich für Qi, beseitigt Blut-Stagnation, vertreibt Kälte und sediert Yin. Allgemein gesagt bedeutet dies, daß Nahrung sowohl Qi als auch den Blutkreislauf aktiviert, daß es Stagnation und Kongestion (Blutandrang) beseitigt und daß es die Funktion verbessert – im Gegensatz zum Aufbauen von Substanz. Das Prinzip der Qi-Regulation bedeutet, daß das Qi daran gehindert wird, in die entgegengesetzte Richtung zu fließen, wie es beim Aufsteigen oder Aufwallen des Gegenläufigen Magen-Qi bei Schluckauf und Erbrechen der Fall ist. Oft werden für ein bestimmtes Nahrungsmittel viele verschiedene Prinzipien aufgeführt, und manche davon scheinen einander zu widersprechen. In solchen Fällen sollte der Leser sich an die Angaben über die allgemeine klinische Anwendung halten, um die wichtigsten Faktoren herauszufinden.

Leider enthält Dr. Henry Lus Werk *Doctor's Manual of Chinese Medical Diet,* meine Hauptquelle für die Liste der Nahrungsmittel, keine Bibliographie und keine Fußnoten. Deshalb war es schwierig, die Korrektheit der Angaben zu überprüfen. Aus der Art, wie das Material in seinem Buch zusammengestellt ist, kann man schließen, daß einige Abschnitte Übersetzungen aus unterschiedlichen Quellen sind. Mein Eindruck ist, daß der Autor lediglich eine Sammlung von Informationen vorgelegt hat, das Material also nicht bearbeitet oder zu einer Synthese verbunden hat. Eine solche Synthese ist Ziel des vorliegenden Buches.

Die Diät-Therapie ist ein sehr wichtiger Bestandteil der Gesundheitsvorsorge , und sowohl für den Arzt und Heilpraktiker als auch für den Patienten ist es wichtig, daß er leichten Zugang zu Informationen über Ernährung hat.

Die Therapieprinzipien sind die logische Brücke zwischen Diagnose und Behandlung und damit auch zwischen dem energetischen Charakter eines Produkts und seiner klinischen Verwendung. Obgleich die Therapieprinzipien einem Heilkundigen helfen mögen, bestimmte Nahrungsmittel auf neue therapeutische Weise bei der Behandlung einzusetzen, sollte man diese Prinzipien nicht von der klinischen Erfahrung trennen. Es kann sein, daß ein Produkt ein bestimmtes Leiden prinzipiell positiv beeinflußt, seine Wirkung in der Praxis jedoch unerheblich ist.

Erscheint ein Nahrungsmittel in einem bestimmten Fall hinsichtlich einer oder mehrerer Kategorien geeignet, hinsichtlich einer anderen Kategorie jedoch nicht, so muß der Heilkundige sich auf seine Diagnosefähigkeit verlassen, denn er allein muß entscheiden, welche die wichtigste Wirkung des betreffenden Produkts ist, was für den Patienten entscheidend ist, wie schwerwiegend die Erkrankung ist und welche Folgen etwaige zu erwartende Nebenwirkungen für den Patienten haben könnten.

Die Eigenart eines Produkts kann beeinflußt – verstärkt oder geschwächt – werden durch die verwendete Menge, die Art der Zubereitung oder durch die Kombination mit anderen Nahrungsmitteln. Alle diese Faktoren sollten in Betracht gezogen werden, wenn es um die Verwendung von Produkten geht, deren Energien nicht völlig harmonisch sind.

- Der Leser sei davor gewarnt, die aufgeführten Produkte auf rein symptomatischer Basis zu verwenden. Die chinesische Medizin beruht auf einer energetischen Sicht der Gesundheit, einer Anschauung, die derjenigen der westlichen Biologie diametral entgegengesetzt ist. Es handelt sich dabei tatsächlich um eine tiefere und fundamentalere Sicht der physischen Existenz. Versuche, die Methoden und Konzepte der chinesischen Medizin im Sinne der westlichen Wissenschaft zu verstehen und anzuwenden, zerstören nur die Kraft und Vitalität dieses fernöstlichen medizinischen Systems.

Wenn Patienten in der westlichen Welt Fragen über Dinge wie Vitamine, Minerale und Aminosäuren stellen oder darüber, wieviel Protein sie täglich brauchen und in welcher Form sie es am besten zu sich nehmen sollten, so bringen sie damit lediglich ihre grundlegende Voreingenommenheit zugunsten der materialistischen wissenschaftlichen Weltsicht zum Ausdruck. Aus der Sicht der Traditionellen Chinesischen Medizin sind solche Konzepte *unnötig.* Das bedeutet nicht, daß die Ansicht der westlichen Wissenschaft, Proteine und Vitamine seien zur Erhaltung des Lebens notwendig, falsch wäre. Es besagt vielmehr, daß man, wenn man sich an die Ernährungstheorie der chinesischen Medizin mit ihren energetischen Prinzipien hält, den Zustand der Gesundheit erreichen kann, ohne die genannten materialistischen Konzepte bemühen zu müssen. Trotzdem würde man sich dabei auch entsprechend der westlichen Ernährungswissenschaft auf ausgewogene Weise ernähren.

Manche Leser werden vermutlich fragen, was dagegen einzuwenden ist, westliche Vorstellungen über Ernährung in das fernöstliche System zu integrieren und es auf diese Weise »abzurunden«? Warum sollte man sich nicht die besten Ideen beider Welten zunutze machen?

Meiner Überzeugung und meinen praktischen Erfahrungen nach ist die materialistische Weltsicht in pragmatischer Hinsicht ihrem Wesen nach trügerisch. Damit will ich nicht sagen, daß sie gemessen an ihrer eigenen Methode wissenschaftlich inkonsistent oder nicht verifizierbar wäre, sondern lediglich, daß quantitative und materialistische Konzepte nur zu immer neuen falschen Konzepten hinsichtlich der Lebensweise und der Beziehung zur Realität führen. Letztlich ist unsere irrige Beziehung zur Wirklichkeit die Ursache aller Krankheiten und allen Leidens – also im Grunde ein konzeptueller Irrtum.

> Das lebendige Gewebe der Wirklichkeit in statische und quantitative Kategorien zu unterteilen, verleitet uns dazu, arroganterweise anzunehmen, daß wir mit den Bausteinen des Lebens nach Belieben jonglieren könnten, und läßt uns vergessen, daß wir nur Diener der Schöpfung sind, nicht ihre Herren. Die fernöstliche energetische Beschreibung der Wirklichkeit fördert diese grundsätzlich gesunde Einstellung, während die westliche materialistische Einstellung das genaue Gegenteil bewirkt.

Heilkundige wie Patienten müssen nicht nur dieses letztlich spirituelle und ethische Dilemma begreifen, sondern sie müssen sich irgendwann entscheiden, ob sie ihr Leben der einen oder der anderen Betrachtungsweise anvertrauen wollen.

Sie müssen sich für ein System von Überzeugungen entscheiden und dann dementsprechend handeln. Sie müssen sich entscheiden, ob sie ein Leben führen wollen, das von Gramm, Kalorien, Aminosäuren und so unschönen Abkürzungen wie RDA *(Recommended Daily Amount* = empfohlene tägliche Dosis), MSG *(Monosodium Glutamate)* und FDA *(Food and Drug Administration)* bestimmt wird und möglicherweise mit AIDS endet, oder ob sie ein Leben im Sinne von Yin und Yang, der Vier Temperaturen (Wesensarten), der Sechs Geschmäcke und einer Physiologie vorziehen, die auf einer spirituellen Kosmologie basieren, deren eigentliches Ziel die Erleuchtung ist.

Aufstellen eines Diätplans

Wie bereits erwähnt, basiert die chinesische Medizin auf dem Prinzip der Heteropathie. Lesern, die mit der Verfahrensweise der chinesischen Medizin nicht vertraut sind, soll dieses Kapitel helfen, diese Methodik zu verstehen, wobei vor allem auf ihre Anwendung im Rahmen der Ernährung Gewicht gelegt wird.

Wenn ein Patient einen Heilkundigen aufsucht, der nach den Regeln der chinesischen Medizin praktiziert, so erstellt dieser zunächst eine energetische Diagnose, um so klar und präzise wie möglich das Muster oder die Kombination von Mustern des beim Patienten bestehenden energetischen Ungleichgewichtszustandes zu ermitteln.

Obgleich jeder Patient einzigartig ist, ist es den chinesischen Heilkundigen im Laufe ihrer zweitausendjährigen klinischen Erfahrung gelungen, eine Reihe von immer wieder vorkommenden Syndromen oder Mustern der Disharmonie zu beschreiben. Eine klassische chinesische Diagnose zielt darauf, ein solches Syndrom zu identifizieren.

Der Praktiker gelangt zu einer Diagnose, indem er die vier wichtigsten klassischen Diagnoseverfahren anwendet: Beobachtung, Hören/Riechen, Befragung und Pulsdiagnose. Beobachtung bedeutet, daß man das Gesicht des Patienten betrachtet, sein allgemeines Verhalten (im buchstäblichen

Sinne seine Lebendigkeit) und seine Haltung. Hierzu gehört auch die Untersuchung etwaiger Wunden, Entzündungen, Hautausschläge, Absonderungen sowie die Untersuchung des Zungenkörpers, der Zungenoberfläche und ihres eventuellen Belags. Hören und Riechen, die zusammen als ein Punkt aufgeführt werden, beinhalten, daß man die Beschaffenheit des Atems feststellt, etwaiges Husten, in einem gewissen Maße auch den Charakter oder den Klang der Stimme des Patienten sowie eventuell vorhandene Absonderungen oder den allgemeinen Körpergeruch. Im Zuge der Befragung wird die Krankheitsgeschichte des Patienten erstellt, er wird über die Dauer seiner aktuellen Beschwerden befragt, darüber, wo genau sie zu lokalisieren sind, über ihre Intensität, den Zeitpunkt ihres Einsetzens und über Faktoren, die die Symptome verschlimmern. Da die chinesische Medizin generell holistisch orientiert ist, wird der Praktiker außerdem versuchen, Einzelheiten über die allgemeine physische Verfassung des Patienten herauszufinden; dazu gehören unter anderem die Ausscheidung, der Appetit, die Eß- und Schlafgewohnheiten, das Energieniveau, das Schwitzen (Menge und Intensität), die emotionale Grundstimmung, und, falls es sich um eine Frau handelt, die Menstruation. Gewöhnlich dauert eine solche Befragung ungefähr fünfzehn Minuten.

Der Begriff Pulsdiagnose beinhaltet, daß der Praktiker beim Patienten auf chinesische Art die Pulsadern an den Griffelfortsätzen beider Handgelenke untersucht. Dies ist eine komplizierte Prozedur, und es gibt eine Reihe unterschiedlicher Schulen oder Arten der Pulsdiagnose. Eine detaillierte Erklärung der chinesischen Pulsdiagnose würde den Rahmen dieses Buchs sprengen. Manche Praktiker tasten auch bestimmte Akupunkturpunkte am Körper und/oder in bestimmten Bereichen des Bauches ab.

Obgleich die klassische chinesische Diagnosetechnik aus diesen vier Elementen besteht und auch so gelehrt wird, werden energetische Ungleichgewichtszustände in der Praxis gewöhnlich durch eine Kombination von Puls- und Zungendiagnose und durch Deutung der vorhandenen Zeichen oder Symptome festgestellt.

Die meisten klassischen Texte über Diagnose beschreiben ein bestimmtes Krankheitsmuster, indem sie die Eigenart des Pulses und der Zunge und die in diesem speziellen Fall vom Patienten beschriebenen Symptome angeben. Ein anderes Muster kann nur dann vorliegen, wenn zumindest einer der drei Faktoren von der Beschreibung abweicht: der Puls, das Aussehen der Zunge und/oder die Symptome.

■ Die Unterscheidung des Pulses, des Zustandes der Zunge und die Deutung der Zeichen und Symptome nach allgemein anerkannten Mustern nennt man dialektische Differentialdiagnose.

Wenn eine Patientin beispielsweise eine braune oder purpurfarbene Zunge hat, einen drahtigen Puls, ein Gefühl der Enge in der Kehle, wenn sie außerdem leicht reizbar und/oder depressiv ist und ihre Brüste geschwollen sind, ergibt sich aus dieser Kombination die Diagnose »Eingezwängtes Leber-Qi«. Wenn außerdem als Symptome entweder Übelkeit, Aufstoßen, Sodbrennen oder Durchfall hinzukommen, so muß diese Diagnose weiter differenziert werden als »Leber greift die Milz an«. Bei einem Patienten, der ein rotes Gesicht und rote Augen hat, außerdem einen trockenen Mund und starke Kopfschmerzen und der unter Benommenheit, häufigen Wutausbrüchen und Schlaflosigkeit leidet, der weiterhin eine rote Zunge mit gelbem Belag hat und dessen Puls schnell, voll und drahtig ist, lautet die Diagnose »Leberfeuer lodert aufwärts«. Alle drei Patienten leiden unter einem primären Ungleichgewichtszustand der Leber. Dennoch sind die Muster aller drei Patienten verschieden, weshalb auch die Behandlung unterschiedlich sein muß. Kein allgemeines Leberheilmittel vermag bei allen drei Mustern gleichermaßen eine Besserung herbeizuführen.

Nach einer solchen energetischen Diagnose besteht der nächste Schritt darin, exakt die geeigneten Therapieprinzipien zu ermitteln. Wenn die Leber eingezwängt ist oder stagniert, ist die angemessene Behandlungsmethode, sie zu befreien. Wenn die Leber die Milz angreift, besteht die Therapie darin, die Leber zu sedieren und die Milz zu tonisieren. Wenn das Leberfeuer aufwärts lodert, muß die Leber sediert und Yang vermindert werden.

Diese Ermittlung des Therapieprinzips (des Therapieansatzes) ist eine einfache logische Folgerung. Ihre Bedeutung liegt darin, Klarheit zu schaffen und eine einheitliche Theorie zur Entwicklung des Behandlungsplans bereitzustellen.

Erfahrene Praktiker nehmen sich manchmal nicht die Zeit, ein solches Therapieprinzip bewußt zu entwickeln. Man hat den Eindruck, daß sie von der Diagnose gleich zur Behandlung übergehen – ihnen ist die energetische Betrachtungsweise sozusagen in Fleisch und Blut übergegangen. Weniger erfahrene Praktiker sollten jedoch stets das Prinzip formulieren, dementsprechend der Behandlungsplan wirken soll.

Die theoretische und klinische Entwicklung der chinesischen Medizin im Laufe der vergangenen zweitausend Jahre hat zur Definition einer begrenzten Zahl klar unterscheidbarer Disharmoniemuster geführt. Jedem dieser Muster werden bestimmte allgemein akzeptierte Behandlungsprinzipien zugeordnet.

Diese sind gewöhnlich einfach und entsprechen den Gesetzen der Logik. Andere basieren nicht ausschließlich auf logischer Herleitung, sondern auch auf klinischen Erfahrungen hinsichtlich der Reaktionen des Körpers sowohl bei bestimmten Disharmonien als auch bei bestimmten Behandlungen. Bezüglich der Frage, wie viele Syndrome jedem Organ zuzuordnen sind, bestehen zwischen verschiedenen Schulen oder Traditionen der chinesischen Medizin gewisse Meinungsverschiedenheiten, die allerdings nicht gravierend sind. Leser, die an der Differentialdiagnose der wichtigsten Syndrome der chinesischen Medizin interessiert sind, sollten sich entweder mit Professor Manfred Porkerts *Lehrbuch der chinesischen Diagnostik* oder mit Cheung und Lais *Principles of Dialectical Differential Diagnosis and Treatment of Traditional Chinese Medicine* beschäftigen. Das letztgenannte Buch beschreibt besonders klar den Weg von der Diagnose zum Therapie- oder Behandlungsprinzip, obgleich die dort aufgeführte Liste von Krankheitsmustern nicht besonders umfassend ist. Die Differenzierung der Syndrome bildet einen großen Teil des Lehrplans der meisten an den traditionellen chinesischen Lehren orientierten Akupunkturschulen in den USA. Diagnose, die auf die Differenzierung von Mustern zielt, und Behandlung aufgrund der aus ersteren abgeleiteten Therapieprinzipien gelten sowohl in den USA als auch in China als die traditionelle Vorgehensweise der fernöstlichen Medizin.

Anhand des Therapieprinzips muß der Praktiker entscheiden, welche Kombination von Interventionen er anwenden will, um die gewünschte Wirkung bzw. die gewünschten Wirkungen zu erzielen.

Was auch immer der Praktiker tut oder dem Patienten rät, muß einen Aspekt oder mehrere des gewählten Therapieprinzips beinhalten. Bezogen auf die Entwicklung eines Diätplans nach den Regeln der chinesischen Medizin bedeutet dies, daß jedes Nahrungsmittel, das ausdrücklich empfohlen wird, aus einem bestimmten Grund angeführt wird und daß dieser aus dem Therapieprinzip abgeleitet sein muß.

Die energetische Qualität des betreffenden Nahrungsmittels muß einen Aspekt des Therapieprinzips verkörpern bzw. realisieren. Genau deshalb wird es im Diätplan empfohlen. Steht die Energie eines Nahrungsmittels im Gegensatz zum Ziel des Therapieprinzips, so sollte es gemieden werden. Manchmal werden ganze Gruppen oder Klassen von Nahrungsmitteln oder bestimmte Zubereitungsmethoden erwähnt, weil sie die gleichen energetischen Eigenschaften haben. In anderen Fällen werden einzelne Nahrungsmittel wegen ganz bestimmter unverwechselbarer Energien ausgewählt. In jedem Fall sollte alles, was empfohlen wird, einen Aspekt des Therapieprinzips verkörpern, und wenn von etwas abgeraten wird, so sollte dies geschehen, weil das betreffende Nahrungsmittel aufgrund von logischen Erwägungen oder nach den Erfahrungen der klinischen Praxis dem gewählten Therapieprinzip entgegenwirkt.

Kommen wir nun zu unserem Beispiel der Differentialdiagnose von Leberstörungen zurück, so geht es bei Eingezwängtem Leber-Qi darum, den Fluß des Qi wieder in Gang zu bringen. Deshalb sollte man Produkte, die den Fluß des Qi behindern oder der Leber schaden, meiden. Nahrungsmittel, die den freien Fluß des Qi fördern und sich positiv auf die Leber auswirken, sind zu empfehlen. Bei Aufwärtsloderndem Leberfeuer besteht das Therapieprinzip darin, die Leber zu sedieren und Yang zu verringern. Daraus folgt, daß Produkte, die die Leber beruhigen und kühlen und Yang verringern oder absenken, bevorzugt werden sollten, während Nahrungsmittel, die zu einem Aufsteigen oder zur Vermehrung des Yang führen, inneres Feuer erzeugen oder die Leber in Aufruhr bringen, gemieden werden sollten.

Um herauszufinden, was bestimmte Nahrungsmittel gemäß den Prinzipien der chinesischen Medizin bewirken, sollte der Leser die Liste der Nahrungsmittel und ihrer energetischen Beschreibungen (S. 230 ff.) zu Rate ziehen. Dem Ungeübten wird es umständlich erscheinen, alle Nahrungsmittel zu überfliegen, um herauszufinden, welche im speziellen Fall empfehlenswert sind und welche nicht. Doch in Amerika (wie auch in der übrigen westlichen Welt) treten bestimmte Disharmoniemuster in der klinischen Praxis häufiger auf als andere. Eine Reihe dieser am weitesten verbreiteten Muster werden im folgenden Kapitel beschrieben. Nach einiger Zeit wird der Praktiker mit dem energetischen Charakter der meisten gebräuchlichen Nahrungsmittel vertraut sein und außerdem die grundlegenden Diätregeln für die verbreitetsten Gesundheitsstörungen aus dem Ärmel schütteln können. Ist dieser Punkt einmal erreicht, so genügt es, die Liste nur noch zu Rate zu ziehen, um auftauchende Fragen bezüglich spezieller, weniger gebräuchlicher Produkte zu beantworten. Die meisten chinesischen Heilkundigen, mit denen ich sowohl in China als auch in Amerika zusammengearbeitet und bei denen ich studiert habe, sind in der Lage, für die häufig vorkommenden Syndrome die wichtigsten empfehlenswerten Nahrungsmittel ebenso wie die jeweils schädlichen auf Anhieb zu nennen. Es wird so gut wie nie erforderlich sein, beim Erstellen eines Diätplans alle in der Übersicht aufgeführten Nahrungsmittel in Betracht zu ziehen.

Die Entwicklung einer Diät-Therapie nach den Regeln der Traditionellen Chinesischen Medizin beginnt also mit einer energetischen Diagnose, um die Disharmoniemuster zu identifizieren. Aufgrund dieser Diagnose wird ermittelt, welche Behandlungsprinzipien den Ungleichgewichtszustand zu beseitigen vermögen. Nachdem dies festgelegt ist, sollte der Praktiker die Liste auf S. 230 ff. zu Rate ziehen, um zu sehen, wie sich die energetischen Eigenschaften der dort aufgeführten Nahrungsmittel mit diesen Behandlungsprinzipien vereinbaren lassen. Spielt beim diagnostizierten Störungsmuster der Faktor Kälte eine Rolle, so sollten kühlende Nahrungsmittel gemieden und wärmende bevorzugt werden. Wenn das Muster Yang-Übermaß aufweist, sollten Nahrungsmittel, die Yang fördern, gemieden und solche, die Yang sedieren, bevorzugt werden. Beinhaltet das Muster Wasser-Stagnation, so sind Nahrungsmittel, die Feuchtigkeit oder Flüssigkeit erzeugen, zu meiden; Produkte, die entwässern, trocknen oder Wasser in Bewegung bringen, sollten in diesem Fall bevorzugt werden. In Übereinstimmung mit dem Ersten Gesetz der Therapie sollte man darauf achten, zunächst Dinge zu eliminieren, die den Krankheitszustand verstärken. Danach sollte man Nahrungsmittel auswählen, die den Zustand zum Positiven wenden.

Ein letzter Punkt beim Aufstellen eines solchen Diätplans ist, darauf zu achten, daß die für den Patienten zusammengestellte Diät nicht zu extrem ist. Bei Hitzeproblemen reicht es nicht, dem Patienten einfach alles Kalte oder Kühlende zu verschreiben, was einem nur einfällt.

Die vorgeschlagene Diät sollte dem Gesamtzustand des Patienten entsprechen. Dieses Gefühl für die Verhältnismäßigkeit der Mittel kann man nicht aus Büchern erlernen, sondern nur im Laufe der Zeit durch Praxis erwerben.

Der Anfänger sei vor übertriebenem Enthusiasmus gewarnt sowie vor der Neigung, völlig unvorbereiteten Patienten eine sehr spezielle und exotische Diät zu verschreiben. Diese

Art der Mäßigung ist schwer zu entwickeln, solange ein Praktiker sich selbst oder anderen zu beweisen versucht, daß entweder er selbst als Person oder seine Kunst etwas ganz Außergewöhnliches ist.

Fallgeschichten

Ich bin davon überzeugt, daß die amerikanischen Praktiker alternativer Heilmethoden der Ernährung *zuviel* Aufmerksamkeit schenken. Es gibt buchstäblich Hunderte von Büchern, in denen diese oder jene Diät angepriesen wird: die Scarsdale-Diät, die Pritkin-Diät, die Gersonn-Diät, die makrobiotische Diät und viele andere. Sicherlich kann kein Zweifel daran bestehen, daß die von der Fernsehwerbung propagierte »Diät« aus Zucker, Weißmehl, industriell verarbeiteten, chemisch behandelten, saisonfremden und denaturierten Produkten auf die Dauer für die Gesundheit ein Desaster ist. Dennoch möchte fast jeder Patient, der mich in meiner Praxis aufsucht – ganz gleich, ob wegen eines entzündeten Fußballens oder wegen Herpes –, wissen, was er seiner Ernährung *hinzufügen* kann, um gesund zu werden. Seltener fragen Patienten, welche Dinge sie meiden sollten. Diese Obsession ist nur eine Fortsetzung jenes Pillenschluckens, das in der westlichen Medizin eine so große Rolle spielt, sowie ein Ausdruck der Tatsache, daß wir nicht zu begreifen vermögen, daß unsere gesamte Beziehung zur Wirklichkeit verzerrt ist.

Diese Art von übertriebener Beschäftigung mit der Ernährung ist kennzeichnend für jenes mechanistische Konzept von Körper und Leben, das die Grundlage der modernen materialistischen Medizin darstellt. Aus ihrer Sicht ist der Körper eine Maschine, und wir brauchen nur herauszufinden, welche Art von Brennstoff diese Maschine benötigt, um sie wieder in Gang zu bringen. Doch so einfach liegen die Dinge nicht.

> Warum wir essen, was wir essen, hat damit zu tun, wer wir zu sein glauben, sowie mit unseren tatsächlichen Ansichten über Natur und Sinn des Lebens. Unser starkes Interesse an der Ernährung ist ein Anzeichen für unseren Glauben an schnelle Lösungen, an äußere Manipulationen, die uns vor der Notwendigkeit bewahren, radikale Veränderungen in uns selbst in die Wege zu leiten.

Obgleich in meiner klinischen Praxis Ernährungsfragen eine Rolle spielen, setze ich Diätvorschriften stets als Ergänzung oder zur Unterstützung anderer Therapiemethoden wie Akupunktur oder Kräutermedizin ein. Leider kommt es nur selten vor, daß jemand in meine Praxis kommt, um präventive Ratschläge einzuholen. Ich habe es nur ein einziges Mal erlebt, daß ein Problem, dessentwegen eine Patientin zu mir gekommen war, durch eine Ernährungsumstellung vollständig und umfassend behoben wurde. Diesen Fall werde ich gleich schildern, weil er auf anschauliche Weise zeigt, daß Akupunktur und Kräuterbehandlung unwirksam geblieben wären, wenn die Patientin nicht gleichzeitig ihre Ernährungsgewohnheiten geändert hätte. Außerdem zeigt das Beispiel den Weg von der Diagnose (einschließlich der Identifikation der ursächlichen Faktoren) über die Ermittlung des Therapieprinzips zur Entwicklung des Behandlungsplans sowie die konkrete Anwendung dieser Vorgehensweise bezogen auf die Diät-Therapie.

1. Fallbeispiel

Eine Frau in den Vierzigern kam in meine Praxis und klagte über Zwischenblutungen. Ihr allgemeiner Gesundheitszustand war gut, und sie hatte bis zu jenem Zeitpunkt nie Menstruationsbeschwerden oder andere gynäkologische Probleme gehabt. Abgesehen von einem leichten Übergewicht schien sie völlig gesund zu sein, und ich konnte auch durch die Befragung nichts Krankhaftes aufdecken. Ihre Zunge war leicht gerötet, ihr Puls ein wenig beschleunigt, und die Farbe ihres Menstruationsbluts hellrot. Ihr Hausarzt konnte sich die Blutungen nicht erklären und hatte sie auch nicht behandelt.

Die Differentialdiagnose aus der Sicht der chinesischen Medizin lautete auf Zwischenblutungen in Verbindung mit Blut-Hitze.

Da ich schon vorher ähnliche Fälle behandelt hatte, wußte ich, daß Akupunktur in solchen Fällen eine wirksame Methode ist, um das Blut zu kühlen und die Blutung zu unterbinden. Ich war jedoch nicht zufrieden mit der Diagnose, bis ich herausgefunden hatte, was die abnorme Blut-Hitze verursacht hatte. Da diese Frau bei so guter Gesundheit und so guter Dinge war, hatte ich das Gefühl, daß es in diesem Fall wichtig wäre, die Ursache für die Blut-Hitze herauszufinden, um sie beheben zu können und um ein erneutes Auftreten der Symptome nach der Akupunkturbehandlung zu verhindern. Nachdem ich eine Zeitlang mit ihr über ihre Ernährung und ihre sonstigen Lebensgewohnheiten gesprochen hatte, wurde mir klar, wo die Ursache für die Störung zu suchen war: Im Rahmen eine Schlankheitsdiät nach einem gewissen Dr. Soundso hatte sie *jeden* Tag Huhn gegessen. Huhn und Garnelen können, wenn man sie über längere Zeit häufig ißt, Blut-Hitze verursachen. Nachdem ich festgestellt hatte, daß die Ursache für das Syndrom in ihrem Fall ausschließlich ernährungsbedingt war, gab ich ihr einfach den Rat, eine

Zeitlang kein Huhn mehr zu essen. Ab sofort traten bei ihr keine Zwischenblutungen mehr auf.

Wäre es mir nicht gelungen, die ernährungsbedingte Ursache herauszufinden, und hätte ich ihr nicht geraten, das den Zustand verursachende Nahrungsmittel zu meiden, so hätten Akupunktur- und Kräuterbehandlung nur symptomatisch gewirkt und wären somit letztlich wirkungslos geblieben.

Durch Identifikation der Ursache war ich in der Lage, die Frau von einem Problem zu »heilen«, das die Schulmedizin nicht hatte lösen können. Überdies schaffte ich das im Rahmen einer einzigen Sitzung, ohne Anwendung von Akupunkturnadeln und ohne eine teure Kräuterbehandlung.

Fälle wie dieser sind in meiner Praxis nicht häufig vorgekommen. Die meisten Diätanweisungen, die ich gebe, sind eher allgemeiner Art. Beispielsweise empfehle ich Patienten mit Mangelkrankheiten tonisierende, besonders nährende Nahrungsmittel zu bevorzugen und solche zu meiden, die das Feuer des Mittleren Erwärmers kühlen. Patienten mit Leberproblemen rate ich gewöhnlich, Nahrungsmittel zu meiden, die die Leber belasten. Die folgende Fallgeschichte zeigt, daß das Essen eines ungeeigneten Nahrungsmittels einen ansonsten wohldurchdachten Behandlungsplan erheblich stören kann.

2. Fallbeispiel

Eine junge Frau Ende Zwanzig wurde wegen Blut-Stagnation im Unteren Erwärmer behandelt. Dieser Zustand war die Folge mehrerer Abtreibungen, Blockierung (Obstruktion) durch Feuchte Hitze *(Herpes genitalis),* Leber-Qi-Blockade und ernährungsbedinge Angegriffenheit von Leber, Milz und Nieren infolge von Zucker- und Kaffeekonsum. Die schulmedizinische Diagnose lautete auf zervikale Dysplasie (Zellveränderungen am Gebärmuttermund). Man hatte ihren Gebärmutterhals schon einmal »vereist« und ihr empfohlen, diese Behandlung noch einmal zu wiederholen oder eine Biopsie (Gewebsentnahme) vornehmen zu lassen, da ihr Abstrich abnorm gewesen war. Sie litt unter prämenstruellen und starken Menstruationsschmerzen, und ihr Blutfluß war im Laufe der Zeit schwächer, dunkler und klumpiger geworden.

Die Patientin hatte zweimal jeweils vor Einsetzen der Menstruation drei oder vier Akupunkturbehandlungen erhalten und täglich die Kräutermischung *Kuei Chih Fu Ling Wan* eingenommen, die auch unter dem Namen »Zwei-Päonien-Tee« bekannt ist. Bei Einsetzen der zweiten Periode nach Beginn der Behandlung wurden ihre prämenstruellen Beschwerden schwächer. Ihr Menstruationsblut war wieder von einer gesunden roten Farbe, die Klumpenbildung verschwand und die Schmerzen ebenfalls; all dies wies eindeutig auf eine Besserung ihres Zustands hin. Die allgemeinen Diätanweisungen, die ich ihr gegeben hatte, zielten darauf, das Blut zu nähren. Außerdem sollte sie alle die Leber schädigenden Nahrungsmittel meiden. Es fiel ihr jedoch schwer, den Zucker- und Kaffeekonsum aufzugeben.

Am Abend des ersten Tages ihrer Periode erlag sie der Versuchung, Eiscreme zu essen. Ihr Blutfluß verringerte sich, nahm eine dunklere Färbung an, wurde klumpiger, und sie verspürte einen stetigen, stechenden Schmerz. Am nächsten Tag kam sie in die Praxis, um sich wegen dieses Schmerzes durch Akupunktur behandeln zu lassen. Durch Nadelung von SP-6, CV-6 und ST-29 wurde der Schmerz augenblicklich gelindert. Nachdem sie mir jedoch von ihrer Eiscreme-Eskapade am Vorabend erzählt hatte, legte ich Moxa auf die Griffe der Nadeln im Bauchbereich, um die durch das Eis verursachte Kälte-Stagnation zu erwärmen. Dadurch verschwand der Schmerz völlig, und die Vitalität des Blutflusses wurde verbessert. Auch während meiner Zeit im Lung-Hua-Krankenhaus in Shanghai habe ich Fälle von Menstruationsschmerzen infolge von Eiskonsum erlebt.

Dies ist ein anschauliches Beispiel dafür, wie ungeeignete Nahrungsmittel die ansonsten positive Wirkung einer Akupunktur- und Kräutertherapie zunichte machen oder zumindest abschwächen können.

Die Tendenz, die Rolle der Ernährung als Mittel der Heilung und Prävention überzubewerten, wird eindeutig durch die Tatsache belegt, daß bei den meisten Ernährungsfanatikern nach einiger Zeit Mangelzustände auftreten. Wir haben bereits erwähnt, daß Qi- und Blut-Mangel die wahrscheinliche Folge exzessiver Entgiftungs- und Reinigungsdiäten (Rohkost, Fasten oder Saftkuren) ist. Wir haben auch die schädliche Wirkung stark salzhaltiger Ernährungsweisen wie derjenigen, die viele Makrobioten praktizieren, erwähnt. Die folgenden Fallgeschichten sollen die Probleme verdeutlichen, die häufig auftreten, wenn Menschen sich zu viele Gedanken über ihre Ernährung machen, ohne über das dazu notwendige theoretische Wissen und die notwendige praktische Erfahrung zu verfügen.

3. Fallbeispiel

Die Patientin war eine Mittvierzigerin. Sie arbeitete als makrobiotische Ernährungsberaterin. Sie klagte über morgendliche Schlafstörungen, Schmerzen im Lendenbereich, gelegentliche linksseitige Hüftschmerzen, über eine abnorm lange Menstruationsperiode von 8 bis 10 Tagen, über Zwischenblutungen bei Vollmond, über gelegentliche nächtliche Schweißausbrüche, Benommenheit, Haarausfall, nervöse Erregungszustände und Erschöpfung. Ihre Zunge war blaß, geriffelt und wies einen trockenen, weißen Belag auf. Ihr Puls war an beiden Handgelenken kraftlos und an der Tor-Position (*Guan*) des linken Handgelenks drahtig. Ihr Stuhl war häufig weich, und zeitweise hatte sie nach jedem Essen durchfallähnlichen Stuhlgang. Sie war sehr dünn, wirkte fragil, und ihre Haut war dunkel und ohne Glanz. Ihre Stimme klang, als würde sie stöhnen, und die Art, wie sie ihre Symptome beschrieb, war geradezu wirr.

Meine Diagnose lautete auf Qi- und Blut-Mangel in Verbindung mit einer Schädigung des Jing. Außerdem stellte ich Blut-Stagnation fest, die sich in Form von kalten Füßen, linksseitigen Hüftschmerzen, einer Neigung zu Krampfadern, Klumpung des Menstruationsbluts und Menstruationsschmerzen manifestierte. Ich war davon überzeugt, daß die meisten dieser Symptome auf übermäßigen Konsum saurer Nahrungsmittel in Form von Umeboshi-Pflaumen, Sauerkraut und anderer in Salz eingelegter sowie ihrer Natur nach salziger Nahrungsmittel wie Umeboshis, Algen und Gomasio beruhten. Der exzessive Konsum salziger und saurer Produkte hatte ihr Qi und ihr Blut beeinträchtigt und eine Stagnation des Blutes im Unteren Erwärmer herbeigeführt. Ihre Nieren waren durch das Salz nachteilig beeinflußt worden und nicht mehr in der Lage, die Blutbildung anzuregen. Der Mittlere Erwärmer war durch das Salz übermäßig gekühlt worden, und die Milz war geschwächt, was zu erkennen war an der geriffelten Zunge, am weichen Stuhl und an der Unfähigkeit der Milz, das Blut zurückzuhalten. Aufgrund des Mangelzustandes des Bluts war das Shen im Herzen unruhig geworden, da ihm die notwendige Unterstützung fehlte. Daher die Erregungszustände und die Tendenz zu morgendlichen Schlafstörungen.

Diese Patientin stellte alle möglichen Fragen über dieses und jenes Nahrungsmittel, und sie versuchte, alles in eine primitive und unvollständige makrobiotische Form der Yin/Yang-Dichotomie einzuordnen. Ich empfahl ihr eine blutbildende und den Mittleren Erwärmer tonisierende Diät, betonte aber, sie solle ihrer Ernährung nicht zu viel Aufmerksamkeit schenken, da ihre unverhältnismäßig intensive Beschäftigung damit sie überhaupt erst in Schwierigkeiten gebracht hätte. Sie verfügte weder über ausreichendes theoretisches Wissen noch über genügend praktische Erfahrung mit ihrer Ernährungsweise, und sicherlich war sie nicht dazu qualifiziert, andere in dieser Hinsicht zu beraten. Zusätzlich zu der Empfehlung, sie solle Nahrungsmittel von guter *Qualität* verwenden, sich ansonsten aber möglichst wenig Gedanken über ihre Ernährung machen, verschrieb ich ihr ein bewährtes Kräutertonikum für Frauen, welches das Blut und den Mittleren Erwärmer stärkt, da ich das Gefühl hatte, eine Ernährungsumstellung allein ohne begleitende Kräuterbehandlung würde ihre Situation nicht rechtzeitig vor dem nahenden Winter verbessern. Ich hätte ihr auch eine Akupunktur- und Moxibustionsbehandlung empfohlen, doch sie wohnte so weit entfernt, daß sie nicht regelmäßig zur Behandlung hätte kommen können. Akupunktur und Moxibustion hätten in diesem Fall dazu beigetragen, die gesundheitsschädigenden Auswirkungen ihrer einseitigen Ernährung schneller zu beseitigen und ihren Geist zu beruhigen.

Manche Leser sähen es sicherlich gern, wenn ich detaillierte Diätempfehlungen für alle wichtigen Syndrome der klassischen chinesischen Medizin geben würde. Dies käme einer gewissen Tendenz des westlichen Geistes entgegen, der es als beruhigend empfindet, Graphiken, Tabellen, Listen und logische Gleichungen vor sich zu sehen nach dem Schema: »Bei diesem Problem sollte man dieses Nahrungsmittel zu sich nehmen und jenes meiden.« Zweifellos vermittelt diese Art von simplem mechanistischem Vorgehen ein Gefühl der

Sicherheit. Ich habe jedoch im vorliegenden Buch versucht, den *Prozeß* der Entwicklung eines Diät-Therapieplans für chinesische Krankheitsmuster zu beschreiben. Außerdem habe ich ja eine Liste spezifischer Nahrungsmittel mit energetischen Beschreibungen beigefügt, die man mit den therapeutischen Prinzipien einer energetischen Diagnose vergleichen kann. Diese Informationen sollen dem Praktiker die notwendigen Werkzeuge an die Hand geben und ihm die Logik erschließen, mit deren Hilfe er selbst Diätpläne entwickeln kann.

Manchen Lesern mag diese Vorgehensweise undurchsichtig erscheinen. Möglicherweise verstehen sie das Verfahren nicht. Anderen mag es als zu mühsam erscheinen, diesen Prozeß Schritt für Schritt nachzuvollziehen. Gegenüber diesen beiden Gruppen von Lesern bin ich nicht in der Lage, mich zu rechtfertigen. Ich habe gehofft, durch Schreiben dieses Buches zu klären, wie Patienten und Praktiker der chinesischen Medizin über Ernährung auf logische, differenzierende Weise *nachdenken* können, auf eine Weise, die zwanzig Jahrhunderte lang erprobt worden ist. Wer meint, diese Logik übersteige seine intellektuellen Fähigkeiten, sollte sich hüten, seine eigene Ernährung oder gar die anderer Menschen zu manipulieren. Obgleich ich mich in der Darstellung um größtmögliche Klarheit bemüht habe, habe ich auch versucht, das Thema nicht zu stark zu vereinfachen.

Ernährungsregeln sollte man, wenn es um Heilbehandlungen geht, Praktikern überlassen, die sowohl eine fundierte theoretische Ausbildung genossen haben als auch über genügend Erfahrung in der klinischen Praxis verfügen.

Die meisten Probleme der Menschheit beruhen auf unserer Abneigung zu *denken,* auf unserer *vorsätzlichen* Unwissenheit. Es ist zu hoffen, daß scharfsichtige Leser sich daranmachen werden, das hier präsentierte Material praktisch anzuwenden und allen eventuell auftauchenden Schwierigkeiten zum Trotz zum »Kern der Sache vorzustoßen«. Die Traditionelle Chinesische Medizin ist wesentlich mehr als nur eine Technik: Sie ist eine Annäherung an das Leben. Die ist ein Prozeß oder Pfad, ein Tao.

Pa Kang – Die Acht Prinzipien

Die Acht Prinzipien sind die wichtigsten diagnostischen Begriffe in der heutigen Traditionellen Chinesischen Medizin. Laut Ted Kaptchuk wurden diese Acht Prinzipien in der Zeit der Ming-Dynastie (1368–1644) in die chinesische Medizin eingeführt, um die Diagnose zu Lehrzwecken zu systematisieren.

Die Acht Prinzipien sind: Innerlich und Äußerlich, Hitze und Kälte, Übermaß (Fülle) und Mangel (Leere) und schließlich Yin (Wasser) und Yang (Feuer). Es handelt sich also um vier Gegensatzpaare.

Natur und Ort jeder Krankheit und jeder Störung des energetischen Gleichgewichts können entweder im oberflächlichen Bereich beschrieben werden, als hervorgerufen durch Eindringen einer exogenen oder äußeren Krankheitsursache, man kann sie aber auch bezogen auf die inneren oder tieferen Bereiche des Körpers beschreiben. Eine äußere Krankheitsursache wie Kälte oder Hitze kann in das Innere vordringen, doch die meisten inneren Krankheiten werden durch innere Ursachen hervorgerufen, beispielsweise durch schlechte Ernährung, eine ausschweifende Lebensweise oder übermäßige sexuelle Aktivität. Viele Krankheiten manifestieren sich als Ungleichgewichtszustand des subjektiven Wärmeempfindens des Patienten. Deshalb werden Krankheiten, die sich in Form gesteigerter Hitze manifestieren, als Hitze-Krankheiten, und solche, die sich in Form verringerter Wärme manifestieren, als Kälte-Krankheiten bezeichnet. Dies kann ziemlich kompliziert werden, weil es sowohl Übermäßige Hitze und Kälte als auch Mangelnde Hitze und Kälte gibt, ganz zu schweigen von Unechter Hitze und Kälte. Wenn der Stoffwechsel in Unordnung gerät und die Zirkulation ihre Regelmäßigkeit verliert, können verschiedene Energien im Körper in den Zustand des Übermaßes (zu viel) oder des Mangels (zu wenig) geraten. Übermaß und Mangel können sich auf das gesamte System auswirken, so wie es bei Mangelndem Qi oder bei Mangelndem Blut der Fall ist, oder sie können lokal begrenzt sein wie beim Übermaß von Feuchter Hitze in der Gallenblase. Exogene Krankheitsursachen sind per definitionem Exzesse, da sie in den Körper eingedrungen sind, wo sie nicht hingehören.

Yin und Yang bilden das umfassendste der vier Kategorienpaare, und man benutzt sie, um die übrigen drei, die häufig in Verbindung miteinander auftreten, zusammenzufassen. So werden Äußerlich, Hitze und Übermaß zu Yang zusammengefaßt, Innerlich, Kälte und Mangel hingegen zu Yin.

Darüber hinaus gibt es spezifische Yin- und Yang-Energien im Körper, auf die man sich bei der Diagnose gemäß den Acht Prinzipien ebenfalls beziehen kann. In diesen Fällen werden Yin und Yang als eigenständige Begriffe benutzt. Ein Beispiel: Mangelndes Yin des Magens im Gegensatz zu allgemeinen Yin-Krankheiten.

In der klinischen Praxis hat der Heilkundige es häufig mit Fällen zu tun, die irgendwo zwischen den klar definierten Syndromen liegen. Die meisten Patienten kommen mit einer Mischung von Symptomen, die man verschiedenen Syndromen zuordnet, und bei ihnen liegt eine Kombination von Übermaß und Mangel vor. Die endgültige Diagnose wird häufig erst im Laufe der Behandlung klar. Die eindeutigen Fälle aus dem Lehrbuch, mit denen der Schüler während der Ausbildung konfrontiert wird, sind sicherlich Balsam für das diagnostische Selbstwertgefühl, falls man ihnen einmal begegnet, doch ist das leider nicht häufig der Fall. Wenn der Praktiker jedoch die Methode der Acht Prinzipien anwendet, müßte er in der Lage sein, in jedem Fall gewisse grundlegende Differenzierungen vorzunehmen. Und mit Hilfe dieser Diagnose müßte es ihm gelingen, zumindest ein *vorläufiges* Behandlungskonzept zu entwickeln und Faktoren *auszuschließen,* die die Krankheit weiter verschlimmern könnten. Anders formuliert: Ein Praktiker mag Schwierigkeiten haben, auf Anhieb eine genaue Diagnose zu stellen wie Flüssigkeits-Stagnation, Gegenläufiges Qi infolge von Eingezwängtem Leber-Qi, Yang-Mangel infolge von Schwäche des Mittleren Erwärmers und der Nieren, verschlimmert durch das leichte Eindringen von Windkälte infolge von Wei-Qi-Schwäche – was übrigens ein typisches Szenario für Heuschnupfen ist.

Doch der Praktiker sollte zumindest unterscheiden können, ob beim Patienten ein grundsätzlicher Mangel an Vitalität besteht oder ob das Problem infektiöser und damit äußerlicher Natur ist, und er sollte aufgrund dieser Erkenntnisse zumindest gewisse einfache Anpassungen des Energiehaushalts vornehmen können.

- Ist eine Krankheit als Kälte-Krankheit diagnostiziert worden, so sollten kalte Nahrungsmittel gemieden und warme gegessen werden.

Zu den Nahrungsmitteln, die energetisch kühl und kalt sind, gehören: Gurke, Banane, Tomate, Sojaprodukte (wie Tofu, Tempeh und Sojamilch), Zitrusfrüchte, Spinat, Algen, Melone und Hirse. Warme und heiße Nahrungsmittel sind: Squash (auch Bischofsmütze, Ufokürbis oder Tellerzucchini genannt), Möhre, Pfirsich, Miesmuschel, Zwiebel, Litschi, Lauch, Niere, Hammelfleisch, Knoblauch, Kokosnußmilch, Huhn, Kastanie und Amasake (fermentierter süßer Reis).

- Bei einer Äußerlichen Krankheit empfiehlt man Nahrungsmittel, die die oberflächlichen Bereiche öffnen und die Schweißabsonderung fördern, sofern sich der Ungleichgewichtszustand im Tai-Yang- oder Wei-Qi-Stadium der Invasion befindet und das Wahre Qi des Patienten stark genug für eine solche forcierte Ausscheidung ist.

Ernährungstherapie ist bei der Behandlung Äußerer Krankheiten nicht besonders wichtig, im Bereich der Krankheitsprophylaxe jedoch von größter Bedeutung. Wie Li Dong-Yuan feststellt, hängt die Vitalität oder Yuan-Qi, die die Erzeugung von Abwehrkraft steuert, unmittelbar von der Erzeugung von Nachgeburtlichem Qi durch den Verdauungsprozeß ab.

Innere Krankheiten sind gewöhnlich eine Folge von unausgewogener Ernährung oder unausgewogener Lebensführung. Die Ernährung spielt eine ziemlich wichtige Rolle bei der Behandlung der meisten Inneren Krankheiten.

Deutet die vorläufige Diagnose auf einen inneren Ungleichgewichtszustand hin, so sollte man mit Diätempfehlungen bis zur genaueren Identifikation des Ungleichgewichts warten.

Kein Nahrungsmittel wird der allgemeinen Kategorie »Innerlich« zugeordnet, da die Definition »Innerlich« nicht genau genug ist, um von ihr auf bestimmte Behandlungsprinzipien schließen zu können.

- Innere Krankheiten können näher beschrieben werden als Übermaß- oder Mangelzustände.

Ist das Problem ein Übermaß, so muß geklärt werden, um welches Übermaß es sich genau handelt. Ist es ein Übermaß an Leber-Yang, ein Übermaß an Leberfeuer oder ein Übermaß an Leberwind, so sind generell Nahrungsmittel zu empfehlen, die das Yang verringern (»senken« oder »leeren«). Solche Nahrungsmittel sind: Apfel, Spargel, Gerste, Sellerie, Taglilienknospen, Gurke, Aubergine, Gluten, Mango, Pilze und Birne. Nahrungsmittel, die Yang vermehren (»füllen«), sollte man meiden. Dazu gehören: Amasake, Anchovis, Lorbeerblätter, schwarzer Pfeffer, Butter, Kirschen, Kokosmilch, Lauch, Litschis und Mungbohnen. Wenn man jedoch versucht, eine schädliche Energie im Körper zu verringern, muß man darauf achten, nicht gleichzeitig das Wahre Qi zu verringern. Versucht man, ein Übermaß zu beseitigen, so sollte man etwaige damit einhergehende Mangelzustände berücksichtigen.

Ist das Problem ein Mangel, so ist es am besten, die genaue Natur des Mangels zu ermitteln, beispielsweise Mangelndes Nieren-Yang, Mangelndes Milz-Qi, Mangelndes Herz-Blut usw. Ist es jedoch nicht möglich, dies mit Sicherheit festzustellen, so kann man dem Patienten empfehlen, sich auf Nahrungsmittel zu beschränken, die tonisierend auf Qi und Blut wirken. Dazu gehören Nahrungsmittel, die von Natur aus warm sind, jedoch nicht unbedingt heiß, außerdem solche, die nährstoffreich und nahrhaft sind und nicht eliminierend oder zerstreuend wirken, sowie solche, die allgemein aufsteigender, nicht absteigender Natur sind. Da Magen/Milz und Mittlerer Erwärmer die Quelle des Nachgeburtlichen Qi sind, sollten Nahrungsmittel, die den Mittleren Erwärmer stärken, die die Verdauung regeln und fördern und die das Wahre Qi unterstützen, bei der Behandlung *jedes* Mangelzustands die Grundlage der Diät bilden.

- Yin und Yang sind als zwei der Acht Prinzipien so allgemeine Kategorien, daß die Chinesen sie in der Diät-Therapie nicht verwenden.

Beim Durchlesen der energetischen Beschreibungen der einzelnen Nahrungsmittel ab S. 230 ff. wird man feststellen, daß jedes der dort aufgeführten Nahrungsmittel als Yin, Yang oder Yin *und* Yang kategorisiert wird. Ich habe jedoch in der Diät-Therapie in China oder bei chinesischen Heilkundigen in den Vereinigten Staaten nie festgestellt, daß diese Kategorien angewendet wurden. Chinesische Ärzte schütteln nur verständnislos den Kopf, wenn man ihnen erzählt, daß manche glauben, vollständige Diagnosen und Diäten ausschließlich auf der Grundlage jenes Gegensatzpaares erstellen zu können. Dennoch sind Nahrungsmittel, die Yang tonisieren oder reduzieren, und solche, die Yin tonisieren, sehr wichtig in der chinesischen medizinischen Diät-Therapie. Nahrungsmittel, die Yang tonisieren, sind: Rettich, Himbeeren, Garnelen, Squash, süßer Reis, Steckrübe, Lauch, Litschi, Fenchelsamen, Koriander, Kokosmilch und Kirschen. Nahrungsmittel, die Yin tonisieren, sind: Hirse, Maulbeeren, Mungbohne, Warzenmelone (Kantalupe), Nori, Tintenfisch, Ente, Austern, Persimone (Götterpflaume), Schweinefleisch, Salz, Sardinen, Haifisch, Tomate, Wasserkastanie und Wassermelone. Man sollte sorgfältig darauf achten, diese Verwendung von Yin und Yang als Substantive zur Bezeichnung spezifischer und diagnostizierbarer Energien im Körper von ihrer Verwendung als Adjektive zu unterscheiden, so wie es in der Makrobiotik üblich ist.

Nahrungsmittel, die Yang tonisieren, stärken gewöhnlich entweder die Nieren oder den Mittleren Erwärmer oder beide. Nahrungsmittel, die Yin tonisieren, stärken gewöhnlich die Nieren und fördern allgemein die Sekretion innerer Säfte. Wie Chu Dan-Xi sagte, befindet sich Yang häufig im Zustand des Übermaßes, und Yin tendiert zum Mangel. Deshalb wird Yin – oder genauer gesagt die Wurzel von Yin, die Nieren – nie sediert. Chang Ching-yue wies darauf hin, daß Yang die Erzeugung von Yin aktivieren und initiieren muß, obgleich Yin die Wurzel von Yang ist. Deshalb ist die wichtigste Ernährungsrichtlinie in der klinischen Praxis, daß man auf das Yin und Yang der Nieren achten und stets den Mittleren Erwärmer nähren und schützen sollte.

Häufig vorkommende Wirkungszusammenhänge und Diätanweisungen

Hong-yen Hsu gibt in seinem Werk *The Way to Good Health with Chinese Herbs* einige Diätratschläge bezogen auf bestimmte Krankheitsbilder der westlichen Medizin. Indem er jeweils die Diätanweisungen den Anweisungen für die Kräutertherapie vorausgehen läßt, betont er implizit die grundlegende Bedeutung der Ernährung im Rahmen jedes Behandlungsplans. Bedauerlicherweise hat er sich dafür entschieden, sich an den Krankheitskategorien der westlichen Medizin zu orientieren. Bluthochdruck, Diabetes, Durchfall, Arthritis und Bronchitis sind verbreitete Leiden, mit denen Heilkundige in der westlichen Welt häufig konfrontiert werden. Wenn man jedoch eine Diät zur Bekämpfung von Bluthochdruck verschreibt, so ignoriert man damit die Tatsache, daß es sieben oder acht verschiedene energetische Zustände gibt, die zu Bluthochdruck führen können.

Eine Diät muß der spezifischen Ätiologie und Form einer Krankheit entsprechen, sonst ist sie im besten Fall nicht hilfreich, im schlimmsten richtet sie Schaden an.

Die im folgenden angeführten Diätanweisungen sind entsprechend den Syndromen der klassischen chinesischen Medizin kategorisiert. Darüber hinaus gibt es in der chinesischen Medizin noch viele andere Syndrome, doch meiner

Erfahrung nach sind die hier erwähnten jene, die in der alltäglichen klinischen Praxis am häufigsten vorkommen. Jede Kategorie geht mit einer Reihe von Symptomen einher, anhand derer man die verschiedenen Syndrome unterscheiden kann. Außerdem werden die westlichen Namen für Krankheitszustände angegeben, die häufig infolge der betreffenden energetischen Ungleichgewichtszustände auftreten.

Der Leser sei hiermit nochmals davor gewarnt, die Ernährungsratschläge ausschließlich aufgrund der westlichen Krankheitsbilder zu beherzigen. Diese werden lediglich angeführt, um es Bewohnern der westlichen Welt zu erleichtern, sich mit der energetischen Betrachtungsweise von Krankheitszuständen vertraut zu machen, die letztlich tiefer, und weniger theoretisch ist als die schulmedizinische.

Die nachstehenden Beschreibungen setzen voraus, daß der Heilkundige über eine fundierte Kenntnis der Differentialdiagnose und der energetischen Syndrome der chinesischen Medizin verfügt. Laien seien daher auf Ted J. Kaptchuks Werk *Das große Buch der chinesischen Medizin* verwiesen, wenn sie ein umfassenderes Verständnis von der Theorie der chinesischen Medizin, von der chinesischen Methode zur Kategorisierung von Krankheiten und von den Beziehungen zwischen westlichen Krankheitsbildern und energetischen Syndromen entwickeln wollen.

Magen/Milz-Mangel

Es gibt verschiedene Syndrome, die mit Mangelzuständen des Magens und/oder der Milz zusammenhängen und die zu verschiedenen verbreiteten Verdauungsstörungen führen. Drei der häufigsten sind *Milz-Qi-Mangel, Milz-Yang-Mangel* und *Feuchtigkeit bedrückt die Milz. Mangelndes Milz-Qi* und *Mangelndes Milz-Yang* sind beide echte oder einfache Mangelzustände. *Feuchtigkeit bedrückt die Milz* ist ein Übermaß infolge eines Mangels oder ein kombiniertes Übermaß/Mangel-Syndrom.

Mangelndes Milz-Qi bedeutet, daß die normale Funktion des Mittleren Erwärmers gestört ist. Dies kann die energetische Ursache für nervöse Verdauungsstörungen, chronischen Durchfall, Magen- und Zwölffingerdarmgeschwüre, Anämie und sogar für Hepatitis sein. Die begleitenden Symptome sind Appetitlosigkeit, Schwellung des Bauches, leichte Schmerzen im Oberbauch, die durch Druck verschwinden, Tendenz zu weichem Stuhl, Erschöpfungserscheinungen, eine blasse Zunge mit dünnem, weißem Belag und ein schwacher Puls. Wird diese Situation nicht behoben, so ist der Patient nicht in der Lage, das reine Qi aus der Nahrung aufzunehmen. Nicht nur die Funktion der Milz ist bei dieser Störung beeinträchtigt, sondern bei längerem Andauern des Zustandes kommt es überdies zur Erschöpfung der Wurzelenergie des Mittleren Erwärmers, der Grundlage des Nachgeburtlichen Lebens und Quelle der Erworbenen Essenz. Dadurch entwickelt sich ein Mangel an Yang, nicht nur an Qi, und damit ein tieferer und schwerwiegenderer Ungleichgewichtszustand. Weil das Yang stark erschöpft worden ist, entwickeln sich Symptome von kalter Natur: Angst vor Kälte, Verlangen nach heißen Nahrungsmitteln und Getränken, Verlangen nach Wärme (insbesondere nach Wärme, die auf den Mittleren Erwärmer einwirkt) und Hand- und Fußkälte. Die Konsistenz des Stuhls kann sich sogar von weich zu wäßrig verschlechtern und teilweise unverdaute Nahrung enthalten. Die Zunge ist feucht, blaß und angeschwollen und weist an den Seiten Zahneindrücke auf. Der Puls ist langsam und sehr schwach. Neben den unter *Mangelndes Milz-Qi* aufgeführten Pathologien können westliche Krankheitsbilder wie Leukorrhoe (Weißfluß), Ödeme, Gastritis, Dünndarm-(Enteritis), Dickdarm-(Kolitis) und Nierenentzündungen durch *Mangelndes Milz-Yang* verursacht werden.

In der chinesischen Kräutertherapie ist es sowohl möglich als auch notwendig, Kräuter zu verschreiben, die spezifisch entweder zur Behandlung von Mangelndem Qi oder von Mangelndem Yang dienen. Kräuter, die Mangelndes Qi zu beheben vermögen, sind bei Mangelndem Yang nicht so schnell wirksam. In der Diät-Therapie ist eine derart präzise Verordnung nicht erforderlich.

Bei der Aufstellung eines Diätplans sowohl für Mangelndes Milz-Qi als auch für Mangelndes Milz-Yang ist der wichtigste Punkt, Nahrungsmittel zu vermeiden, die kühlen. Außerdem sind Nahrungsmittel zu empfehlen, die den Mittleren Erwärmer tonisieren.

Man sollte dem Patienten raten, keine stark gekühlten, tiefgekühlten oder gefrorenen Nahrungsmittel und Getränke zu sich zu nehmen. Alle Nahrungsmittel sollten zumindest Zimmertemperatur haben oder in irgendeiner Form gegart sein. Rohkost wie Früchte und Salate sollte man vom Speisezettel streichen. Manche Früchte dürfen gegessen werden, wenn sie in Kuchen oder Kompotten verarbeitet sind, aber auch in dieser Form sollte man nicht zuviel davon zu sich nehmen. Alle schwerverdaulichen Nahrungsmittel und alle, die ihrem energetischen Charakter gemäß kühl oder kalt sind, sollte man meiden. Die Basis der Ernährung sollten wärmende Nahrungsmittel bilden, die leicht verdaulich sind und tonisierend wirken. Da Qi eine Yang-Funktion ist, sollte man Nahrungsmittel wählen, die Yang unterstützen. Da Magen und Milz dem Erdelement zugeordnet werden, empfiehlt es sich weiterhin, vorwiegend Nahrungsmittel zu essen, die dem Erdelement zugeordnet sind. Tonisierende Nahrungsmittel des Erdelements sind fast ausnahmslos von Natur aus süß und häufig von gelber Färbung.

Patienten fragen mich oft, warum man bei Mangelzuständen kalte Nahrungsmittel meiden sollte. Um diese Frage zu beantworten, vergleiche ich den Magen mit einem Topf, in dem aus verschiedenen Zutaten eine Suppe bereitet wird. Wenn man kalte Zutaten hineingibt, muß Energie zugeführt werden, um den »Eintopf« auf die für die Verdauung notwendige Temperatur zu erwärmen.

Dies bleibt jedoch für manche Patienten »graue Theorie«, so daß sie nach ein paar Wochen erneut zu mir kommen und fragen: »Warum soll ich keine rohe und kalte Nahrung essen?« Kürzlich jedoch erzählte mir ein Patient, der für eine Firma arbeitet, die Solargeräte installiert, eine Geschichte, die auf anschauliche Weise erklärt, warum man gegarte Nahrung bevorzugen sollte.

Der Patient erzählte, er hätte einmal auf einer großen Rinderfarm Sonnenkollektoren installiert, die das Wasser für das Vieh aus der Quelle hochpumpen und es anschließend aufwärmen sollten. Ich fragte den Mann, warum der Farmer das Wasser für das Vieh wärmen wollte. Der Patient erklärte mir, das Quellwasser hätte, wenn es aus dem Boden komme, 0 bis 5 Grad Celsius, und die Körpertemperatur einer Kuh liege bei 37 Grad. Wenn Kühe Wasser tränken, müßten sie demzufolge Wärme ihres eigenen Körpers, also Energie, darauf verwenden, die Wassertemperatur auf zirka 20 Grad Celsius zu erwärmen. Wird die Temperatur des Wassers hingegen auf 20 Grad gebracht, bevor die Kühe es trinken, so würden diese wesentlich schneller an Gewicht zulegen. Da sie keine Kalorien verbrennen müßten, um das Wasser in ihrem Magen zu erwärmen, könnten sie diese Kalorien für andere Zwecke nutzen – beispielsweise um Gewicht zuzulegen. Außerdem hätte sich herausgestellt, daß die Kühe auf diese Weise nicht nur schneller wüchsen, sondern daß sie auch wesentlich weniger anfällig für Krankheiten wären, weil sie jetzt mehr Energie hätten, um Krankheiten abzuwehren.

Bezogen auf die Verdauungsphysiologie, unterscheidet sich der Mittlere Erwärmer der Kuh nicht wesentlich von dem des Menschen. Deshalb brauchen auch wir Menschen, wenn wir gekochte oder anderweitig gegarte Nahrung und solche von Zimmertemperatur essen, weniger Energie aufzuwenden, um die Temperatur der Nahrung im Magen auf 20 Grad zu erhöhen. Für Patienten, die unter Mangelzuständen des Mittleren Erwärmers leiden, ist diese Kaloriendifferenz von wesentlicher Bedeutung.

- Was sollte ein Mensch essen, der unter Mangelndem Milz-Qi oder Mangelndem Milz-Yang leidet? Gekochtes Gemüse wie Squash, Möhre, Süßkartoffel, Yamswurzel, Gelbe Kohlrübe *(Brassica napobrassica),* Steckrübe *(Brassica rapa),* Lauch, Zwiebel und Kürbis (leicht sautiert, gedünstet, angebraten und/oder püriert); gut gegarten Reis, süßen Reis und Hafer; Butter; kleine Mengen Huhn, Truthahn, Hammel, Rind oder Anchovis (insbesondere in Form von Bouillons, Suppen oder Soßen); gekochte Pfirsiche, Kirschen und Erdbeeren; getrocknete Litschis und Feigen; Kardamom, Ingwer, Zimt, Mußkatnuß, schwarzen Pfeffer; Tapioka und andere stärkehaltige Nahrungsmittel wie Kuzu-Wurzel und Pfeilwurzel (Arrowroot); außerdem kleine Mengen an Süßstoffen wie Honig, Melasse, Gerstenmalz, Reiskleie-Sirup, Ahornsirup und Zucker.
- Was sollte man vermeiden? Salat, Zitrusfrüchte und Fruchtsaft, zuviel Salz, Tofu, nicht ganz gargekochtes Getreide, Hirse, Buchweizen, Milch, Käse, Algen, Agar-Agar, zuviel Flüssigkeit während der Mahlzeiten und zuviel Süßes. Im Fall von Mangelndem Milz-Yang kann man mehr wärmende Gewürze verwenden wie Cayenne-Pfeffer und getrockneten statt frischem Ingwer.

Man sollte generell nicht zuviel essen und alles gut kauen. Rezepte, die zur Behandlung von Mangelndem Milz-Qi und Milz-Yang besonders zu empfehlen sind, werden später noch genannt werden.

Manchmal ist die Milz aufgrund funktionaler Schwäche nicht in der Lage, Flüssigkeit richtig zu verarbeiten, was zur Folge hat, daß ihre Funktionsfähigkeit durch eine Ansammlung von Feuchtigkeit noch weiter geschwächt wird. Dies ist einer der komplizierten Fälle, in denen ein Übermaßzustand durch einen grundlegenden Mangelzustand verursacht wurde. Die damit einhergehenden Symptome sind Appetitlosigkeit, Verlust des Geschmackssinns, Übelkeitsgefühle, wäßriger Stuhl, schwerer Kopf oder Kopfschmerzen, Druckgefühle in der Brust sowie nässende Hautausschläge und Entzündungen. Der Puls ist schlüpfrig oder zerfließend, und der Zungenbelag ist fett und dick. Zu den durch Milz-Feuchtigkeit verursachten Krankheiten zählen chronischer Durchfall, chronische Hepatitis, chronische Magen-Darm-Erkrankung sowie Migräne und Leukorrhoe (Weißfluß). Da das Wasser sich im Körper sammelt, statt sich richtig zu verteilen, hat der Patient Durst. In schweren Fällen kann jedoch Trinken zu Übelkeitsgefühlen und sogar zu Erbrechen führen. Ist dies der Fall, so liegt neben der Milz-Feuchtigkeit außerdem Wasser-Stagnation im Magen (Bauchwassersucht) vor.

Das Behandlungsprinzip besteht dann darin, den zugrundeliegenden Mangelzustand zu tonisieren und gleichzeitig das Übermaß an Feuchtigkeit zu beseitigen. Grundsätzlich sollte die Diät hier derjenigen bei Magen/Milz-Mangel ähneln. Doch sollte man keine Nahrungsmittel verzehren, die noch zusätzlich Flüssigkeit erzeugen.

- Deshalb meide man übermäßigen Konsum von rotem Fleisch, Zucker, Salz und besonders nahrhaften Speisen wie Schalentieren, Milchprodukten und stark wasserhaltigen Nahrungsmitteln.

- Hingegen sind Nahrungsmittel, die das Übermaß an Feuchtigkeit verringern, zu empfehlen: Gerste, Mais, Adukibohnen, Kürbis, Alfalfa, Anchovis, Kastanien, Huhn und Hühnermägen, Knoblauch, Hiobsträne (chinesische Gerste, auch Perlgraupe genannt), Nierenbohnen, Kohlrabi, Makrele, Majoran, Knopfpilze, Paksoi, Rettich, Schalotten, Garnelen, Steckrübe und Silbernes Wolkenohr (weißer Mu-err, engl.: *white fungus*).
- Zu den Nahrungsmitteln, die Flüsssigkeit erzeugen und die man deshalb meiden sollte, zählen Milch, Milchprodukte, Schweinefleisch, Haifisch, Hühnerei, Sardine, Agar-Agar, Spargel, Bambussprossen, schwarzer Sesam, Karambole (auch Sternfrucht, lat.: *Averrhoa carambola)* , Kohl, Muscheln, Miesmuscheln, Krabben, Tintenfisch, Kokosmilch, Gurke, Ente, Gans, Algen, Kelp, Kuzu, Oliven, Sojabohnen, Tofu, Spinat und Pinienkerne.

Mangelzustände des Mittleren Erwärmers können durch falsche Ernährung, aber auch durch Störungen des emotionalen Gleichgewichts hervorgerufen werden. Häufig lautet in solchen Fällen die chinesische Diagnose, daß die Leber – entsprechend dem Kreislauf der Fünf Elemente oder gemäß den Fünf Wandlungsphasen – den Magen und/oder die Milz angreift. Dies ist ebenfalls ein gemischtes Syndrom. Die Leber befindet sich im Zustand des Übermaßes, Magen/Milz im Zustand des Mangels. Dies kann Verdauungsstörungen wie Schmerzen im Oberbauch, Aufstoßen, Schluckauf, Blähbauch oder chronischen Durchfall verursachen. Ein drahtiger Puls und eine Verstärkung der Probleme durch Streß oder starke Emotionen sind die am häufigsten vorkommenden differenzierenden Symptome.

Bei dieser Art von Verdauungsstörung sollte man den Magen und die Milz, wie bereits beschrieben, tonisieren, gleichzeitig die Leber beruhigen und sedieren und den Fluß des Qi fördern.

Rezeptempfehlungen: Congee, Pikante Hühnermagen und -herzen, Muscheln in Schwarze-Bohnen-Knoblauch-Soße, Fünf-Juwelen-Kasserolle, Acht-Jade-Kasserolle, Chinesische Paella, chinesische Plätzchen mit Erdnußmus und Sesam, Nieren-Abalone-Sauté, Mushu-Huhn (chinesische Pfannkuchen), Hwang-Qi mit Hühner-Essenz-Suppe, Schnelles Sauté aus eingelegtem Gemüse, Nori-Eierstich-Suppe, Pilze-Abalone-Suppe, Ochsenschwanzsuppe mit Tomaten, Huhn-Walnuß-Sauté, Süßkartoffelbrei, Acht-Kostbarkeiten-Reis-»Pudding«, Pilze-Wintermelone-Suppe, Süßkartoffeltorte, Amasake-»Käse«kuchen mit Kirschen, Shepherd's Pie mit Rindfleisch oder Huhn, Rindfleisch oder Seitan-»Fleisch« mit Ingwer, Steckrüben- oder Daikon-Rettich-Püree, Maisauflauf (süß), Dattel-Kastenkuchen.

Gegenläufiges Qi und Wassergift

Dieses Syndrom besteht aus mehreren Ungleichgewichtszuständen, die alle subklinisch sind (also für sich genommen noch keine Krankheitserscheinungen hervorrufen). Erst wenn mehrere Ungleichgewichtszustände gleichzeitig auftreten, entsteht ein manifester Krankheitszustand. Deshalb ist dieses Problem eher ein Szenario als ein bestimmtes Syndrom. Es ist zwar dem Magen/Milz-Mangel oder dem Mangel des Mittleren-Erwärmer-Feuers verwandt, jedoch komplizierter als jene beiden. Infolge von Streß (verursacht durch die Sieben Emotionen) wird das Nierenfeuer geschwächt. Dieser Zustand wird verschlimmert durch Konsum von Zucker, Koffein, Schokolade und Alkohol, die alle das Nierenfeuer erschöpfen. Chronische Verringerung des Nierenfeuers schwächt die Magen/Milz-Funktion. Da der Mittlere Erwärmer Nahrung und Flüssigkeit nicht umwandelt, besteht die Tendenz, Speichel und Schleim, einen Flüssigkeits-Ungleichgewichtszustand oder eine Ansammlung von Flüssigkeit zu erzeugen. Außerdem führt Streß zu einem Aufsteigen von Leber-Yang. Zorn, Frustration und das sogenannte Typ A-Verhalten, das anfällig macht für Herzinfarkt, lassen die Leber-Energie in den oberen Teil des Körpers wandern. Dadurch entsteht die allgemeine Tendenz, daß das Lungen-Qi und die Flüssigkeit des Mittleren Erwärmers aufsteigen. Diese Kombination von Gegenläufigem (oder »Rebellischem«) Qi und Wassergift oder Schleim kann sich in Form von allergischer Rhinitis (»Heuschnupfen«), tränenden Augen, Kopfschmerzen im Bereich der Nebenhöhlen oder Nesselfieber äußern, wenn der Patient unter Streß steht, wenn seine Ernährungsweise zur Verschlimmerung des Zustandes beiträgt oder wenn eine äußere pathogene Energie hinzukommt, so wie es beim saisonbedingten Heuschnupfen oder bei anderen wirkstoffspezifischen Allergien, beispielsweise gegen Katzenhaare oder Staub, der Fall ist.

Die bei diesem Szenario auftretenden Symptome sind häufig Erschöpfungszustände, Schwächung der sexuellen Potenz, kalte Füße, allgemeine Abneigung gegen Kälte, Spannungen im unteren Rücken- und/oder Schulterbereich, häufige Erkältungs- und Grippe-Erkrankungen, Gelenkschmerzen, Neuralgien, Ischias und ein großer Appetit, der jedoch meist keine Gewichtszunahme nach sich zieht. Zu den vorherrschenden Emotionen gehören gewöhnlich Furcht, Ängstlichkeit, Besorgnis und Einsamkeitsgefühle, die alle die Nieren-Yang-Energie verringern, sowie Wut, Frustration, Ungeduld, Unruhe und ein allgemeiner Spannungszustand, die allesamt das Leber-Yang verstärken und außerdem den Mittleren Erwärmer schädigen.[13]

In solchen Fällen hängt die Entwicklung von Schleim mit der Verdauungsschwäche zusammen, da die Flüssigkeit beim

Verdauungsprozeß nicht umgewandelt wird. Niesen und die Symptome, die sich in Kopf und Brust manifestieren, sind auf das Gegenläufige Qi zurückzuführen.

Die erhöhte allgemeine Anfälligkeit beruht auf dem schwachen Nieren-Yang, der Quelle von Wei Qi. Deshalb sollte die Behandlung darin bestehen, Magen/Milz zu tonisieren, den Schleim umzuwandeln, das Gegenläufige Qi zu verringern und das geschwächte Nieren-Yang, das Grundübel, zu stärken.

Da dieses Szenario gewöhnlich die Folge sowohl einer üppigen Ernährung als auch emotionaler Unausgeglichenheit ist, vermag eine reine Diätbehandlung das Problem nur selten zu beheben. Andererseits ist eine Behandlung *ohne* Einbeziehung der Ernährung völlig aussichtslos.

Man sollte in diesem Fall als Grundlage eine Diät wählen, die derjenigen bei Magen/Milz-Mangel ähnelt, ihr jedoch bestimmte Nahrungsmittel hinzufügen, die Schleim umwandeln. Nieren-Yang kann durch Tonisierung des Nachgeburtlichen Feuers im Laufe der Zeit indirekt gestärkt werden, obgleich auch ein maßvoller Konsum von Speisen, die die Nieren tonisieren, empfohlen werden kann. Zu diesen Nahrungsmitteln gehört häufig das Fleisch der inneren Organe von Tieren. Wenn der Mittlere Erwärmer Schwierigkeiten bei der Energieumwandlung (bzw. beim Verdauen der Nahrung) hat, wird durch übermäßigen Verzehr solcher schwerverdaulicher Nahrungsmittel noch mehr Schleim produziert. Deshalb sollte man Innereien stets nur in kleinen Mengen essen.

- Wesentlich wichtiger ist es, Dinge zu meiden, die das Nieren-Yang schwächen. Dazu gehören Zucker, Alkohol, Kaffee, Bier und Zitrussäfte. Auch sollte man Nahrungsmittel meiden, die die Leber belasten. Produkte, die Flüssigkeit erzeugen, sollte man nur in geringen Mengen essen, um die Ansammlung von Stagnierendem Wasser zu verringern.

Wenn kalte und kühle Nahrungsmittel und Getränke sowie Flüssigkeit erzeugende Nahrungsmittel gemieden werden, verschwinden die Schleim- und Wasser-Symptome gewöhnlich schnell. Doch erfordern die Tonisierung des Mittleren Erwärmers und des Nieren-Yang dauerhafte diätetische und emotionale Veränderungen über lange Zeit. Diese Energien können nicht im Handumdrehen regeneriert werden. In der Tat entstehen diese Symptome überhaupt erst durch das Verlangen nach sofortiger Befriedigung.

Milz- und Nieren-Mangelzustände

Wie wir gesehen haben, besteht eine Beziehung zwischen der Verdauung, dem Nachgeburtlichen Feuer, und den Nieren, dem Vorgeburtlichen Feuer. Wenn das eine geschwächt wird, wird das andere schließlich erschöpft. Das zuvor beschriebene Syndrom stellt diese Beziehung beispielhaft dar, jedoch in einer Situation, in der die verschiedenen Mangelzustände einzeln noch keinen Krankheitszustand bilden, sondern erst dann zu einem solchen werden, wenn sie zusammenkommen.

Doch das Szenario des gleichzeitigen Mangels des Mittleren und des Unteren Erwärmers kann sich auf schwächendere und lebensbedrohlichere Weise manifestieren. Wenn ein Mensch ständig zuviel ißt und trinkt, dazu noch zu viele Süßigkeiten zu sich nimmt, die sowohl Magen/Milz als auch die Nieren erschöpfen, und wenn er überdies scharfe, gehaltvolle und fette Speisen bevorzugt, kann eine Erkrankung des »Ausscheidens und Dürstens« entstehen, ein Zustand, den die westliche Pathologie *Diabetes mellitus* (Zuckerkrankheit) nennt.

Übermäßiges Essen bedeutet allgemein, daß Magen und Milz zuviel arbeiten müssen. Dadurch wird ihre Tätigkeit erschwert, und die in der aufgenommenen Nahrung enthaltene Energie kann nicht ausreichend assimiliert werden.

Große Mengen Flüssigkeit sind erforderlich, um den Darminhalt geschmeidig zu halten. Im Laufe der Zeit wird der Magen heiß, und die Milz wird kalt. Der Magen ähnelt dann einem Auto, das nur noch im Überholgang fahren kann. Der Körper verlangt nach mehr Nahrung, um die Energie zu bekommen, die er braucht, doch die Aufnahme größerer Nahrungsmengen schwächt nur die Fähigkeit der Milz, die Essenz zu assimilieren.

Die zusätzliche Flüssigkeitsmenge muß durch die Nieren ausgeschieden werden. Durch diese übermäßige Strapazierung werden die Nieren geschwächt und fangen deshalb an, das Wasser einfach durchlaufen zu lassen. Dies führt zu Polyurie (Ausscheidung übergroßer Harnmengen) und zum Austrocknen des Körpers, wodurch eine pathologische oder sogenannte falsche Hitze entsteht. Die Folge ist, daß der Betroffene noch mehr Wasser trinkt, was das Problem nur verschlimmert.

Der Patient kann unter Erschöpfungszuständen leiden, einen unstillbaren Appetit haben, Gewicht verlieren, ständig trinken und urinieren und trotzdem ständig Durst haben. Im Laufe der Zeit kann sich eine (Schmerz-)Empfindlichkeit im unteren Rückenbereich entwickeln, und es kann sein, daß die Gliedmaßen kalt werden.

Was westliche Pathologen als Diabetes bezeichnen, wird in der chinesischen Medizin gewöhnlich einem von acht verschiedenen Syndromen zugeordnet, je nach den individuellen Zeichen und Symptomen.

Diese acht Syndrome sind Heißes und Kaltes Ausscheiden, Oberes, Mittleres und Unteres Ausscheiden, Kombinationen aus den genannten Faktoren sowie Ausscheiden und Dürsten infolge von Yin-Mangel, Yang-Mangel oder Yin- *und* Yang-Mangel.

Mittleres und Unteres Ausscheiden sind meiner klinischen Erfahrung nach in Amerika die häufigsten Syndrome der Krankheit des Ausscheidens und Dürstens. Abgesehen von den oben aufgeführten Symptomen kann der Patient über Schwindelgefühle, Sehstörungen, Taubheit, Impotenz, Anschwellen des Bauchs und wäßrigen Stuhl klagen. Der Puls ist in solchen Fällen gewöhnlich fein und tief, und die Zunge weist einen weißen, fetten Belag auf, was Anzeichen für einen chronischen Zustand sind.

Die Behandlungsprinzipien sind, Milz und Nieren zu wärmen und zu tonisieren. Die Diätempfehlungen ähneln denjenigen zur Tonisierung von Magen/Milz.

- Statt ausgiebiger Mahlzeiten sollte der Patient häufiger kleine Mengen von Nahrung zu sich nehmen. Wärmende und tonisierende Nahrungsmittel sollten bevorzugt, kühlende und kalte gemieden werden.
- Die Nieren können indirekt durch Magen/Milz tonisiert werden oder direkt durch Speisen, die die Nieren tonisieren. Man sollte Nahrungsmittel wählen, die sowohl das Nieren-Yin als auch das Nieren-Yang stärken, da das Yin die Grundlage und die Wurzel des Yang ist.

Das erste Behandlungsziel sollte sein, den Stuhl zu festigen. Anschließend sollte man versuchen, die Polyurie einzuschränken.

Rezeptempfehlungen: Congee, Austern-Walnuß-Kasserolle, Pikante Hühnermägen und -herzen, Muscheln in Schwarze-Bohnen-Knoblauch-Soße, Fünf-Juwelen-Kasserolle, Acht-Jade-Kasserolle, Chinesische Paella, Nieren-Abalone-Sauté, Mushu-Huhn (chinesische Pfannkuchen), Abalone-Huhn-Cremesuppe, Sojabohnensprossen kurz angebraten, Gurken mit Mungbohnen und Fadennudeln, Nori-Eierstisch-Suppe, Pilze-Abalone-Suppe, Ochsenschwanzsuppe mit Tomaten, Huhn-Walnuß-Sauté, Süßkartoffeltorte, Acht-Kostbarkeiten-Reis-»Pudding«, Pilze-Wintermelone-Suppe, Shepherd's Pie mit Rindfleisch oder Huhn.

Leber-Qi

Bei den zuvor beschriebenen drei Syndromen ging es um Mangelkrankheiten. Leber-Qi hingegen ist eine Übermaß-Krankheit. Im Chinesischen bedeutet *Can Qi* Stagnation der Leber-Energie.

Leber-Qi manifestiert sich gewöhnlich als emotionaler Ungleichgewichtszustand, zum Beispiel als Reizbarkeit, Frustration, Wut oder Depression. Ein Übermaß der aufgeführten Emotionen kann Stagnation des Leber-Qi »verursachen«. Damit können viele unterschiedliche physische Symptome einhergehen: das Gefühl, einen Kloß im Hals zu haben – die sogenannte neurotische Speiseröhrenverengung (Oesophagalstenose) –, Schwellungen im Lenden- und Leistenbereich oder in der Brustregion, Schwellungen am Hals (einschließlich Kropf) und zystische Fibrose. Die Zunge ist gewöhnlich purpurfarben, blaugrün oder braun und dunkel, der Puls drahtig (erinnert an die gespannte Saite eines Saiteninstruments).

Viele westliche Krankheitsbilder beruhen auf Stagnierendem Leber-Qi. Dazu gehören Menstruationsschmerzen, prämenstruelles Syndrom, zystische Fibrose, klinische Depression und Sodbrennen. Da Leber-Qi eine so wichtige Rolle bei der Regulierung der Menstruation spielt, stellen mehr Frauen als Männer Leber-Qi-Symptome fest und begeben sich deswegen in Behandlung. Wenn das Leber-Qi die Milz angreift, treten Verdauungsprobleme wie Erbrechen, Übelkeit, saures Aufstoßen, Anschwellen des Bauches, Flatulenz (Blähungen) und Durchfall auf. Obwohl die Funktion der Milz beeinträchtigt wird, ist das grundlegende Problem das Leber-Qi. Deshalb kann man diese Verdauungsprobleme aufgrund der charakteristischen »Leber«-Zunge und aufgrund bestimmter Pulseigenschaften von anderen unterscheiden.

Die Behandlung besteht darin, Qi zu zerstreuen und den Energiefluß des Lebermeridians zu normalisieren. Die Ursache für dieses Syndrom liegt im emotionalen Bereich. Die Ernährung wirkt gewöhnlich nur als verschlimmernder Faktor. Deshalb sollte sich die Behandlung auch nicht vorwiegend auf Diätmaßnahmen stützen. Ernährungsumstellungen können jedoch dazu beitragen, daß das Problem sich nicht weiter verschlimmert, und sie können die Heilung begünstigen. Im übrigen ist unausgewogene Ernährung nur einer von mehreren möglichen krankheitsauslösenden Faktoren, die die klassische chinesische Medizin nennt. Zu diesen gehören:

- Die Sechs Bösartigen Einflüsse
- Die Sieben Emotionen

- Unausgewogenheiten oder Übertreibungen in der Lebensweise, der Ernährung und der sexuellen Aktivität
- Verschiedene Ursachen wie Traumata, Vergiftungen, Insekten- und Tierbisse
- Seuchen (Himmlische Vergeltungskrankheiten)

Gewöhnlich treten bei einem Menschen, der sich in einem Zustand des Ungleichgewichts befindet, Unausgewogenheiten auf mehreren Ebenen auf, und häufig verstärkt der Betreffende das Ungleichgewicht noch zusätzlich durch seine Ernährungsweise.

Manche Menschen glauben, intuitiv die für sie geeignete Nahrung zu wählen. Dies trifft jedoch nur zu, wenn ein Mensch bei relativ guter Gesundheit ist. Übrigens kann man eigentlich nicht sagen, daß wir Ungleichgewichtszustände *haben,* sondern daß wir Ungleichgewichtszustände *sind.* Sobald ein Ungleichgewicht entsteht, verstärkt das Bedürfnis nach bestimmten Nahrungsmitteln gewöhnlich nur den ohnehin bestehenden Trend. Dies bedeutet nicht, daß die Ursache vor allem in der Ernährung zu suchen ist, und auch nicht, daß im Fall vorwiegend emotionaler Probleme wie Leber-Qi die Behandlung hauptsächlich in einer Ernährungsumstellung bestehen sollte.

Die Ernährung nimmt auf der Skala der therapeutischen Interventionen keinen vorrangigen Platz ein. Wesentlich wichtiger ist der Geist. Wenn im Geist ein Problem entsteht, ist eine auf Diätempfehlungen basierende Therapie eine indirekte oder umständliche Methode. Sicherlich ist auch dies eine mögliche Form der Behandlung, aber kaum die wirksamste.

- Um die Leber zu entspannen, sollte man insbesondere Produkte meiden, die die Leber belasten. Dazu gehören Alkohol, Kaffee, ein Zuviel an stark gewürzten Speisen, große Mengen rotes Fleisch, Zucker und Süßigkeiten sowie chemische Substanzen und Drogen einschließlich rezeptfreier und rezeptpflichtiger allopathischer Medikamente, Vitamin-, Mineral- und Proteinpräparate und schließlich Stoffe wie MSG (Glutamat) und BHT (Butylhydroxytoluol; wird in Lebensmitteln und Parfums verwendet).

Abgesehen vom Vermeiden bestimmter die Leber belastender Produkte, ist es wichtig, daß der Patient generell nicht zuviel ißt. Übermäßiges Essen kann Leberstörungen verursachen oder sie verschlimmern, und zwar unabhängig von der Qualität der Speisen, obgleich »schwere« Speisen schädlicher sind als »leichte«.

- Einige der Nahrungsmittel, die unmittelbar entspannend auf die Leber-Energie wirken, sind Rinder- und Hühnerleber, schwarzer Sesam, Sellerie, Kelp (eine Algenart), Maulbeeren, Miesmuscheln, Nori und Pflaumen.

Da die Behandlungsstrategie auch darin besteht, das Stagnierende Qi, das Schwellungen und Schmerzen verursacht, aus seiner eingezwängten Situation zu befreien, sollte man Dinge essen, die das Qi aktivieren oder fördern. Darunter befinden sich viele Gewürze, die man jedoch nicht im Übermaß konsumieren sollte, da sie dann die Leber schädigen.

- Zu den Nahrungsmitteln, die Qi aktivieren, gehören Amasake, Basilikum, Lorbeerblatt, rote Bete, schwarzer Pfeffer, Kohl, Kokosmilch, Dillsamen, Knoblauch, Ingwer, Kohlrabi, Lauch, Litschi, Longane (ähnelt der Litschi), Majoran, Pfirsich, Rosmarin, Saflor (Färberdistel), Safran und Schalotte.

Viele Menschen, deren Leber-Qi stagniert, neigen dazu, große Mengen von Knoblauch, Cayenne-Pfeffer oder Chili-Soße zu essen, weil dadurch die Qi-Zirkulation stimuliert wird. Ist die Nahrung jedoch zu stark gewürzt, so schadet das der Leber, was das ursprüngliche Problem nur noch verstärkt.

Wenn die Leber den Magen und/oder die Milz angegriffen hat, sollte man Speisen bevorzugen, die den Mittleren Erwärmer stärken. Da die Verdauung die Wurzel des Nachgeburtlichen Feuers ist, sollte auch hier die Diät, die für Magen/Milz empfohlen wird, die Grundlage der Ernährungsanweisungen bilden. Meiner Erfahrung nach kommt es bei Männern häufiger als bei Frauen vor, daß das Leber-Qi den Mittleren Erwärmer angreift. Männer neigen außerdem dazu, Leber-Qi als emotionale Störungen ohne deutliche physische Symptome zu empfinden, weshalb sie sich häufig erst dann in Behandlung begeben, wenn sich ein schwerwiegenderer Ungleichgewichtszustand entwickelt hat.

Aufsteigendes Leber-Yang

Wenn Leber-Qi bei Männern nicht behandelt wird, kann es sich im Laufe der Zeit zu Aufsteigendem Leber-Yang entwickeln, einem Übermaß an Leber-Yang-Energie. Dieses Übermaß entsteht, wenn gleichzeitig das Leber-Yin verringert wird, welches das Yang gewöhnlich reguliert. Da dieser Yin-Mangel jedoch zu Anfang nicht so deutlich ist, wird das Syndrom nach seinem primären Aspekt benannt, dem Gegenläufigen Aufsteigenden Leber-Yang. Bei weiterer Verstärkung des Zustandes entsteht das Muster »Leberwind bewegt sich im Inneren«. Ein Übermaß an Leber-Yang tritt häufig bei Männern auf, insbesondere bei Männern mittleren Alters. Zu den Symptomen von Leber-Yang-Übermaß gehören Reizbarkeit, Kopfschmerzen, Schwindelgefühle,

Rötung des Gesichts, blutunterlaufene Augen, Schlafstörungen, Herzklopfen, Empfindlichkeit im Lendenbereich und Schwäche der unteren Gliedmaßen. Der Puls ist drahtig und schnell. Die Zunge tendiert zur Röte. Reizbarkeit, Kopfschmerzen, Gesichtsrötung, blutunterlaufene Augen, die drahtige Qualität des Pulses und die Rötung der Zunge deuten auf ein Yang-Übermaß, also auf Hitze hin.

Herzklopfen, Schlafstörungen, Empfindlichkeit im Lendenbereich, Schwäche der unteren Extremitäten, Schwindelgefühle und schneller Puls sind Zeichen für Yin-Mangel. Abgesehen von Schlaflosigkeit und Kopfschmerzen ist das verbreitetste Krankheitsbild der westlichen Medizin, das durch dieses energetische Muster oder Syndrom verursacht wird, der Bluthochdruck.

Je nachdem, welche Symptome vorherrschend sind, sollte man die beiden folgenden Behandlungsprinzipien gewichten: Sedieren des Leber-Yang und Tonisieren des Leber-Yin. Wenn keine Anzeichen für Yin-Mangel zu erkennen sind, jedoch starke Anzeichen für Yang-Übermaß wie Schwindelgefühle, heftige Kopfschmerzen und Bindehautentzündung mit einem stärkeren, volleren Puls, so handelt es sich um »Aufwärts Loderndes Leberfeuer«. In diesem Fall genügt es, kühlende Speisen zu essen und das Gegenläufige Qi zu »leeren« (zu verringern).

- Alle Nahrungsmittel, die die Leber belasten, sollten gemieden werden. Nahrungsmittel, die kühlen und das Leber-Yang hemmen, sind Sellerie, Kopfsalat, Brunnenkresse und Algen.

Falls in Verbindung mit diesem Zustand Verdauungsstörungen auftreten, so handelt es sich gewöhnlich um Verstopfung. Deshalb sollte man ohne zu zögern kühlende Speisen essen sowie solche, die eine stark abwärts gerichtete Energie haben, zum Beispiel Rhabarber. Ausnahmslos haben Patienten, bei denen das Syndrom »Aufwärts Loderndes Leberfeuer« auftritt, eine robuste Konstitution. Ist dies nämlich nicht der Fall, so verwandelt sich das Leberfeuer sehr schnell in Aufsteigendes Leber-Yang mit begleitendem Yin-Mangel.

Leider fehlt der Generation, die heute auf die Lebensmitte zugeht, eine robuste Konstitution, was teilweise auf die schlechte Ernährung zurückzuführen ist, die wir als Kinder genossen haben, und teilweise auf eine ausschweifende Lebensweise sowie letztlich auf die sich beschleunigende Degenerationstendenz des Kali-Yuga, des Zeitalters des Verfalls. Deshalb wird das Syndrom des Aufwärts Lodernden Leberfeuers in den meisten amerikanischen Akupunkturpraxen nicht häufig beobachtet. Beim verbreiteteren Leber-Yang-Übermaß-Syndrom sollte darauf geachtet werden, die Leber belastende Nahrungsmittel zu meiden und Speisen, die das aufgewühlte Yang kühlen und verringern, durch solche zu ergänzen und auszugleichen, die das erschöpfte Yin unterstützen und nähren. Die Gewichtung der beiden Faktoren sollte dem jeweiligen relativen Vorherrschen von Symptomen des Yin-Mangels oder des Yang-Übermaßes angepaßt werden. Wie bei Leberfeuer-Pathologien sollten auch in diesem Fall verringernde (»leerende«) und kühlende Nahrungsmittel gegessen werden, jedoch in kleineren Mengen. Mehr Aufmerksamkeit sollte darauf verwendet werden, Speisen zu essen, die nicht nur das Yin der Leber nähren, sondern auch das Yin der Nieren, die Wurzel des Leber-Yin. Dieses Syndrom erfordert eine längere Behandlung und verlangt vom Patienten, daß er Geduld entwickelt, denn er muß sich über einen langen Zeitraum hinweg ausgewogen ernähren.

Jeder Versuch, das aufsteigende Yang schnell zu kühlen, ohne den zugrundeliegenden Mangelzustand zu berücksichtigen, führt nur zu Durchfall, zu Qi-Mangel und schließlich zu Milz-Mangel. Eine solche weitere Komplikation erschwert die Behandlung zusätzlich.

Dieses Problem beruht ebenso wie Leber-Qi hauptsächlich auf einer schädlichen Lebensweise und auf emotionaler Unausgeglichenheit. Ungeduld und Frustration oder das, was einige progressive westliche Ärzte als Krankheit des »Keine-Zeit-Habens« bezeichnen, ist ein fester Bestandteil dieses Musters.

Der Patient ist auf möglichst schnelle Lösungen aus, und er liebt Extreme. Außerdem sucht er wahrscheinlich nach äußerlichen Lösungen für sein Problem, beispielsweise in Form von Vitamin-, Mineral- und Aminosäurepräparaten, Modediäten oder Wunderkräutern.

Auch suchen solche Patienten häufig ihr Heil in Roßkuren. Außerdem sind sie gewöhnlich eigensinnig und arrogant. Das Problem sind sie selbst – nicht das, was sie essen. Für den Heilkundigen ist es schwierig, solchen Menschen klarzumachen, daß sie ihre gesamte Lebensweise radikal ändern müssen, wenn sie etwas auf Dauer Erfolgreiches gegen ihren Zustand zu unternehmen gedenken. Da unsere Zeit immer schnellebiger wird, verbreitet sich dieses Syndrom samt den ihm verwandten Syndromen immer mehr. Heute leidet bereits ein Viertel der amerikanischen Bevölkerung daran.

Rezeptempfehlungen: Congee, Lord-Buddha's-Delight-Kasserolle, Pikante Hühnermägen und -herzen, Muscheln in Schwarze-Bohnen-Knoblauch-Soße, Spinat-Krabben-Cremesuppe, Chinesische Tomatensuppe, Nieren-Abalone-Sauté, Mushu-Huhn (chinesische Pfannkuchen), Hwang-Qi mit Hühner-Essenz-Suppe, Schnelles Sauté aus eingelegtem Gemüse, Abalone-Huhn-Cremesuppe, Sojabohnensprossen kurz angebraten, Gurken mit Mungbohnen und Fadennudeln, Nori-Eierstich-Suppe, Pilze-Abalone-Suppe, Ochsenschwanzsuppe mit Tomaten,

Acht-Kostbarkeiten-Reis-»Pudding«, Pilze-Wintermelone-Suppe, Shepherd's Pie mit Seitan-»Fleisch«, Rindfleisch oder Seitan-»Fleisch« mit Ingwer, Steckrüben- oder Daikon-Rettich-Püree, Lauch-Zwiebel-Pastete, Seitan-»Fleisch« mit Marsala.

Folgende Diätempfehlungen bei Bluthochdruck infolge von Aufsteigendem Leber-Yang, las ich kürzlich im Magazin der chinesischen Fluggesellschaft CAAC. Ich möchte diese Empfehlungen hier aus zwei Gründen anführen: erstens, weil ich der Meinung bin, daß sie aufgrund der Natur der angegebenen Nahrungsmittel wirksam sein müßten; und zweitens, weil sie deutlich den fließenden Übergang zwischen Kräutermedizin und Diätanweisungen zeigen.

1. Jeweils 0,2 Liter Traubensaft und Selleriesaft mit warmem Wasser mischen und zwei- bis dreimal täglich trinken. Eine Behandlungsphase umfaßt zwanzig Tage. (Dieses Konzept der Behandlungsphase basiert auf der Praxis der heutigen chinesischen Akupunktur. Nach einer Behandlungsphase gewährt man dem Patienten eine Ruhezeit von ungefähr 5 bis 7 Tagen, bevor die Behandlung fortgesetzt wird. Das verhindert, daß der Organismus sich an die Behandlung gewöhnt, und meiner Meinung nach gibt es ihm außerdem die Möglichkeit, Dinge selbst zu regulieren, ohne daß er zu sehr dazu gedrängt wird. In den meisten chinesischen Kliniken legt der Arzt die Anzahl der Behandlungen pro Behandlungsphase fest, und manchmal stellt er auch eine Prognose darüber auf, wie viele Behandlungsphasen erforderlich sein werden, um das gewünschte Ergebnis zu erzielen.)

2. Aus zehn Wasserkastanien und jeweils 25 Gramm Kelp und Maisfasern einen Sud zubereiten und diesen trinken.

3. Erdnüsse fünf Tage lang in Essig marinieren und jeden Morgen zehn Stück davon essen.

4. Einen Monat lang morgens und abends jeweils eine Handvoll Sonnenblumenkerne mit 0,1 l Selleriesaft zu sich nehmen.

5. Zehn Tage lang morgens und abends jeweils ein kleines Weinglas (0,1 l) voll Steckrübensaft trinken.

6. Aus 250 Gramm Sellerie einen Sud zubereiten und trinken, dazu zehn große chinesische rote Datteln (Jujuben) essen.

7. 6 Gramm Wolkenohren (schwarzer Mu-err) über Nacht in Wasser einweichen; anschließend eine Stunde lang kochen und nach Belieben mit Zucker süßen. Einmal täglich abends vor dem Zubettgehen essen, bis die Symptome verschwinden und der Blutdruck sich normalisiert hat.

Blut-Mangel

Blut-Mangel ist ein Syndrom, das in der klinischen Praxis oft vorkommt. Zwei Gründe hierfür sind, daß Frauen häufiger zur Behandlung kommen als Männer und daß Blut-Mangel die Ursache vieler gynäkologischer Störungen ist.

Aus taiwanesischen Statistiken über die Gründe für Arztbesuche geht hervor, daß die überwältigende Mehrheit der Patienten wegen gynäkologischer Probleme kommt.[14] Im menschlichen Organismus besteht ein relatives Gleichgewicht zwischen Qi und Blut. Im allgemeinen haben Männer mehr Qi als Blut, und das sollte auch so sein, während Frauen mehr Blut als Qi haben sollten. Männer leiden meist unter Qi-Problemen und Frauen meist unter Blut-Problemen.

Zu den Symptomen, die auf Blut-Mangel hindeuten, gehören Schwindelgefühle, Magerkeit oder Auszehrung, verschwommene Sicht oder dunkle Flecken im Sehfeld, Taubheit oder Zittern der Gliedmaßen, trockene Haut und/oder trockenes Haar, ein bleiches, glanzloses Gesicht, ein blasser Zungenkörper und ein feiner, dünner Puls. Bleiche Lippen, bleiche Unterseiten der Augenlider oder bleiche Nagelbetten deuten ebenfalls auf Blut-Mangel hin. Westliche Pathologien und Symptome, die mit Blut-Mangel assoziiert werden, sind Anämie, Herzklopfen, Nervosität, Angstzustände, Ausbleiben der Menstruation (Amenorrhöe), Menstruationsstörungen (Dismenorrhöe), Schmerzen im unteren Rückenbereich, nächtliches Schwitzen und Kopfschmerzen einschließlich einiger Arten von Migräne. Die Art der Symptome hängt vom relativen Blut-Mangel in bestimmten Organen wie Leber oder Herz ab. Manchmal treten zusätzlich Komplikationen wie Qi-Mangel und/oder Schwäche des Mittleren Erwärmers auf, die sich in Form von Verdauungsstörungen manifestieren.

Blut-Mangel kann eine Reihe von schweren Schwangerschaftsstörungen hervorrufen. Deshalb sollte man während der Schwangerschaft, der Wehen und des Wochenbetts vor Blut-Mangel auf der Hut sein und diesen Zustand, falls er auftritt, umgehend behandeln.

Die drei wichtigsten Organe für die Blutbildung sind Milz, Lunge und Nieren. Die Milz entzieht den Speisen die nährende Essenz, »feuchtet sie an« und schickt sie zur Lunge. Die Lunge verbindet dieses Yin-Qi mit Flüssigkeit und mit Jing (Essenz) aus den Nieren. Dies wird zum Xue-Qi oder zur Blut-Energie. Blut-Mangel ist gewöhnlich die Folge von Ungleichgewichtszuständen der Milz oder der Nieren, nicht der

Lunge. In den meisten Fallen ist die Ursache eine schlechte Verdauung infolge falscher Ernährung oder emotionalem Streß. Deshalb besteht die Behandlung darin, die Verdauung und damit das Nachgeburtliche Qi und somit auch das Blut zu tonisieren.

- Außerdem sollte man bestimmte, das Blut tonisierende Speisen essen, beispielsweise Mochi (gestampfter, leicht verdaulicher süßer Reis), Beifuß und Leber.
- Wenn Schmerzen im unteren Rückenbereich und dunkle Ränder unter den Augen zu den Symptomen zählen, empfiehlt es sich außerdem, Speisen zu wählen, die die Nieren nähren, beispielsweise Austern, Hühnerleber und Nieren.

Nahrungsmittel, die die Verdauung kühlen oder sedieren – Früchte und Gemüse, kalte oder gekühlte Nahrungsmittel und Getränke sowie Hirse –, sollte man meiden. Abgesehen von der zusätzlichen Berücksichtigung bestimmter das Blut tonisierender Nahrungsmittel entspricht das allgemeine Diätkonzept hier demjenigen zur Tonisierung des Mittleren Erwärmers.

Rezeptempfehlungen siehe die Angaben zu Magen/Milz-Mangel sowie: Nieren-Abalone-Sauté, Mushu-Huhn (chinesische Pfannkuchen), Nori-Eierstich-Suppe, Pilze-Abalone-Suppe, Ochsenschwanzsuppe mit Tomaten, Huhn-Walnuß-Sauté, Süßkartoffelbrei, Acht-Kostbarkeiten-Reis-»Pudding«, Pilze-Wintermelone-Suppe, Drachenaugenpudding, Congee aus süßem Reis mit Garnelen und Walnüssen, Reistopf mit Garnelen, Huhn, Wasserkastanien und Pilzen, Süßkartoffeltorte, Amasake-»Käse«kuchen mit Kirschen.

Gestautes Blut

Obwohl die Bezeichnung Gestautes Blut auf ein Hämatom (eine Blutgeschwulst) hinweisen kann, die durch eine Quetschung oder durch eine traumatische Verletzung entstanden ist, beziehen die meisten Heilkundigen, die in Amerika entsprechend den Lehren der chinesischen Medizin praktizieren, das Syndrom Gestautes Blut auf den unteren Bauchbereich der Frau.

Wir haben bereits gesehen, wie Eingezwängtes Leber-Qi Menstruationsstörungen und das prämenstruelle Syndrom verursachen kann. Das Qi bewegt das Blut. Wenn Eingezwängtes Leber-Qi nicht behandelt wird und wenn die Zirkulation von Qi und Blut im Unterbauch generell durch Abtreibungen, Intrauterinpessare, chronisches Ausbleiben der Regel, Bauchoperationen oder durch Unterdrückung von Geschlechtskrankheiten mit Hilfe von Antibiotika (was chronische Feuchte Hitze verursacht) geschwächt ist, kann es sein, daß das Blut schließlich stagniert. Dies ist eine gefährliche Entwicklung, die aber leider in den Vereinigten Staaten recht verbreitet ist.

Es gibt zwei Arten von Gestautem Blut: eine insubstantielle und eine substantielle. Der Begriff Insubstantiell Gestautes Blut bezieht sich auf eine Stauung der Blut-Energie, bei der keine tastbare Masse oder keine Klumpen festzustellen sind. Dieser Zustand manifestiert sich in einer Reihe von Symptomen wie: Menstruationsstörungen, Ausbleiben der Regel, chronische Vaginitis (Scheidenkatarrh), Nierenbeckenentzündung, emotionale Unausgeglichenheit, trockene Haut, rissige Lippen, dunkle Punkte auf der Haut, gelbliche Hautfarbe, Durst, Neigung zu kalten Füßen, Verstopfung und sogar Frostbeulen. Das Menstruationsblut ist dunkel und klumpig. Wenn dieser Zustand nicht behandelt wird, entwickelt sich schließlich Substantiell Gestautes Blut. Wenn es dazu kommt, kann man tatsächlich einen Klumpen oder ein Gewächs im Unterbauch ertasten, meist im unteren linken Quadranten oder auf der Mittellinie über dem Schambein. Weitere westliche Pathologien, die infolge von Gestautem Blut im Mittleren Erwärmer auftreten, sind: uterine Myome (Muskelgeschwülste), Ovarialzysten und Gebärmutterkrebs. Abgesehen davon, daß Gestautes Blut im Unteren Erwärmer viele quälende und schmerzhafte Symptome mit sich bringt und außerdem zu lebensbedrohlichen Erkrankungen führen kann, gehört auch eine ganze Reihe von Komplikationen während der Schwangerschaft und im Wochenbett zu den Begleiterscheinungen dieses Musters.

Die Behandlung bei Gestautem Blut besteht darin, das Blut zu aktivieren, die Koagulation (Verklumpung) zu beseitigen und die Zirkulation im Unteren Erwärmer zu verbessern. Weil der Lebermeridian eine so wichtige Rolle für die Zirkulation im Unteren Erwärmer spielt, insbesondere bei Frauen, und weil das Qi das Blut bewegt und zudem die Bewegung des Qi durch die Leber gesteuert wird, ist es ratsam, Nahrungsmittel zu meiden, die die Leber belasten. Auch Speisen, die zur Qi-Stagnation beitragen, sollte man meiden.

- Nahrungsmittel, die die Blutzirkulation verbessern und den Zustand der Stauung beseitigen, sind: Aubergine, Amasake, Safran, Saflor (Färberdistel), Basilikum, brauner Zucker und Kastanie.

Damit das Blut frei zirkulieren kann, muß es außerdem von hoher Qualität und in genügender Menge vorhanden sein. Blut wird größtenteils durch die Funktion des Mittleren Erwärmers produziert. Deshalb sollte man Nahrungsmittel meiden, die die Magen/Milz-Funktion schwächen, und solche essen, die Magen/Milz tonisieren oder unterstützen.

Leider muß die Behandlung um so spezifischer sein, je ernster das vorliegende Problem ist. Deshalb reicht es selten aus, eine Störung vom Typ Substantiell Gestautes Blut allein mittels Diätmaßnahmen zu behandeln. Selbst Akupunktur und Kräuter vermögen den Zustand manchmal nicht auf zufriedenstellende Weise zu beeinflussen. Doch ist eine Diät in jedem Fall wichtig zur Unterstützung einer Akupunktur- und Kräutertherapie. Bei der Behandlung von Insubstantiell Gestautem Blut spielt die Ernährung eine wichtigere Rolle – das heißt, man kann durch Diätmaßnahmen eher Behandlungserfolge erzielen, vor allem, wenn die Diät über längere Zeit eingehalten wird.

Rezeptempfehlungen: Congee, Lammfleischsuppe mit Tang-kuei (Engelwurz), Sesamklöße, Acht-Kostbarkeiten-Reis-»Pudding«, Pilze-Wintermelone-Suppe, Drachenaugenpudding, Congee aus süßem Reis mit Garnelen und Walnüssen, Reistopf mit Garnelen, Huhn, Wasserkastanien und Pilzen, Lauch-Zwiebel-Pastete, Seitan-»Fleisch« mit Marsala.

Trockenheit

Wir haben uns bisher mit Syndromen beschäftigt, die Ungleichgewichtszustände hinsichtlich zweier der drei Körpersäfte der chinesischen Medizin repräsentieren, uns jedoch bisher noch nicht mit Flüssigkeit als einer eigenständigen energetischen Entität befaßt. Wir haben gesehen, wie ein Übermaß an Flüssigkeit oder Wassergift zu »Nasenlaufen« beitragen kann und wie ein Übermaß an Flüssigkeit infolge eines Mangelzustandes der Milz und/oder des Nieren-Yang entweder lokale oder systemische (den ganzen Körper betreffende) Ödeme erzeugen kann. Außerdem gibt es noch ein weiteres Flüssigkeitsmangel-Syndrom, das in der klinischen Praxis häufig anzutreffen ist: die Trockenheit (auch »große Trockenheit«; chines.: *Zao*), die zu Verstopfung führt.

Die meisten Amerikaner denken nur an Ballaststoffe, wenn sie versuchen, sich selbst wegen Verstopfung zu behandeln. Obgleich Mangel an Ballaststoffen in der Ernährung ein Faktor sein kann, der Verstopfung begünstigt, gibt es nach Ansicht der chinesischen Medizin noch einige andere. Am verbreitetsten davon sind Stagnation des Leber-Qi, Milz-Mangel und Trockenheit.

Mit Leber-Qi-Stagnation und mit Milz-Mangelzuständen haben wir uns schon beschäftigt. Ist die Milz schwach, so fehlt ihr möglicherweise die Energie, die zum Transport von Nahrung und Flüssigkeiten erforderliche peristaltische Bewegung zu erzeugen. Durch Stärkung der Milz kann man diese Trägheit beseitigen.

Trockenheit der Körpersäfte ist auch eine Ursache für Verstopfung. Wird sie nicht richtig erkannt und behandelt, so bleiben Therapien, die lediglich auf Verbesserung der Peristaltik abzielen, unwirksam. Trockenheit ist ein Mangel-Syndrom und häufig Bestandteil eines umfassenderen (eher systemischen) Blut- oder Yin-Mangelzustandes, für den Verstopfung nur ein Symptom ist. Bei manchen Patienten jedoch ist Trockenheit das Hauptproblem. Gewöhnlich ist dies bei schlanken Frauen der Fall. Manchmal wird der Zustand einfach als Mangel-Verstopfung bezeichnet. Zu den begleitenden Symptomen zählen Schwindelgefühle, Trockenheit im Hals, Magerkeit, weiße Lippen, ein Schwächegefühl nach dem Stuhlgang, spontane Schweißausbrüche und sogar

Kurzatmigkeit. Der Puls kann fein, langsam oder hohl und schwach sein, die Zunge rissig oder fett und weich und hellrot gefärbt. Welche spezifischen Symptome auftreten, hängt davon ab, ob die Trockenheit Teil eines umfassenderen Syndroms wie Blut-Mangel oder Yin-Mangel ist. Je nach den spezifischen Symptomen besteht die Behandlung darin, das Qi zu fördern, das Blut zu nähren und, was im Zusammenhang mit Verstopfung am wichtigsten ist, den Darm gleitfähiger zu machen (zu »befeuchten«).

Mit der Tonisierung des Qi oder der Nachgeburtlichen Energie durch eine geeignete Ernährungsweise und mit der entsprechenden Tonisierung des Blutes haben wir uns bereits beschäftigt. Diese Verfahren sollten die Grundlage für die Behandlung der Mangel-Verstopfung bilden.

- Außerdem sollte man den Speisezettel durch Nahrungsmittel ergänzen, die den Darmtrakt gleitfähiger machen und die Darmfunktion verbessern. Hierzu gehören Apfel, Birne, Honig, Muscheln, Käse, Milch, Pfirsich, Erdnußöl, Pinienkerne, Sesamöl und Walnüsse.

Weiterhin sollten Nahrungsmittel, die das Nieren-Yin – die Wurzel des Yin im Körper – tonisieren, dazugenommen werden, beispielsweise Schweinefleisch. Die Nieren regieren den Unteren Erwärmer. Wenn das Nieren-Yin infolge von Blut-Mangel erschöpft ist – wobei man berücksichtigen muß, daß das Blut in einem Teil des Jing des Knochenmarks produziert wird, einem Yin-Aspekt der Nieren –, entziehen die Nieren dem Stuhl in den Därmen zuviel Flüssigkeit, so daß er zu trocken ist, um seinen Weg fortsetzen zu können und schließlich ausgeschieden zu werden.

Die meisten amerikanischen Kräuter, die als Laxative benutzt werden – beispielsweise *Cascara sagrada* –, beseitigen die Verstopfung, indem sie den Dickdarm reizen, so daß dieser dazu angetrieben wird, sich zu entleeren. Aus der Sicht der chinesischen Medizin ist diese Vorgehensweise nur bei einer durch Stagnation des Leber-Qi hervorgerufenen Verstopfung wirksam, bei der die Peristaltik ins Stocken geraten ist. Doch selbst in diesem Fall wird die Wurzel des Übels nicht beseitigt, wenn nicht gleichzeitig die Qi-Stauung in der Leber aufgelöst wird; und geschieht dies nicht, so wird mit der Zeit der Darm in Mitleidenschaft gezogen. Mit diesem Vorgehen vermag man weder den Milz-Mangel noch die Trockenheit grundlegend zu beheben. In beiden Fällen müssen die dem Problem zugrundeliegenden Mangelzustände durch Tonisieren beseitigt werden, bevor man darangehen kann, das Problem direkt zu behandeln. Darmspülungen und Klistiere bringen die Darmbewegung auf rein mechanische Weise wieder in Gang; dies ist bei einer Verstopfung, die auf Trockenheit beruht, auf symptomatischer Ebene wirksam. Doch tragen solche Behandlungen nicht dazu bei, die erschöpften Vitalenergien und Essenzen des Systems wieder aufzufrischen. So ist es kaum verwunderlich, daß ihre ständige Verwendung zu Abhängigkeit führen kann.

Rezeptempfehlungen: Congee, Lammfleischsuppe mit Tang-kuei (Engelwurz), Sesamklöße, Bananen-Kokoscreme-Torte.

Li Dong-Yuans Theorie über Milz und Magen

In den zweitausend Jahren schriftlich dokumentierter Geschichte der klassischen chinesischen Medizin sind mit der ständigen Entwicklung und Erweiterung der medizinischen Theorie und Erfahrung eine Reihe von Schulen und Bewegungen entstanden. Zu ihrer Zeit waren dies sektiererische und manchmal sogar schismatische Bewegungen. Diejenigen jedoch, die der Prüfung durch die Zeit standhielten, wurden später in die klassischen Lehren der chinesischen Medizin integriert. Solche Schulen sind Chang Chung-Chings (z. T. auch »Zhang Zhong-jing« geschrieben) Sechs-Stadien-Sequenz der Äußeren Kältekrankheit, die Schule der wärmeinduzierten Krankheiten, die Schule der kälteinduzierten Krankheiten, die Schule der Tonisierung des Vorgeburtlichen Qi, die Schule der Tonisierung des Nachgeburtlichen (Erworbenen) Qi und die Vier-Stadien-Sequenz der Äußeren Hitzekrankheiten. Leser, die mit diesen Hauptströmungen innerhalb der chinesischen Medizin vertraut sind, mögen den Eindruck gewinnen, daß die meisten Diätempfehlungen, die bisher gegeben wurden, auf Tonisierung des Nachgeburtlichen Qi durch das Erdelement basieren, so wie es in der klassischen Literatur von Li Dong-Yuan zur Zeit der Sung-Dynastie erläutert wurde. Dies hat seinen Grund darin, daß die meisten Nahrungsmittel dem Erdelement zugeordnet werden – ebenso wie die Verdauungsorgane und die Verdauungsprozesse.

Aufgrund meiner persönlichen Erfahrung bin ich der Meinung, daß die Diät-Therapie, und zwar sowohl die Präventiv- als auch die Heildiät, hauptsächlich auf dieser Perspektive der chinesischen Medizin basieren sollte.

Natürlich kann man in bestimmten Fällen auch vom Standpunkt einer anderen Schule oder Theorie bestimmte Speisen empfehlen – beispielsweise zur Tonisierung des Vorgeburtlichen Qi oder zur Kühlung des Feuers –, doch generell ist die Tonisierung des Nachgeburtlichen Qi das am leichtesten realisierbare und geeignetste Verfahren der Diät-Therapie.

Wei-Qi-Mangel

Wei-Qi ist die Abwehrenergie des Körpers. Sie schützt den Menschen vor Angriffen der sechs kosmopathogenen oder äußeren Energien: Hitze, Kälte, Trockenheit, Feuchtigkeit, Wind und Feuer.

Wei-Qi fließt in einem Tageszyklus durch die oberflächlichen Schichten des Körpers und ist mittags auf der Oberfläche am stärksten. Am Abend zieht Wei-Qi sich ins Körperinnere zurück, weshalb die Oberfläche dann anfälliger für Angriffe von außen ist. Wei-Qi wird durch die Acht Alten Meridiane an die Körperoberfläche gebracht und steht in enger Verbindung zu Yuan-Qi, das ebenfalls durch diese sogenannten Sondermeridiane fließt. Wei-Qi ist eine Yang-Energie. Sie ist flüchtig, aggressiv und ihrer grundlegenden Natur nach warm. Sie öffnet und schließt die Poren, weshalb sie in enge Verbindung mit der Körperausdünstung gebracht wird. Wei-Qi zirkuliert unter dem kontrollierenden Einfluß der Lunge, doch die Produktion dieser Energie basiert auf der Verdauung und der Beziehung der Verdauung zu Nieren und Darm.

Der Magen trennt das Reine vom Unreinen in der aufgenommenen Nahrung. Die reine Essenz, der Geschmack, wird durch die Milz angefeuchtet und umgewandelt, wodurch sie zur Grundlage des Nachgeburtlichen Qi, des Yin oder des Nahrungs-Qi wird. Das Unreine wird abwärts in die Därme geleitet. Dort wird das Unreine erneut nach Rein und Unrein getrennt. Das Reine des Unreinen wird durch den Inneren Ast des Dreifachen Erwärmers absorbiert und in die Nieren geleitet, die den Unteren Erwärmer kontrollieren; dort wird es in Wei-Qi umgewandelt und gelangt dann in die Leber, den Verteidigungsminister des Körpers, um von dort aus zur Körperperipherie geleitet zu werden.

Deshalb beruht die Produktion von Wei-Qi auf einer guten Magen- und Milz-Funktion sowie einer guten Darm- und Nierenfunktion.

Bei Wei-Qi-Mangel ist mit einem leichten und häufigen Eindringen äußerer Krankheitserreger zu rechnen. Die Lunge, die in der chinesischen Medizin als »zartes Organ« bezeichnet wird, kann leicht von solchen Krankheitserregern angegriffen und befallen werden. Dadurch entstehen Erkältungen, Mandelentzündungen (Angina), Erkrankungen der oberen Atemwege, Allergien und grippale Infekte. Es gibt nur ein einziges Wei-Qi-Syndrom: Wei-Qi-Mangel. Doch gibt es keine bestimmte Krankheit, die dem Wei-Qi-Mangel zugeordnet oder die als Wei-Qi-Mangel beschrieben wird.

Wei-Qi-Mangel ist gewöhnlich noch keine manifeste Krankheit. Man erkennt diesen Mangelzustand daran, daß ein Mensch häufig an Erkältungen oder an Grippe erkrankt.

Da Wei-Qi ein Teil des Yang-Qi ist, können bei einem Patienten, der unter Wei-Qi-Mangel leidet, gleichzeitig einige der folgenden Symptome auftreten: kalte Gliedmaßen, Angst vor Kälte, rasches Abkühlen, Blässe, Erschöpfung und/oder geringes sexuelles Verlangen. Einen Wei-Qi-Mangel zu diagnostizieren ist gewöhnlich eine Präventivmaßnahme, denn sobald erst einmal ein äußerer Krankheitserreger eingedrungen ist, muß dieser zum Hauptgegenstand der Behandlung werden.

Das Behandlungsprinzip zur Tonisierung von Wei-Qi besteht darin, Yang im allgemeinen zu tonisieren, indem man sowohl den Mittleren Erwärmer als auch das Nieren-Yang stärkt. Das bedeutet hinsichtlich der Ernährung, daß man kalte und kühlende sowie die Ausscheidung fördernde und schweißtreibende Nahrungsmittel meiden sollte. Wichtig ist es, das Mittlere Feuer zu unterstützen und dadurch mehr Echte Hitze im Körper zu erzeugen. Außerdem ist es wichtig, den Körper nicht zum Schwitzen zu bringen und das Schwitzen nicht zu fördern. Qi und Flüssigkeit bilden ein wechselseitig abhängiges Yin/Yang-Paar. Wenn ein Mensch, der unter Wei-Qi-Mangel leidet, zum Schwitzen angehalten wird, verschlechtert sich sein Zustand infolge des mit der Flüssigkeitsausscheidung einhergehenden weiteren Qi-Verlustes. Deshalb ist frischer Ingwer in großen Mengen für einen solchen Menschen relativ schlecht, während trockener Ingwer empfehlenswert ist. Huang-Qi oder Tragant *(Astragalus)* ist das wichtigste Kräuterheilmittel zur Nährung des Wei-Qi. Tragant wird häufig zur Tonisierung von Fleischbrühen benutzt, manchmal in Verbindung mit Ingwer und entweder Ginseng oder seinem billigeren und ungefährlicheren Verwandten, Tang-shen. Ein Beispiel für eine solche Suppe ist auf Seite 179 zu finden. Lauchsuppe ist ebenfalls geeignet zur Tonisierung des Yang und insbesondere von Wei-Qi. Ein anderes Hausmittel zur Wei-Qi-Tonisierung ist eine Brühe aus weißen Zwiebeln und nichtraffiniertem, braunem Zucker, der seiner Natur nach warm ist, im Gegensatz zur kühlen Natur des weißen, raffinierten Zuckers.

Doch sollte man diese Heilmittel nicht benutzen, wenn man sich bereits eine Erkältung zugezogen hat. Würde man zu diesem Zeitpunkt Wei-Qi tonisieren – wodurch die Oberfläche verschlossen wird –, so würde der Krankheitserreger im Körper eingesperrt wie ein Dieb in einem Haus, was zu einer wesentlich gefährlicheren Situation führen kann.

- Auch hier wieder sehen wir die Bedeutung gekochter und anderweitig gegarter, nahrhafter, wärmender, leichtverdaulicher Produkte wie Gemüse, weichgekochtes Getreide und kleine Mengen tierischen Proteins.
- Stark gesalzene Speisen sollte man meiden, da sie die Energie abwärts und nach innen leiten, während Wei-Qi grundsätzlich aufwärts und nach außen an die Körperoberfläche fließt.

Übermäßig süße Speisen wirken kühlend und zerstreuend auf den Mittleren Erwärmer und die Nieren und sollten deshalb ebenfalls gemieden werden.

Die Ernährung kann sowohl hinsichtlich der Ursachen einer Krankheit als auch hinsichtlich deren Behandlung eine Rolle spielen; insbesondere gilt das für die Anfangsphasen. Indem man ein Verständnis für die allgemeine Rolle der Nahrung und für ihre Wirkung auf Wei-Qi entwickelt, kann man viele schwächende und unangenehme Erkältungen und grippale Infekte vermeiden und außerdem ernsthafteren Erkrankungen – auch Aids zum Beispiel beginnt als Wei-Qi-Mangel – vorbeugen.

Lungen-Syndrome

Die Lunge wird in der chinesischen Medizin als »das zarte Organ« bezeichnet, weil sie von allen inneren Organen am anfälligsten für Äußere Bösartige Einflüsse ist. Manche Akupunkturschulen wie die englische Worsley-Schule behandeln Äußere Infektionskrankheiten wie Erkältungen nicht. Die chinesische Medizin vermag jedoch alle Erkrankungen der oberen Atemwege äußerst erfolgreich zu behandeln. Diät kann und sollte bei der Behandlung der verschiedenen energetischen Syndrome, die gewöhnlich Erkrankungen der oberen Atemwege beschreiben, eine unterstützende Rolle spielen.

Die westliche Medizin unterscheidet folgende Erkrankungen der oberen Atemwege: Erkältung, Grippe, Bronchitis, Asthma, Lungenentzündung und Emphysem. Meiner Erfahrung nach sind die am häufigsten vorkommenden Syndrome nach dem chinesischen System: Windkälte dringt in die Lunge ein, Lungenschleim, Lungenhitze, Yin-Mangel der Lunge und Qi-Mangel der Lunge. Verschlimmert sich eine Erkrankung der oberen Atemwege, so kann man oft eine Entwicklung vom erst- zum letztgenannten Syndrom beobachten.

Das Syndrom »Windkälte dringt in die Lunge ein« entspricht der typischen Erkältung oder Grippe, die man sich im Herbst, im Winter und zu Frühlingsanfang zuzieht.

Im Sommer muß man bei der Diagnose darauf achten, Windkälte von Windhitze zu unterscheiden. Weil man in dieser Jahreszeit gewöhnlich leichtere Kleidung trägt, ohne warme Decke schläft, das Fenster nachts offen läßt und häufig ohne Kleidung oder anderweitigen Schutz schwitzt, kann man auch im Sommer an Windkälte erkranken. Gewöhnlich beginnt eine Windkälte-Invasion mit einer Halsentzündung in Verbindung mit Schnupfen, Niesen, Kopfschmerzen, dumpfen und akuten Schmerzen sowie Kälteschauer. Oft tritt auch ein Fieber ohne Schweißausbrüche auf, doch der Patient nimmt das Gefühl der Kälte stärker wahr als die Hitze des Fiebers. Bei diesem Syndrom ist das eindringende Bösartige Qi immer noch sehr oberflächlich. Es hat den Fluß und die Funktion von Wei-Qi blockiert, was am Fehlen von Schweiß und an den Kopf- und Muskelschmerzen zu erkennen ist, und es beeinträchtigt die normale Funktion der Lunge an der Peripherie: daher die laufende Nase, das Niesen und die Halsschmerzen. Die Behandlung besteht in diesem Fall darin, das Wahre Qi des Körpers zu unterstützen, die Poren zu öffnen und das Bösartige Qi durch Anregung zum Schwitzen aus dem Körper zu vertreiben. Diese Art der Behandlung empfiehlt sich allerdings nur, wenn der Patient nicht ohnehin schon schwitzt und wenn die Symptome erst innerhalb der letzten 24 Stunden aufgetreten sind. Zu diesem Zeitpunkt hustet der Patient gewöhnlich noch nicht, da die Krankheitsursache noch nicht in die Lunge vorgedrungen ist.

- Weil das eindringende Bösartige Qi Kälte ist, sind warme Speisen zu empfehlen, während kalte gemieden werden sollten. Ein Bösartiges Qi kann die schützende Barriere des Wei-Qi nur durchbrechen, wenn zuvor ein Mangel an Wahrem Qi bestanden hat. Deshalb sollte man wärmende, leichtverdauliche, nahrhafte Speisen essen, um das Wahre Qi zu stärken.

Doch sind tonisierende Mittel wie Ginseng oder sogar Gemüsearten wie Schalotte und Zwiebel in der Anfangsphase einer Invasion durch Bösartige Äußere Einflüsse schädlich. Plötzliches Tonisieren von Wei-Qi kann die Poren verschließen, wodurch das Bösartige Qi im Körper eingeschlossen wird. Auch Eier sind bei allen Windkrankheiten schädlich.

- Suppe, Brei, Fleischbrühe und andere nahrhafte und leichtverdauliche wärmende Speisen sind am geeignetsten sowie die Speisen, mit denen unsere Mütter uns instinktiv richtig ernährt haben, wenn wir als Kinder krank waren. Als schweißtreibendes Mittel ist eine starke Brühe aus frischem Ingwer und braunem Zucker zu empfehlen.

Gut ist auch eine Massage (ohne Massageöl). Im Anschluß daran sollte man sich ins Bett legen und recht warm zudecken, um den Körper zum Schwitzen anzuregen.

Wie wir alle wissen, entwickelt sich eine Erkältung manchmal auch dann weiter, wenn wir gleich bei den ersten Anzeichen eine Schwitzkur machen. Obwohl diese Art von Therapie den Krankheitserreger schwächen und die Dauer der Krankheit auf die Hälfte verkürzen kann, verhindert sie nicht immer ihren Ausbruch.

Wenn das Bösartige Qi in die Lunge eindringt, wie es häufig der Fall ist, verändern sich die Symptome, was die Veränderung des pathologischen Zustandes widerspiegelt. Je nach Konstitution und Kondition des Patienten kann sich entweder eines der beiden im folgenden beschriebenen Syndrome entwickeln oder aber alle zwei.

Das erste Syndrom ist »Feuchter Schleim behindert die Lunge«. Charakteristisch hierfür ist starke Schleimbildung und »nasser« Husten mit starkem Auswurf. Die Behandlung zielt in diesem Fall darauf, den Schleim zu lösen, die Lungen-Energie zu regulieren und den Husten zu beseitigen.

- Nahrungsmittel, die ihrer Natur nach feucht sind und die die Flüssigkeitsproduktion anregen wie beispielsweise Milch und Milchprodukte, sollte man meiden. Weitere Nahrungsmittel mit dieser Eigenschaft sind Sojaprodukte, Kokosnuß, Zucker, süßer Reis, Persimone (Dattelpflaume), Schweinefleisch, Mandeln, Honig und Erdnüsse.
- Nahrungsmittel, die den Schleim lösen wie Majoran, Pilze, Paksoi, Erdbeeren, grüne Bohnen, Papaya, Kartoffel, Kürbis, Rettich, Agar-Agar, Knoblauch, frischer Ingwer, Hiobstränen, Kohlrabi und Thunfisch sind empfehlenswert.

Lungen-Schleim kann man weiter in Kalten und Heißen Schleim untergliedern. Gewöhnlich beginnt der Krankheitszustand mit dem Syndrom Kalter Schleim und verwandelt sich dann in das Syndrom Heißer Schleim. Diese Erkenntnis entspricht Liu Wan-Sus Theorie, die zur Schule der kälteinduzierten Krankheiten wurde.

Liu Wan-Su beobachtete, daß Menschen, die krank werden – insbesondere, wenn äußere Faktoren die Ursache sind –, dazu tendieren, pathologische Hitze zu produzieren, da das physische Leben seinem Wesen nach Feuer ist.

Kalter Schleim ist zähflüssig und weiß. Heißer Schleim hingegen ist gelblich und grünlich. Zur Behandlung von Kaltem Schleim verwendet man warme Kräuter (bzw. Heilmittel) und Nahrungsmittel. Bei der Behandlung von Heißem Schleim muß man vorsichtiger vorgehen. Man darf dann nicht einfach zu großen Mengen an kalten und kühlenden Speisen greifen, sondern sollte statt dessen Heilmittel und Nahrungsmittel bevorzugen, die spezifisch die Lunge kühlen, beispielsweise Gips *(Gypsum fibrosum).* Schleim wird durch Magen und Milz gelöst. Deshalb sollte die Grundlage der Ernährungsempfehlungen eine Diät bilden, die an Magen/Milz und am Mittleren Erwärmer orientiert ist.

Menschen, die bereits unter dem Einfluß der Feuchtigkeit stehen, tendieren dazu, Schleim zu produzieren, wenn ihre Lunge durch Bösartige Äußere Einflüsse angegriffen wird. Bei manchen Patienten ist die Schleimproduktion gering, und sie klagen über Fieber und einen rauhen, trockenen Husten ohne Auswurf sowie über starke Halsschmerzen, wobei der Husten manchmal etwas Blut oder geringe Mengen von trockenem, gelbem Schleim mit Blutflecken zutage fördert. Dies ist allerdings typischer für Feuer in der Lunge oder für Lungenhitze, wobei die Kälte sich in Hitze verwandelt hat, ohne große Mengen an Schleim zu produzieren. In diesem Fall besteht die Behandlung darin, die Lunge zu kühlen, zu nähren und zu regulieren und den Husten zu lindern.

- Ein Nahrungsmittel, das bei diesem Zustand besonders gute Dienste leistet, ist Silbernes Wolkenohr (weißer Mu-err, engl.: *white fungus*). Auch Agar-Agar, Sellerie, Spargel, Apfel, Birne, Möhre, Ente, Hiobstränen, Mango, Haifisch, Pilze, Nori, Tintenfisch, Papaya, Pfirsich, Persimone, Kürbis, Rettich und Reis-Congee mit Möhren oder Adukibohnen sind zur Behandlung von Lungenhitze zu empfehlen.
- Knoblauch, frischen Ingwer, Schweinefleisch, Paksoi, süßen Reis, Zucker und Walnüsse sollte man hingegen meiden.

Da Hitze dazu tendiert, die Flüssigkeit zu beeinträchtigen, weil sie diese trocknet, verwandelt sich das Hitze-Schleim-Syndrom, wenn es lange genug bestehen bleibt, in das Syndrom Lungenhitze. Schließlich schädigt und erschöpft die Hitze das Lungen-Yin, das mit den Körpersäften in Beziehung steht. Ist das Lungen-Yin geschädigt, so kann dies wiederum zu Lungen-Qi-Mangel führen. Symptome für Lungen-Yin-Mangel sind ein schwacher, chronischer, trockener Husten, leichte Halsschmerzen, eine Neigung zu an- und absteigendem oder nachmittäglichem Fieber, Nachtschweiß, eine Verschlimmerung der Symptome gegen Abend und Durst. Dies ist eines der subtileren Syndrome. Es ist nicht so schwerwiegend, daß man sich sofort in Behandlung begeben müßte, obwohl die Betroffenen das fälschlicherweise glauben. Vielmehr handelt es sich um einen langwierigen Zustand, der sich nicht zu bessern scheint. Die meisten Menschen erleben dieses Syndrom als Unfähigkeit, sich zu regenerieren und den vorherigen Gesundheitszustand wiederherzustellen. Die Behandlung besteht darin, das Lungen-Yin zu nähren und zu befeuchten und den Husten zu lindern.

- Feuchtigkeit erzeugende Nahrungsmittel wie Milchprodukte sind hier zu empfehlen. Birnen- und Apfelmus eignen sich ebenfalls ausgezeichnet. Die Behandlung von Mangelndem Lungen-Yin wird unterstützt durch Algen in kleinen Mengen, Haifisch, Wassermelone, Schaffleisch, Mandarine, Pinienkerne, Hühnerbrühe, Muscheln, Gerstenmalz, Walnüsse, Yamswurzel, Erdnüsse und Hühnerei.

Die Grundlage der Ernährung sollte eine Diät bilden, die den Mittleren Erwärmer tonisiert, ergänzt durch hustenlösende, Feuchtigkeit erzeugende und die Lunge tonisierende Speisen. Damit empfehle ich *nicht*, daß man sich von Birnen ernähren sollte. Die Lunge ist ein »Kind« von Magen/Milz, und eine Magen/Milz-orientierte Diät ist sehr wichtig bei der Behandlung von Lungenstörungen, wenn die »Mutter« das »Kind« nähren soll.

Schließlich kann je nach Konstitution des Patienten entweder Lungen-Hitze oder Lungen-Yin-Mangel zu Lungen-Qi-Mangel führen. Lungen-Qi-Mangel wird ebenfalls als Ausbleiben der Genesung erlebt. Man hat das Gefühl, es sollte einem allmählich besser gehen, doch für eine echte Besserung gibt es keinerlei Anzeichen. Die meisten Patienten empfinden dies als frustrierend und ärgerlich. Für Lungen-Qi-Mangel ist ein schwacher, chronischer Husten typisch, der bei jeder physischen Anstrengung oder Erschöpfung und bei Energiemangel stärker wird, außerdem die Tendenz, schon bei jeder leichten Anstrengung zu schwitzen, sowie Kurzatmigkeit. Die Behandlung besteht darin, Qi zu tonisieren, die Lunge zu nähren und zu regulieren und, auch hier wieder, den Husten zu lindern.

Wie in so vielen der bereits beschriebenen Fälle ist auch in diesem Fall eine Diät, die sich am Mittleren Erwärmer orientiert und die die Produktion von Nachgeburtlichem (Erworbenem) Qi fördert, die Grundlage der Diätempfehlungen. Qi tonisierende Kräuter wie *Codonopsis tangshen* (ein Glockenblumengewächs) und Tragant *(Astragalus membranaceus)* kann man in Suppen verwenden.

- Nahrungsmittel, die zur Behandlung von Lungen-Qi-Mangel speziell empfohlen werden, sind Möhre, Ente, Sellerie, Knoblauch, frischer Ingwer, Trauben, Honig (nur bei Fehlen von Auswurf), Hiobstränen, Kohlrabi, Thunfisch, Gerstenmalz, Mango, Pilze, Majoran, Senfgemüse, Paksoi, Oliven, Papaya, Pfirsich, Erdnüsse, Schweinefleisch, Kürbis, Reis und Yamswurzel.
- Alle Nahrungsmittel, die die Lunge schädigen, sollten gemieden werden, ebenso alle Nahrungsmittel, die das Wahre Qi erschöpfen. Damit sind die Nahrungsmittel, die die Tendenz haben, Durchfall zu erzeugen, wie etwa Rhabarber, ausgeschlossen.

Erkältung, Grippe und Bronchitis sind sehr häufig auftretende Krankheiten. Im Herbst, Winter und Frühling bilden sie einen beträchtlichen Anteil der Fälle, mit denen sich ein Heilkundiger auseinanderzusetzen hat. Obgleich die Antibiotika der westlichen Medizin hochgepriesen und gegen diese Art von Erkrankungen ständig verschrieben werden, vermag die chinesische Medizin derartige Probleme wesentlich effektiver zu behandeln, da sie nicht nur das Bösartige Qi angreift, sondern außerdem auch darauf abzielt, das Wahre Qi zu erhalten. Eine Diät, die den Mittleren Erwärmer unterstützt, ist die wichtigste Methode zum Schutz und zur Nährung des Wahren Qi.

Rezeptempfehlungen: Congee, Austern-Walnuß-Kasserolle, Chinesische Paella, Chinesisches Plätzchen mit Erdnußmus und Sesam, Spinat-Krabben-Cremesuppe, Chinesische Tomatensuppe, Nori-Eierstich-Suppe, Pilze-Abalone-Suppe, Ochsenschwanzsuppe mit Tomaten, Huhn-Walnuß-Sauté, Süßkartoffelbrei, Acht-Kostbarkeiten-Reis-»Pudding«, Pilze-Wintermelone-Suppe, Süßkartoffeltorte, Amasake-»Käse«kuchen mit Kirschen.

Mangelndes Nieren-Yin

Einer der vier großen Theoretiker der Jin-Yuan-Dynastie, Chu Dan-Xi, vertrat die Ansicht, daß Yang sich von Natur aus oft im Zustand des Übermaßes und Yin sich von Natur aus oft im Zustand des Mangels befindet. Chu Dan-Xi wurde zum Begründer der Schule des Befeuchtens des Yin. Er hielt es sowohl aus Gründen der Heilung wie auch als Präventivmaßnahme für sehr wichtig, das Nieren-Yin zu nähren. Chu Dan-Xis Lehrer, Li Dong-Yuan, hatte das Konzept des Hitzemangels entwickelt.

Wenn ein Mangel an Yin besteht, fängt das Yang, das vom Yin unter Kontrolle gehalten wird, an zu glühen. Dieses Glühen kann, wenn es ungehindert seinen Lauf nimmt, zu einem lodernden Feuer werden und einen aufwärtsgerichteten Inneren Zug verursachen, der die Flammen noch stärker anfacht. Das lodernde Feuer läßt das Yin verdampfen und erschöpft es dadurch noch mehr. Dieses Szenario ist in unserer Gesellschaft und in unserer Zeit leider sehr verbreitet.

Wir haben uns bereits bei der Besprechung des Aufsteigenden Leber-Yang mit der Verbindung zwischen Leber-Yang und Nieren-Yin beschäftigt. Doch kann die Erschöpfung des Yin und das Lodern des Yang zwei andere verbreitete Syndrome hervorrufen, wovon das eine die Sexualität und das andere den Geist betrifft. Nieren und Herz werden durch Chong-mo, den Kanal des Vertrauens, miteinander verbunden. Einerseits hält das Nierenwasser das Herzfeuer unter Kontrolle, und andererseits ist das Nierenfeuer die Quelle des Herzfeuers. Die Nieren sind außerdem der Speicher des Jing oder der Essenz, wozu auch die sexuelle Essenz gehört. Das Herz ist der Sitz des Shen oder des Geistes. Die Nieren sind die Wurzel des Yin, und das Herz ist der reinste, höchste Ausdruck von Yang: Bewußtsein. Ihre wechselseitige Abhängigkeit *ist* das Spiel des Lebens, und ihre Trennung, die von Chang Chung-ching so treffend als die Jue-Yin-Ebene der Krankheit beschrieben worden ist, ist der Prozeß des Todes.

Wenn das Nieren-Yin schwach ist, so manifestiert sich dies als vorzeitige Ejakulation, Spermatorrhoe (Samenabgang), nächtliches Wasserlassen und Schwäche des unteren Rückenbereichs. Wenn der Feuermangel im Herzen die dominierende Komponente ist, so manifestiert sich dies in Form von Herzklopfen, Reizbarkeit, geistiger Instabilität, Schlaflosigkeit, Hyperaktivität und Gedächtnisstörungen. In den meisten Fällen treten Elemente beider Symptomgruppen zusammen auf. Die Behandlung besteht darin, die Nieren zu tonisieren, Yin zu befeuchten, den Feuermangel zu verringern und den Geist zu beruhigen. Je nach dem Verhältnis von Yin-Mangel und Yang-Übermaß sollte man beim Entwickeln des Behandlungsplans diese vier Faktoren unterschiedlich gewichten.

Die Ernährung ist nur selten die einzige Ursache für diese Situation, doch fast immer trägt sie zur Entstehung des Zustandes mit bei. Li Dong-Yuan hat völlig richtig erkannt, daß Mangel im allgemeinen häufig zu Mangelnder Hitze führt. Wenn der Körper geschwächt ist, wird er auch überhitzt. Li Dong-Yuan führte Mangel größtenteils auf eine Beeinträchtigung der harmonischen Funktion des Mittleren Erwärmers zurück.

- Insbesondere übermäßiger Konsum von Süßigkeiten, Alkohol, anregenden Mitteln sowie kalten Speisen und Getränken beeinträchtigt die Funktion des Mittleren Erwärmers. Außerdem schwächen Süßigkeiten, Alkohol und anregende Mittel das Nieren-Yin und vergrößern das Mangelnde Feuer.

Dies ist kein echtes Erblühen des Nieren-Yang, sondern nur ein spärliches, rasch niederbrennendes Aufglühen. Derartige Ernährungsexzesse wiederum verstärken die negativen Konsequenzen extremer Lebensgewohnheiten: beispielsweise zu intensive geistige Arbeit, ein Übermaß an Streß und an sensorischem Input, sexuelle Ausschweifung unter Einfluß nierenschwächender Stoffe wie Alkohol und Drogen.

Deshalb sollten bei der Behandlung von Nieren-Yin-Mangel mit gleichzeitigem Auflodern von Mangelndem Feuer die ersten Diätmaßnahmen den Mittleren Erwärmer unterstützen und nähren. Wenn Nierensymptome wie vorzeitige Ejakulation, Schmerzen im unteren Rückenbereich und nächtliches Wasserlassen vorherrschend sind, sollten außerdem Nahrungsmittel empfohlen werden, die tonisierend auf die Nieren wirken und den jeweiligen Symptomen angemessen sind, beispielsweise Kastanie und Lotossamen bei vorzeitiger Ejakulation und bei Spermatorrhoe. Wenn der im Herzen wohnende Geist stärker gestört ist, sollten Nahrungsmittel empfohlen werden, die Yang verringern und den Geist beruhigen.

- Gerste, Rindfleischbrühe, Sellerie, Spargel, Apfel, Banane und Salat sedieren alle das hyperaktive Yang. Longane, Austern, Reis, Rosmarin, Weizen, Weizenkeime und Pilze üben eine beruhigende Wirkung auf den Geist aus.

Wird dieses Syndrom oder Szenario nicht behandelt, so verschlimmert sich der Zustand, und infolge der Wechselbeziehung zwischen Yin und Qi entsteht schließlich ein Qi-Mangel. Wird dieser ebenfalls nicht behandelt, so entsteht ein Yang-Mangel, so daß der Patient sowohl unter Yin- als auch unter Yang-Mangel leidet. In gewissem Sinne wird das Yang so sehr durch seine Quelle, das Yin, geschwächt, daß es ebenfalls zusammenbricht. In solchen Fällen muß auch das Yang über den Mittleren Erwärmer unterstützt werden, wobei man einen Teil der Aufmerksamkeit auf die Nieren richten sollte. Ist der Zustand jedoch erst einmal so weit fortgeschritten, dann genügen Diätvorschriften allein als Therapie nicht mehr. Kräuter- und Akupunkturbehandlung sind hier angezeigt, unterstützt durch eine tonisierende Diät. Wenn das Yang geschwächt wird, verwandelt sich die vorzeitige Ejakulation in Impotenz. Aufgrund der Beziehung zwischen Nieren und Milz-Yang kann sich auch morgendlicher Durchfall entwickeln.

Rezeptempfehlungen: Pikante Huhnermägen und -herzen, Muscheln in Schwarze-Bohnen-Knoblauch-Soße, Fünf-Juwelen-Kasserolle, Acht-Jade-Kasserolle, Nieren-Abalone-Sauté, Mushu-Huhn (chinesische Pfannkuchen), Huhn-Walnuß-Sauté, Süßkartoffelbrei, Lammfleischsuppe mit Tang-kuei (Engelwurz), Sesamklöße, Acht-Kostbarkeiten-Reis-»Pudding«, Pilze-Wintermelone-Suppe, Süßkartoffeltorte, Amasake-»Käse«kuchen mit Kirschen, Shepherd's Pie mit Rindfleisch oder Huhn, Grüne Paprika, mit Thunfisch gefüllt, Lammnieren auf andalusische Art.

Feuchtes-Bi-Syndrom

Bi bedeutet im Chinesischen Behinderung. Ein Bi-Syndrom bezieht sich auf eine Hemmung im Fluß des Qi und des Blutes in den Haupt- und Nebenmeridianen oder -leitbahnen. Die chinesische Medizin unterteilt die Krankheiten in Organstörungen und Meridianstörungen. Ein Meridian kann jedoch nur durch Bösartiges Qi angegriffen oder behindert werden, wenn er bereits auf irgendeine Weise an einem Mangelzustand leidet oder wenn seine Funktion bereits gestört ist. Aus westlicher Sicht sind Bi-Syndrome Probleme der Skelettmuskulatur, bei welchen gewöhnlich auch die Gelenke betroffen sind: Rheumatismus, Arthritis, Neuralgien, Schleimbeutelentzündung (Bursitis) und Tennisarm werden gewöhnlich als Bi-Syndrome diagnostiziert. Wind, Kälte, Feuchtigkeit und Hitze sind die vier Bösartigen Qi, die klassisch als potentielle Meridian-Behinderer/Blockierer gelten. In meiner Praxis hat sich Feuchtigkeit als die Energie erwiesen, die am häufigsten bei Frauen mittleren Alters Gelenkschmerzen erzeugt, besonders wenn sie zu Übergewicht neigen.

Nach den Acht Prinzipien ist ein Feuchtes-Bi-Syndrom ein Übermaßproblem. Doch wird dieses Übermaß an Feuchtigkeit gewöhnlich durch einen Inneren Mangel hervorgerufen. Auch geht es meist mit einer Feuchten Milz einher. Die Patientinnen leiden an Übergewicht und haben einen schlechten Muskeltonus. Ihre Haut und ihr Muskelfleisch fühlen sich weich und schlaff an. Oft tritt bei ihnen Zellulitis auf, sie schwitzen viel, und ihr Stuhl ist meist weich. Die betroffenen Gelenke sind häufig verdickt und geschwollen, und das Leiden verstärkt sich bei feuchter Witterung oder in einer feuchten Umgebung. Diese Feuchtigkeit ist nicht von außen in die Meridiane eingedrungen, sondern aus dem Rumpf »herabgetröpfelt«. Feuchtigkeit ist schwer und hat die Tendenz zu sinken. Deshalb beklagen sich diese Patientinnen häufig über Knieschmerzen; der Schmerz wird als schwer, diffus und die Körperpartie als empfindlich beschrieben, im Gegensatz zu scharfen, schneidenden oder stechenden Schmerzen.

- Abgesehen von der grundlegenden Diätempfehlung, die darauf abzielt, die Feuchtigkeit der Milz zu beseitigen, sollte man Speisen bevorzugen, die die Meridiane öffnen und die Behinderung beseitigen. Dazu gehören rote Bete, schwarzer Sesam, schwarze Sojabohnen, Kapern, getrockneter Ingwer, Hiobstränen, Steckrübe, Maulbeeren und Pinienkerne.

- Außerdem sollte man den Patienten raten, Nahrungsmittel zu meiden, die Feuchtigkeit erzeugen, wie Gans, Erdnüsse und Ananas.

Da sich das Feuchte-Bi-Syndrom am häufigsten auf die Knie auswirkt und da die Nieren eines der drei Organe (die anderen beiden sind Milz und Lunge) sind, die die Flüssigkeit im Körper regieren und außerdem den Knien zugeordnet sind, ist es häufig ratsam, gleichzeitig auch Nahrungsmittel zu essen, die die Nieren nähren. Und weil die Feuchtigkeit ein Bösartiges Qi mit Yin-Charakter ist, sollte man weiterhin allgemein mehr wärmende und Yang unterstützende Speisen mit aufsteigender Wirkrichtung zu sich nehmen.

Rezeptempfehlungen: Shepherd's Pie mit Seitan-»Fleisch«, Rindfleisch oder Seitan-»Fleisch« mit Ingwer, Steckrüben- oder Daikon-Rettich-Püree, Daikon-Rettich mit Frühlingszwiebeln und Möhren (sautiert), Wasserkastaniensuppe, Gado-Gado-Soße, Grüne Paprika, mit Thunfisch gefüllt, Lammnieren auf andalusische Art, Kürbiskuchen ohne Milchprodukte.

Feuchte-Hitze-Syndrom des Jue-Yin

Das Feuchte-Hitze-Syndrom des Jue-Yin, des Lebermeridians, ist das komplexeste Syndrom, mit dem wir uns hier beschäftigen.

Aus unserer klinischen Erfahrung wissen wir, daß eine Diätanweisung nicht so spezifisch sein kann – und es auch nicht sein sollte – wie die Anwendung von Akupunktur- oder Kräutertherapie. Deshalb haben wir in diesem Buch nur jene Syndrome beschrieben, von denen wir meinen, daß die Ernährung entweder für ihre Entstehung oder bei ihrer Behandlung eine wichtige Rolle spielt, wobei wir ausführliche, »esoterische« Diätpläne, denen der Patient Zutat um Zutat genau folgen muß, absichtlich vermieden haben.

Das Syndrom »Feuchte Hitze des Jue-Yin« tritt leider viel zu häufig auf. Mit seiner Hilfe diagnostiziere ich meist *Herpes genitalis,* eine Infektionskrankheit, die durch sexuellen Kontakt übertragen wird. Charakteristisch für sie sind schmerzhafte Hautverletzungen, die rot sind und sich bei Berührung heiß anfühlen.

Diese Läsionen sind im allgemeinen feucht, sie nässen und heilen nur langsam. Gewöhnlich treten sie an den Genitalien oder in deren Nähe auf. Weil es sich um eine durch Geschlechtsverkehr übertragene Infektionskrankheit handelt, wird *Herpes genitalis* als Äußere Krankheit bezeichnet. Ihre schmerzhafte, heiße und nässende Natur weist darauf hin, daß das angreifende Bösartige Qi von Natur aus Feucht und Heiß ist. Der befallene Bereich wird durch den Lebermeridian, den Jue-Yin des Fußes, befeuchtet.

Wenn man die Vier Grundprinzipien der Theorie der Hitzeinduzierten Krankheiten anwendet, so ist die Invasion bis zur Blutebene vorgedrungen. Die meisten Hautausschläge, Furunkel und Entzündungen der Haut entstehen auf der Blutebene. Aufgrund der Hitze kommt es zum »Überkochen« des Bluts. Angesichts der Therapieresistenz dieses Syndroms können wir meiner Meinung nach außerdem auf eine starke Präsenz von Giften schließen; und weil diese Krankheit in unserer Gesellschaft infolge der größer gewordenen sexuellen Freizügigkeit so häufig auftritt, bin ich der Meinung, daß man sie außerdem als Himmlische Vergeltungskrankheit einstufen kann.

Nach der Theorie der Hitzekrankheiten hat Hitze die Tendenz, sich zum Unteren Erwärmer hin abwärts zu bewegen. Außerdem neigt sie dazu, sich mit Feuchtigkeit zu verbinden, insbesondere im Unteren Erwärmer.

Der Untere Erwärmer wird in der Theorie der chinesischen Medizin mit einem Sumpf verglichen. Es handelt sich um einen Bereich mit von Natur aus schlechter Zirkulation, der ständig eine große Menge unreiner oder giftiger Stoffen (Fäzes, Urin, Menstruationsblut) enthält und ohnehin schon feucht ist.

Die Nieren regieren den Unteren Erwärmer. Die Vitalität der Nieren ist unmittelbar verantwortlich für den Tonus und die Abwehrkraft des Unteren Erwärmers. Ist die Energie der Nieren geschwächt, so besteht Gefahr, daß Bösartige Einflüsse in diesen Bereich eindringen. Während des Geschlechtsverkehrs sind die Nieren gewöhnlich zumindest zeitweise erschöpft.

- Dieser Erschöpfungszustand wird durch Alkohol, Drogen, Zucker, Kaffee, emotionale Belastungen und exzessive sexuelle Betätigung jeglicher Art noch zusätzlich verstärkt.

Nach der Theorie der chinesischen Medizin über die sexuelle Energetik erschöpfen oder schwächen alle aufgezählten Faktoren die Nieren. Wir können unsere ursprüngliche Diagnose sogar noch präzisieren, indem wir sagen, daß diese Invasion erst durch Feuchte Hitze infolge eines Mangelzustands der Nieren – entweder durch einen zeitweiligen, beispielsweise nach der Ejakulation, oder durch einen langfristigen – ermöglicht wird.

Mit anderen Worten: Die Anfälligkeit für Infektionen hängt von der jeweiligen immunologischen Widerstandskraft des einzelnen ab – von Wei-Qi.

Bei *Herpes genitalis* durchläuft das Syndrom Feuchte Hitze mehrere aktive und latente Phasen. Östliche wie westliche Ärzte haben eine Reihe von Faktoren identifiziert, die die Transformation aus dem latenten in den aktiven Zustand herbeiführen. Dazu gehören Streß, Erschöpfung, Sex, emotionale Erregung, Menstruation und im Bereich der Ernährung Süßigkeiten (insbesondere Schokolade), Alkohol, Kaffee, Drogen und Nüsse. Streß, Erschöpfung, Sex und emotionale Erregung unterdrücken oder erschöpfen das Wahre Qi des Körpers, das die Aufgabe hat, das Bösartige Qi unter Kontrolle zu halten. Außerdem erschöpfen diese Faktoren speziell die Energie der Nieren.

- Schokolade, Süßigkeiten, Alkohol, Kaffee und Drogen schädigen und erschöpfen überdies den Mittleren Erwärmer und/oder die Nieren, so daß das Wahre Qi im allgemeinen und das Nieren-Qi im besonderen geschwächt wird.

Während der Menstruation bewegt sich bei Frauen die Energie abwärts. Bei modernen Frauen ist diese Abwärtsbewegung jedoch oft nicht stark genug, was teilweise damit zusammenhängt, daß wir eine so »kopflastige« Gesellschaft sind.

Die Menstruation ist auch ein Prozeß der Entladung von Hitze, die sich aufgrund von natürlichen Stoffwechselprozessen im Blut angesammelt hat. Wenn irgend etwas eine vollständige Entladung dieser Hitze behindert oder unmöglich macht, so kann diese sich zusammen mit anderer Hitze im Unteren Erwärmer sammeln oder umgewandelt werden. Aufgrund der emotionalen Unruhe unserer heutigen Kultur ist bei Frauen eine Stauung von Blut in der Leber sehr verbreitet. Denken wir beispielsweise an das geradezu epidemische Auftreten des prämenstruellen Syndroms, das unmittelbar auf die Einzwängung des Leber-Qi zurückzuführen ist. Wenn dies zu einem allgemeinen Zustand der Stagnation im Unteren Erwärmer hinzukommt, sind perfekte Voraussetzungen für das Aufblühen Feuchter Hitze gegeben. Wird die Situation außerdem noch durch Mangelndes Blut verkompliziert – das heißt, wenn die Vitalität des Blutes nicht optimal ist –, so wird das Aufblühen eines Bösartigen Qi sehr begünstigt. Da die Hitze (die Yang ist) das Blut (welches Yin ist) verzehrt, entsteht ein Teufelskreis.

Interessanterweise sind Nüsse aufgrund ihres hohen Gehalts an Ölen und aufgrund ihrer Schwerverdaulichkeit bei Leberstörungen nicht zu empfehlen. Daß sie bei Herpes verschlimmernd wirken, hängt wahrscheinlich mit der Rolle der Leber in diesem Szenario zusammen. Obgleich der Leber-Meridian nicht mit dem Organ Leber identisch ist, verschlimmern Unausgewogenheiten des Organs alle Veränderungen des mit dem Organ verbundenen Meridians.

Die naheliegenden Behandlungsprinzipien sind, die Hitze im Blut zu kühlen, die Feuchtigkeit zu trocknen, das Blut zu nähren, den Leber-Meridian durchlässig zu machen, die Energie im Unteren Erwärmer zu aktivieren und die Nieren zu stärken. Während der aktiven Phase sollte das Bösartige Qi kräftig angegriffen werden, was vor allem bedeutet, die Hitze im Blut zu kühlen und die Feuchtigkeit zu trocknen. Während der latenten Phasen sollte der Schwerpunkt der Behandlung darauf liegen, den Lebermeridian zu entspannen, das Blut zu nähren und die Nieren zu tonisieren.

Ich weiß nicht, ob eine vollständige Heilung möglich ist, wenn ein Mensch erst einmal *Herpes genitalis* hat. Aus meiner klinischen Erfahrung weiß ich jedoch, daß die oben genannten Behandlungsprinzipien die Häufigkeit, die Schwere und die Dauer der Herpes-Ausbrüche eindeutig zu reduzieren vermögen.

In vielen Fällen scheint die Remission (das Nachlassen der Krankheitserscheinungen) bzw. die Latenz von unabsehbarer Dauer, doch nur die Zeit kann zeigen, ob dies tatsächlich zutrifft.

Nicht alle diese Fragen haben ausschließlich oder speziell etwas mit der Ernährung zu tun. Wie wir gesehen haben, sind die ursächlichen Faktoren komplex. Doch ist die Ernährung eindeutig während der aktiven Phase wichtig.

- Speisen wie Garnelen, Forelle und Paksoi *(mustard green),* die die Hitze im Blut noch verstärken, sollten gemieden werden.
- Hingegen sind Nahrungsmittel, die die Hitze im Blut kühlen, zu empfehlen; zu letzteren gehören Wolkenohren (schwarzer Mu-err), Butter, Käse, Gluten (Weizenprotein) und Pfefferminze.
- Während der latenten Phase ist eine tonisierende Diät zu empfehlen, und man sollte sich von Nahrungsmitteln und Drogen fernhalten, die den Mittleren Erwärmer (das Erworbene bzw. Nachgeburtliche Qi) erschöpfen. Eine solche Diät ist bereits ausführlich beschrieben worden.
- Außerdem sollten Frauen und Männer, die an Blut-Mangel leiden, besonders darauf achten, daß sie Nahrungsmittel zu sich nehmen, die das Blut tonisieren und nähren. Dazu gehören Amasake, Himbeeren, Schweinefleisch, Reis, Birne, Longan, Lotoswurzel, Nierenbohnen, Wintermelone, Feigen, Kokosmilch und Kastanien.

Ernährungsmaßnahmen allein reichen gewöhnlich nicht aus, um Herpes unter Kontrolle zu halten. Auch die Lebensweise und die sexuellen Gewohnheiten müssen der Situation angepaßt werden, um den Streß und die Belastung der Nieren zu reduziern. In einem umfassenden Behandlungsplan spielen Akupunktur und chinesische Kräutertherapie eine wichtige Rolle. Kräuter dienen dazu, die konstitutionelle Kraft zu erhalten, und Akupunktur vermag den Schmerz und die Entzündung zu verringern und bei der Behandlung akuter Krankheitsausbrüche die Heilung zu beschleunigen.

Halbwahrheiten und Mißverständnisse

Im Bereich der alternativen Heilmethoden kursiert eine Reihe von Halbwahrheiten und Mißverständnissen. Diese Überzeugungen führen zu übertrieben rigiden oder zu völlig falschen Diäten.

Unter den Anhängern einer gesunden Ernährungsweise sind die folgenden Lebensmittel die am häufigsten mißverstandenen: Zucker, Salz, rotes Fleisch, Milch und Milchprodukte, Weizen und die Gemüsesorten aus der Familie der Nachtschattengewächse.

Fast jeder weiß, daß »Zucker schlecht ist«. Aber Zucker ist gar nicht generell schlecht. Es ist ungesund, zuviel Zucker zu essen. Ebenso ungesund ist es jedoch, alles zu meiden, was Zucker enthält. In kleinen Mengen oder in bestimmten Situationen kann ein wenig Zucker sehr positiv wirken, sogar im medizinischen Sinne. Ich glaube sogar, daß man Zucker als eine hochwirksame Medizin ansehen sollte. Zucker wirkt sehr tonisierend auf Magen und Milz. Er stärkt Qi und Blut und produziert Flüssigkeit. Der süße Geschmack wirkt generell tonisierend, doch raffinierter Zucker ist übermäßig süß.

Für normale, gesunde Menschen ist Zucker zu süß. Die exzessive Süße des Zuckers ist unnötig. Statt die Verdauung zu stärken, hat raffinierter Zucker die gegenteilige Wirkung.

Nach der Theorie der Fünf Elemente schadet ein Zuviel von jeder Geschmacksrichtung den mit dem betreffenden Geschmack assoziierten Organen.

Zucker schwächt zuerst das Feuer des Mittleren Erwärmers, indem er jenes Feuer in einer Überproduktion von Flüssigkeit erstickt, welche sich dann in Milz und Magen ansammelt. Dies führt zur Feuchten Milz. Aufgrund des Kontrollzyklus (oder der Bezwingungsreihenfolge nach dem System der Fünf Elemente) und aufgrund der besonderen Beziehung des Mittleren Erwärmers zum Nierenfeuer wird schließlich auch die Nieren-Yang-Energie erschöpft. Zucker hat außerdem eine in starkem Maße aufsteigende Natur, so daß übermäßiger Zuckerkonsum zu einem übermäßigen Aufsteigen der Energie in die obere Körperhälfte führt, was dort einen Übermaßzustand hervorruft, während sich in der unteren Körperhälfte ein Mangelzustand entwickelt. Dies kann sich in Form von Störungen mit starker Schleimbildung, Hyperaktivität, Krankheiten mit starker Tendenz zur Flüssigkeitsansammlung, Erschöpfungszuständen und emotionalen Störungen manifestieren. Alle diese Krankheiten sind in unserer westlichen Kultur sehr verbreitet.

Andererseits hat bei Flüssigkeitsmangel- oder Trockenen Syndromen ein wenig Zucker eine positive Wirkung. Dies gilt auch für Magen- und Milz-Mangel-Syndrome, wenn sie nicht mit Feuchtigkeit und Wassergift einhergehen.

Deshalb sind Hustensirupe auf Zuckerbasis sehr geeignet bei Husten, der im Zusammenhang mit den Syndromen Trockene Lunge oder Yin-Mangel der Lunge auftritt. Diese Anmerkungen zum Thema Zucker als einem legitimen, medizinisch hochwirksamen Bestandteil der Ernährung sollen keineswegs eine Ermutigung zum hemmungslosen Konsum von »Junk Food« sein. Sie sollen das Thema Zucker nur in einen größeren Zusammenhang stellen, damit die Entscheidung, Zucker zu konsumieren oder nicht, auf einem umfassenderen Verständnis der energetischen Natur dieses Nahrungsmittels basiert. Aus klassischer chinesischer Sicht gilt Zucker nicht als Yin-, sondern als Yang-Nahrungsmittel, dessen übermäßiger Konsum zu einem Yin-Ungleichgewicht führt, zur Überproduktion von Flüssigkeit im Mittleren Erwärmer.

Viele Amerikaner mittleren Alters sowie auch viele ältere Menschen halten Salz für einen Fluch, weil starker Salzkonsum zu Bluthochdruck führen kann. Makrobioten tendieren dazu, Salzkonsum als etwas sehr Positives anzusehen, weil Salz sehr »yang« ist, die meisten Krankheiten hingegen durch ein Übermaß an Yin hervorgerufen werden.

Beide Anschauungen über Salz vereinfachen den tatsächlichen Sachverhalt. Salz ist wie Zucker ein medizinisch sehr wirksames Nahrungsmittel. Salzkonsum kann sich sehr positiv, aber auch sehr negativ auswirken.

Ob er gut oder schlecht ist, hängt von der Situation des einzelnen ab, und selbst für ein und dieselbe Person kann sich die Antwort auf die Frage: »Nützlich oder schädlich?« im Laufe der Zeit ändern. Nach Anschauung der chinesischen Medizin ist Salz kalt; es ist seiner Natur nach sehr salzig; es senkt die Energie; außerdem feuchtet es Trockenheit an, insbesondere im unteren Bauchbereich; weiterhin weicht es harte Ansammlungen auf, und schließlich kühlt es das Blut.

Nach der Lehre der chinesischen Medizin ist Salz nicht Yang, sondern Yin.

Der Geschmack des Salzes ist *übermaßig salzig.* Nach der Theorie der Fünf Elemente ist nicht viel Salz erforderlich, um die Nieren zu schwächen. Ein wenig Salz kann helfen, das Nieren-Yin zu tonisieren und das Qi in die untere Hälfte oder die Wurzelhälfte des Körpers zu senken oder es zu zentrieren. Im Fall von Bluthochdruck jedoch ist es wichtig, Salz völlig zu meiden oder es nur äußerst sparsam zu verwenden, da Bluthochdruck in den meisten Fällen die Folge einer Schwächung der Nieren ist, die es der Energie der Leber ermöglicht, unkontrolliert zu steigen. In solchen Fällen verschlimmert Salzkonsum die Situation. Statt dessen sollten Nahrungsmittel, die die Nieren tonisieren – wie Nierenfleisch – gegessen werden, jedoch kein Salz.

Nach den klassischen Schriften führt übermäßiger Salzkonsum auch zu einer Verlangsamung des Pulses, was auf eine Qi-Stauung hindeutet. Die Haut verliert ihre Vitalität, das Blut wird geschädigt, die Knochen werden schwach, und Muskeln und Fleisch wird Feuchtigkeit entzogen, weil das Jing oder die Essenz geschwächt ist. Die Funktionen des Herzens werden unterdrückt, weil das Kleine Feuer des Unteren Erwärmers nicht mehr in der Lage ist, das Große Feuer des Herzens zu unterstützen. Dies kommt bei Anhängern der Makrobiotik nicht selten vor, bei denen häufig Symptome wie Abmagerung, depressive Ausstrahlung, Fragilität und dunkle Hautfarbe auftreten, die allesamt Hinweise auf übermäßigen Salzkonsum sind.

- Man sollte Salz nicht als Ausgleich für Zucker ansehen. Beide haben ihre eigenen Qualitäten und Eigenschaften. Jedes Nahrungsmittel sollte seinen Eigenschaften entsprechend gegessen oder gemieden werden und aufgrund dessen, wie diese Eigenschaften prinzipiell mit den Symptomen und Zeichen der jeweiligen Situation zu vereinbaren sind.

In unserer Liste der Eigenschaften und Anwendungsbereiche des Salzes nach den Lehren der chinesischen Medizin sind die meisten therapeutischen Verwendungen lokaler, nicht innerlicher Art. Moxa wird bei Bauchschmerzen und Schwellungen infolge von Mangelzuständen des Mittleren Erwärmers auf Salz verbrannt. Salz wird bei Parodontose zum Zähneputzen verwendet. Bei Halsschmerzen gurgelt man mit Salzwasser, und Hautausschlag behandelt man mit Salzpackungen.

Auch hier wieder gilt, daß nur Vertrautheit mit der klinischen Praxis die in einem Buch aufgeführten Therapieprinzipien wirklich zu erklären vermag.

Ein wenig Salz ist also für normale Menschen gut. Im Winter kann maßvoller Salzkonsum helfen, das Qi zu senken und das Yin der Nieren zu tonisieren. Im Sommer kann ein wenig Salz helfen, den Körper zu kühlen, weshalb zum Beispiel Sportler Salztabletten essen. Menschen, die unter Ödemen, Bluthochdruck, Nieren- oder Herzerkrankungen leiden, sollten jedoch mit einem Arzt besprechen, ob und wieviel Salz sie konsumieren dürfen. In jedem Fall sollte der Salzkonsum aufgrund energetischer Konzepte reguliert werden, nicht aufgrund der vagen Vorstellung, daß Zuckerkonsum durch Salzkonsum ausgeglichen werden müsse.

Ebenso wie Salz und Zucker ist auch rotes Fleisch bei vielen Amerikanern in Ungnade gefallen. Fleisch zu essen – ganz gleich, ob rotes oder anderes – ist sowohl aus soziopolitischen als auch aus spirituellen Gründen verpönt.

Wir sollten unseren Fleischkonsum auf ein Minimum beschränken, doch wie im Kapitel über die Lehre von den

Entsprechungen noch näher erläutert werden wird, kann vollständiger und abrupter Verzicht auf Fleischkonsum langfristig Probleme verursachen, wenn nicht gleichzeitig andere, höhere Energiequellen erschlossen werden.

Fleisch wirkt sehr tonisierend sowohl auf Qi als auch auf das Blut. Außerdem ist es schwer verdaulich. Übermäßiger Fleischkonsum führt gewöhnlich dazu, daß sich Feuchtigkeit in der Milz sammelt (da der Geschmack des Fleisches süß ist), und trägt zur Ansammlung von Zähflüssigem Schleim bei, da seine Bestandteile häufig nicht vollständig verdaut werden. Außerdem belastet der hohe Fettgehalt und der hohe Anteil an »unreinen Energien« oder Abfallprodukten im Fleisch Leber und Gallenblase.

- Wenn man Fleisch ißt, sollte man es in sehr kleinen Mengen essen und möglichst in Suppen oder in Brühe.

Bei vielen Mangelsyndromen ist es schwierig, schnell und auf angemessene Weise Qi zu tonisieren, und besonders schwierig ist es, das Blut zu stärken, wenn der Patient nicht bereit ist, kleine Mengen Fleisch zu essen. Sogar in der chinesischen Kräutermedizin werden häufig »tierische Kräuter« benutzt, um die inneren Organe, das Blut und Jing zu tonisieren. Fleisch ißt man am besten im Herbst und Winter, einer Zeit, in der man generell mehr tonisierende Nahrungsmittel essen sollte.

Milch und Milchprodukte sind bei den Gesundheitsbewußten unserer Zeit ebenfalls in Ungnade gefallen. Manche Amerikaner meiden grundsätzlich alle Milchprodukte, weil sie »Schleim erzeugen«.

Nun ernähren sich die Menschen seit Jahrtausenden von Milch, und bis vor kurzem galt Milch immer als äußerst nahrhaft und gesund. Um zu klären, wie, wann und wieviel Milch ein Mensch zu sich nehmen sollte, muß man sich zunächst einmal mit der energetischen Natur der Milch beschäftigen.

Nach den Lehren der chinesischen Medizin ist Milch neutral, süß, aufsteigend, sie reist zur Lunge, zum Magen und zum Herzen, ist Yang und wird dem Erdelement zugeordnet. Prinzipiell wirkt Milch tonisierend bei Mangelzuständen, sie stärkt Qi und Blut, produziert Flüssigkeit und verbessert die Gleitfähigkeit des Darms. Medizinisch wird sie zur Behandlung von Verdauungsstörungen, Diabetes und Verstopfung eingesetzt. Meiden sollte man sie bei Mangelzuständen des Mittleren Erwärmers, bei Feuchtigkeit und bei Schleimbildung.

Milch ist nicht ganz leicht verdaulich, und wenn man sie in großen Mengen konsumiert oder wenn ein Mensch mit einer schlechten Verdauung sie trinkt, kann sie schleimbildend wirken. Diese schleimbildende Eigenschaft haben insbesondere pasteurisierte und homogenisierte Milchprodukte, die biologisch tot sind. Auf diese Weise behandelter Milch fehlt das Feuer des Lebens, so daß zuviel Feuer des Mittleren Erwärmers erforderlich ist, um sie vollständig zu verdauen. Milchprodukte, die nicht pasteurisiert oder homogenisiert worden sind, produzieren nicht soviel Schleim. Auch vorverdaute und lebendige Milchprodukte wie Joghurt erzeugen wesentlich weniger Schleim. Milchprodukte sind Patienten sehr zu empfehlen, die unter Mangel an Yin in Verbindung mit Innerem Feuer leiden; dieser Zustand kann zu Abmagerung, Gewichtsverlust, Verstopfung und trockener Haut führen.

- Nur Menschen, deren Verdauungsfeuer schwach ist und die stark zur Schleimbildung tendieren, sollten sich von Milch möglichst fernhalten. Ansonsten besteht kein Grund, Milch rigide zu meiden.

Viele Amerikaner klagen darüber, daß sie gegen Weizen allergisch sind. Die Energie des Weizens ist kühl. Weizen beseitigt Hitze, tonisiert das Blut, beruhigt den Geist und stärkt die Nieren. Seine Wirkrichtung ist absteigend.

Für diejenigen, deren Feuer des Mittleren Erwärmers unter Mangel leidet, ist Weizen schwer verdaulich. Dies gilt wie bei der Milch insbesondere dann, wenn Weizenprodukte biologisch tot sind, wie es bei Weißmehlprodukten der Fall ist, die obendrein noch mit Konservierungsstoffen versetzt sind.

Weizenprodukte wirken nicht so stark kühlend, und sie sind besser verdaulich, wenn es sich um frisch gemahlenen, sorgfältig gegarten Vollweizen handelt und wenn dieser zusammen mit anderen Nahrungsmitteln gegessen wird, die wärmend wirken und leicht verdaulich sind.

Wir Bewohner der westlichen Welt sind durch unsere stressige Lebensweise so geschwächt, daß unser Feuer sich in einem Mangelzustand befindet. Deshalb haben wir Schwierigkeiten, Lebensmittel wie Weizen zu verdauen. Dies ist eine besorgniserregende Entwicklung, die – wenn sie sich weiter fortsetzt – nichts Gutes für die Zukunft verheißt. Reine Übermaß-Syndrome sind relativ leicht und einfach zu behandeln; bei gemischten Übermaß/ Mangel-Syndromen hingegen ist die Behandlung wesentlich komplizierter. Wenn Weizen sachgemäß zubereitet und gegart ist und mit geeigneten anderen Speisen kombiniert wird, kann er uns vor dem »Ausbrennen« bewahren.

Viele Autoren, die über gesunde Ernährung schreiben, bezeichnen Tomaten, Kartoffeln und Auberginen als Familie der Nachtschattengewächse. Es ist wahr, daß diese drei Gemüsesorten zur gleichen botanischen Familie wie Belladonna – der »tödliche Nachtschatten« – gehören. Das bedeutet jedoch nicht, daß diese Gemüsearten ebenfalls tödlich wirken, nicht einmal, daß sie leicht toxisch sind.

Sogar Belladonna hat einen medizinischen Nutzen, wenn man in der Lage ist, die Dinge aus einer umfassenderen Perspektive zu sehen. Übermäßiger Verzehr von Auberginen kann dem Uterus schaden, weil dadurch Qi und Blut jenes Bereichs aktiviert werden, ohne daß etwas geschieht, um beide zu tonisieren. In Fällen von Blut-Stagnation des Unteren Erwärmers jedoch (ein bei chronischen Geschlechtskrankheiten, Nierenbeckenentzündung, Ovarialzysten, Gebärmuttermyomen, Menstruationsschmerzen und Ausbleiben der Regel häufig zugrunde liegender Zustand) wirken die Eigenschaften der Aubergine, Qi und Blut zu aktivieren und Stagnierendes Blut zu entfernen, höchst positiv.

Die Kartoffel ist eines der wenigen Gemüse, die das Nieren-Yin stärken. Deshalb ist sie als Wintergemüse besonders wichtig. Die Kartoffel tonisiert bei Mangel im allgemeinen und die Milz im besonderen. In der chinesischen Medizin gilt die Kartoffel nicht als giftig.

Tomaten neutralisieren Hitze und erzeugen Flüssigkeit. Ihre energetische Natur ist kühl und absteigend. Sie stärkt den Magen. Ihr Geschmack ist sowohl süß als auch sauer, und sie wird den beiden Elementen Erde und Holz zugeordnet. Im Sommer ist sie nützlich zur Bekämpfung der Hitze. Im Herbst wirkt sie der Tendenz zur Trockenheit entgegen. Allgemein kann sie helfen, Leber und Magen zu harmonisieren. Es ist gut, Tomaten im Sommer roh zu essen; im Herbst jedoch sollte man sie kochen. Wie jedes andere Nahrungsmittel sollte man auch Tomaten nicht im Übermaß oder ausschließlich essen, aber zweifellos hat die Tomate ihren Wert.

Das Problem der Akzeptanz durch den Patienten

Eines der größten Probleme der meisten Diät-Therapien ist, daß sie so extrem oder so wenig appetitanregend sind, daß die Patienten sich weigern, sie zu befolgen. Viele Patienten, denen rigorose Diäten verordnet werden, sagen, sie würden lieber gut essen und früher sterben, als sich all die Köstlichkeiten zu versagen.

Doch eine Therapie, die für den Patienten inakzeptabel ist, taugt nicht viel, ganz gleich, wie zutreffend ihre theoretischen Grundlagen auch sein mögen. Die beste Diät der Welt ist sinnlos, wenn der Patient sie nicht einhält.

Wenn ich Patienten rate, hauptsächlich gekochtes Gemüse, einige Getreidearten, eine kleine Menge Fleisch, nur wenig oder gar kein rohes Obst und Gemüse und keine kalten und gefrorenen Nahrungsmittel zu essen, so sagen sie mir, eine solche Diät sei langweilig. Doch sind in Wirklichkeit nicht die Nahrungsmittel selbst langweilig, sondern die einfallslose Art, wie viele sie zubereiten. Ein großer Teil der heutigen Krankheiten ist eine Folge unserer übermäßig komplexen, übermäßig aufregenden Lebensweise.

Ich bin der Ansicht, daß sowohl die Ernährung als auch die Lebensweise eines Menschen ziemlich einfach sein sollten. Auch glaube ich, daß diese Einfachheit besinnlich, kreativ und (im übertragenen Sinne) »geschmackvoll« sein sollte.

Im übrigen habe ich die Erfahrung gemacht, daß nur Veränderungen, die sich über lange Zeiträume von innen heraus entwickeln, gesund und dauerhaft sind, nicht aber radikale, von außen übergestülpte Veränderungen. Deshalb habe ich mit meiner Frau eine Reihe von geeigneten Rezepten zusammengestellt (siehe ab S. 150). Manchen eher spartanisch veranlagten Lesern werden diese Rezepte vielleicht wie Gourmetkost erscheinen, nicht wie Speisen, die zu Heilzwecken gedacht sind. Dennoch basieren alle diese Rezepte auf fundierten diätetischen Prinzipien der klassischen chinesischen Medizin, und mindestens die Hälfte von ihnen wird in China seit vielen Generationen zu therapeutischen Zwecken zubereitet.

Ernährung und körperliche Übung

Die Ernährung ist nur einer der Faktoren, die zur Erhaltung der Gesundheit beitragen und ein langes Leben ermöglichen. Jede Therapie und jedes Gesundheitsvorsorgesystem, das sich auf einen einzigen Faktor beschränkt, kann nicht als holistisch gelten und ist auch nicht effektiv.

> Gesundheit ist eine Funktion des (spirituellen, geistigen, emotionalen und körperlichen) Lebens in Übereinstimmung mit dem größeren Fluß des Universums. Leben ist mehr, als nur zu essen.

Wie Ko Hung im 4. Jahrhundert unserer Zeitrechnung schrieb:

> Bei allem, was die Nährung des Lebens betrifft, muß man viel lernen und sich das Wesentliche zu eigen machen;

man muß weit um sich schauen und Wichtiges von Unwichtigem zu unterscheiden verstehen. Man sollte sich nicht nur auf etwas Bestimmtes verlassen, denn es besteht immer die Gefahr, daß jeder Sachkundige auf das schwört, womit er sein Geld verdient. So sagen diejenigen, die Rezepte für den sexuellen Verkehr kennen, nur ihre Rezepte könnten zur Fülle des Lebens führen. Diejenigen, die sich mit der Atmung beschäftigen, behaupten, nur die Zirkulation des Atems könne unser Leben verlängern. Diejenigen, die Methoden des Beugens und Streckens kennen, sagen, nur gymnastische Übungen könnten das Alter vertreiben. Diejenigen, die sich in der Kräuterkunde auskennen, behaupten, nur durch Kräuterzubereitungen sei man vor der Erschöpfung [der Lebenskraft] sicher. Versagen im Studium des göttlichen Prozesses beruht auf solchen Spezialisierungen. Menschen mit nur geringer Erfahrung, die lediglich eine spezielle Methode gut kennen, werden diese unverzüglich zum Allheilmittel erklären.[15]

Insbesondere muß die Diät durch Körperübungen oder körperliche Aktivität ergänzt werden. Was wir essen, liefert uns den materiellen Brennstoff und die materielle Grundlage für unsere physische Existenz. Was wir tun, ist die funktionelle Aktivität unseres Organismus.

Selbst wenn wir die teuersten, exotischsten und gesündesten Nahrungsmittel äßen, unseren Körper jedoch nicht übten, würden und könnten wir nicht gesund sein.

Mangel an körperlicher Übung oder notwendiger körperlicher Anstrengung kann zu einer Verlangsamung der Zirkulation von Qi und Blut führen, zu allgemeiner Schwäche, Mattigkeit, Fettleibigkeit und Kurzatmigkeit nach Anstrengungen. Außerdem kann dies die allgemeine Widerstandskraft des Körpers verringern.[16]

Wenn das Feuer des Körpers geschwächt wird, wird die Nahrung nicht vollständig verdaut, und die Rückstände werden zu Giftstoffen wie Zähflüssigem Schleim. Andererseits hat ein System, das sich in einem guten Allgemeinzustand befindet, die Möglichkeit, mehr Unreinheiten der Ernährung zu verbrennen als das eines Menschen, der sein Leben sehr inaktiv und überwiegend sitzend verbringt. Wir alle kennen gesunde, aktive Menschen mit viel Energie, dle täglich hart arbeiten und viel »Junk Food« essen. Je stärker solche Menschen ihre Aktivität einschränken, um so mehr müssen sie darauf achten, was sie essen. Doch kann dies zu einer ungesunden Fixierung aufs Essen führen, die ihrerseits weitere organische und emotionale Ungleichgewichtszustände hervorrufen mag.

Körperübungen sind das Yang zum Yin der Diät, und beide müssen stets gleicherweise im Auge behalten werden.

Krebs und chinesische Diät-Therapie

Für die meisten Menschen der westlichen Welt ist Krebs wahrscheinlich die beängstigendste Krankheit von allen. Sie kann jeden von uns in jedem Alter befallen. Und wenn man erst einmal daran erkrankt ist, sind die Heilungschancen gering, und radikale schulmedizinische Behandlungsmethoden wie chirurgische Eingriffe, Bestrahlungs- und Chemotherapie richten oft ebensoviel Schaden an wie die Krankheit selbst. Die Diagnose Krebs wird von den Betroffenen empfunden wie ein Todesurteil. Da die breite Öffentlichkeit heute am Sinn der allopathischen Krebstherapien zweifelt, suchen viele Patienten Zuflucht bei alternativen Heilmitteln und Heilmethoden wie Laetrile (Extrakt aus Pfirsichkernen), »schwarzen Breiumschlägen« der Kelly-Diät, der Gerson-Diät oder der makrobiotischen Diät. Bei den meisten alternativen Heilmethoden gegen Krebs steht eine Diät im Zentrum der Bemühungen, oder Diät ist zumindest ein wichtiger Bestandteil der Behandlung.

Fast ausnahmslos basieren diese Ernährungsanweisungen auf einem oder mehreren spezifischen Nahrungsmitteln – nur Rohkost, rein vegetarisch usw. –, oft verbunden mit extremer Askese. Jede dieser Methoden weiß Beispiele für ihren empirischen Erfolg anzuführen. Doch nicht eine einzige dieser Diäten vermag Krebs wirklich zu »heilen«.

Aus der Sicht der chinesischen Medizin ist der Grund hierfür, daß es gar keine Krankheit namens »Krebs« gibt. In der chinesischen Medizin erklärt man die Symptome und Syndrome, die westliche Ärzte als Krebs bezeichnen, durch eine Reihe unterschiedlicher energetischer Diagnosen.

Obgleich die Entwicklung eines Tumors oder einer Geschwulst immer als lokale Stagnation bzw. Akkumulation der einen oder anderen Art beschrieben wird, kann die Ursache einer solchen Stagnation aus der Sicht der chinesischen Lehre von den Energien des Menschen viele verschiedene Ursachen haben. Deshalb gibt es in der chinesischen Medizin keine spezielle Krebsdiät.

Es kann sein, daß ein chinesischer Arzt zwei Patienten, die nach der Diagnose der westlichen Medizin beide an Krebs leiden, zwei völlig verschiedene Diät-Therapien verordnet.

Wenn der Patient allgemein zum Übermaß tendiert – ein Terminus der chinesischen Heilkunde, den man nicht aus dem Zusammenhang reißen sollte –, so wird der Diätplan für ihn generell auf Zerstreuung oder Elimination dieses Übermaßes zielen. Der Hauptakzent liegt dabei auf Nahrungsmitteln, die reinigend wirken Tendiert der Patient hingegen allgemein zum Mangel, so würde eine solche reinigende Diät nur seinen weiteren körperlichen Verfall beschleunigen. Solche Patienten brauchen eine nährende und aufbauende Kost. Häufig besteht zwischen Übermaß und Mangel eine komplizierte Wechselbeziehung. In solchen Fällen muß die Diät außerdem sorgfältig im Sinne der spezifischen energetischen Diagnose abgestimmt sein.

Die chinesische Medizin hebt zwei Faktoren hervor, an die man stets denken sollte. Einer davon ist das Wahre Qi oder die gesunde Energie des Patienten. Der andere ist das Bösartige Qi oder die pathogene Energie.

Die westliche Medizin konzentriert sich völlig darauf, die bösartige oder pathogene Energie zu bekämpfen und zunichte zu machen. Die chinesische Medizin bekämpft zwar auch das Bösartige Qi, berücksichtigt aber dabei immer den Zustand des Wahren Qi.

Wenn das Wahre Qi geschwächt wird, so daß wichtige Körperfunktionen beeinträchtigt sind, ist die erste Pflicht des Heilkundigen, das Wahre Qi zu regenerieren und zu unterstützen. Der aktive Kampf gegen das Bösartige Qi tritt dann in den Hintergrund, bis der Betroffene seine Kraft wiedererlangt hat.

Nicht nur die westliche Schulmedizin versteht die Rolle des Wahren Qi nicht und vernachlässigt es infolgedessen, sondern auch die meisten heutigen Krebsdiäten schenken der Unterstützung des Wahren Qi keine Aufmerksamkeit. Viele, wenn nicht die meisten »Krebsdiäten« versuchen, den Körper vom Bösartigen Qi, dem Krebs, zu reinigen. Bei sehr geschwächten Patienten jedoch beschleunigt diese Art der Behandlung den körperlichen Verfall nur noch. Dies ist keine bloße Theorie, sondern entspricht meinen persönlichen Erfahrungen und Beobachtungen. Drei meiner Freunde, die einer solchen falschen Diät gefolgt sind, sind heute tot.

Jeder Diätplan zur Krebsbehandlung, der nicht auf einer individuellen und spezifischen energetischen Diagnose basiert, wird den Patienten wahrscheinlich in die gleiche Falle führen. Solche übertriebenen Vereinfachungen deuten auf einen Mangel an Wissen und Weisheit hinsichtlich der Krankheit und der Körperfunktionen hin.

Obgleich ein aufgrund einer individuellen und spezifischen Diagnose sachkundig zusammengestellter Diätplan bei der Behandlung der komplexen und tiefreichenden Syndrome, die als Krebs bezeichnet werden, eine zwingende Voraussetzung ist, sollte eine solche Diät nicht der einzige oder auch nur der wichtigste Faktor der gesamten Behandlung sein. Kräuterrezepturen, ergänzt durch andere geeignete Heilmethoden wie Akupunktur und Massage sind die Grundlage der Krebsbehandlung gemäß den Methoden der Traditionellen Chinesischen Medizin.

Die energetischen Syndrome, die sich als Krebs manifestieren, sind alle Muster weit fortgeschrittener Disharmoniezustände und daher nicht leicht zu heilen.

Auch die chinesische Medizin betrachtet die Heilungschancen bei Krebs oft als gering. Manchmal jedoch vermag sie Krebsfälle, die in der westlichen Medizin als unheilbar gelten, infolge ihres überlegenen Verständnisses des menschlichen Organismus mit Erfolg zu behandeln. Häufiger jedoch hat sich eine Kombination westlicher Radikalmethoden mit chinesischen holistischen Methoden als erfolgreich erwiesen.

Es gibt allerdings keine einfachen Antworten auf die Krebsproblematik, da diese die allgemeine ständige Verschlechterung unserer Umweltsituation, unserer Ernährung, unserer Lebensweise, unserer Moral und unserer geistigen Verfassung widerspiegelt.

Krebs ist die Folge einer falschen Beziehung zur Wirklichkeit. Sie ist der Ausdruck des derzeitigen Kali-Yuga auf der Ebene von Gesundheit und Krankheit.

Die Lehre von den Entsprechungen

Die chinesische Medizin ist ein kosmologisches System. Sie basiert auf kosmischen Prinzipien des Wachstums, der Veränderung und der Entwicklung. Diese Prinzipien sind universell, und man kann sie auf alle Ebenen und Aspekte der Wirklichkeit übertragen.

Es muß klar gesagt werden, daß die Prinzipien nicht die Wirklichkeit selbst sind, sondern nur unser Konzept von der Wirklichkeit, und daß sie nur kraft ihres pragmatischen Wertes wahr sind.

Weil alles sich diesen Prinzipien entsprechend manifestiert, verkörpern Dinge, die ähnlich aussehen oder die ähnliche Strukturen haben, ähnliche Prinzipien. Ihr Wachstum beruht auf ähnlichen Energien. In allen traditionellen Kulturen, die auf einer magisch-mystischen Innenschau basieren, welche durch veränderte Bewußtseinszustände aktiviert wird (die wiederum durch yogische Praktiken induziert werden), gibt es das Konzept der Entsprechungen (Analogien) und Sympathien. Nach dieser Anschauung der Wirklichkeit ist beispielsweise eine Wurzel, die wie ein Mensch aussieht – die Ginsengwurzel –, ein Tonikum für den ganzen Menschen. Von Austern, die Hoden ähneln, glaubte man, sie würden tonisierend auf die Sexualenergien des Menschen wirken, insbesondere auf die männlichen oder Yang-Energien. »Rocky-Mountain-Austern«, die traditionell aus Rinder- und

Schafshoden und heute auch aus den Geschlechtsorganen des Truthahns hergestellt werden, sind ebenso wirksam für diesen Zweck wie echte Austern.

Eine andere Maxime der obengenannten Lehre ist der Satz »Gleiches heilt Gleiches«. Auch in der chinesischen Medizin ist dieses Prinzip bekannt.

Beispielsweise verschrieb im 6. Jahrhundert C. E. Sun Sze Mo Innereien bei Erkrankungen der betreffenden Organe, insbesondere bei Mangelzuständen.

Aufgrund meiner eigenen klinischen Erfahrung halte ich Innereien für therapeutisch sehr wirksam. Ich empfehle häufig Patienten, die unter Mangelzuständen der Nieren leiden, Nieren zu essen; wenn jemand unter Mangelndem Leber-Yin oder Leber Blut leidet, empfehle ich ihm, Leber zu essen, und bei sexuellen Mangelzuständen empfehle ich »Rocky-Mountain-Austern«. Wenn es einem bestimmten Patienten nützlich sein könnte, sollte der Arzt auf die therapeutische Wirkung von Innereien – und auf ihren oft niedrigen Preis – hinweisen und auch gleich Anleitungen zur Zubereitung geben (siehe z. B. entsprechende Rezepte in diesem Buch).

Wenn möglich, sollte man Innereien beim Bio-Metzger kaufen. Manche Patienten fürchten, diese Organe könnten einen zu hohen Anteil an Schadstoffen aus der Umwelt aufgenommen haben. Ich habe jedoch den Eindruck, daß ihre positiven Wirkungen, sofern man sie nicht zu häufig und nur in kleinen Mengen ißt, die negativen Auswirkungen von zu hoher Schadstoffbelastung überwiegen.

Wenn die Organe eines Menschen in ausgewogener Weise ihre Funktion erfüllen, sind sie recht gut in der Lage, alle Arten von Giften aus der Nahrung herauszufiltern und auszuscheiden. Ein schwaches, schlecht funktionierendes Organsystem hingegen erzeugt sogar aus biologisch produzierten Nahrungsmitteln von bester Qualität toxische Rückstände.

Beim Verzehr von Innereien wie auch jeder Art von anderem Fleisch sollte man ein wenig über die ethischen Implikationen des Fleischessens nachdenken. Ein fühlendes Wesen muß getötet werden, damit wir sein Fleisch essen können.

- Jeder, der an der Tötung eines anderen fühlenden Wesens beteiligt ist, erntet damit auch die karmische Folge physischen Leidens. Daher sollte man ein Tier nur dann wegen seines Fleischs oder wegen seiner Organe töten, wenn das zur Heilung eines Patienten notwendig ist.

Und der Betreffende sollte sich seiner Dankesschuld und seiner karmischen Verantwortung bewußt sein. Wenn man gewöhnlich kein Fleisch ißt und sieht, daß irgendwo Innereien von bereits geschlachteten Tieren angeboten werden, sollte man dies als Geschenk des Universums betrachten, als Manifestation der Angemessenheit oder des Reifens früheren guten Karmas. Doch auch in diesem Fall sollte man dem Tier, dessen Körper gegessen wird, dankbar sein.

Der große taoistische Heilige und chinesische Arzt Tao Hung-Ching stellte ein Arzneibuch zusammen, in dem er die Verwendung vieler tierischer Organe und Nebenprodukte empfahl. Obgleich er schon viele Jahre mit yogischen Übungen zubrachte, hatte er die Unsterblichkeit noch nicht erreicht, obwohl dies einem seiner Schüler bereits gelungen war. Tao Hung-Ching fragte diesen Schüler, warum er den Rang eines Himmlischen vor seinem Lehrer erreicht habe, denn dies sei schließlich nicht die normale Ordnung der Dinge. Da der Schüler unsterblich war, war er einverstanden, zum Himmel zu fliegen und den Jade-Kaiser zu fragen, warum sein hochgeschätzter Lehrer, Tao Hung-Ching, die Unsterblichkeit nicht vor ihm erreicht habe. Der Jade-Kaiser antwortete, weil Tao Hung-Ching das Schlachten so vieler Tiere empfohlen habe, sei es unmöglich für ihn, die Fesseln des Karma zu überwinden. Nachdem der Schüler zur Erde zurückgekehrt war und Tao Hung-Ching die Antwort überbracht hatte, setzte sich Tao Hung-Ching mit seinem Buch hin und strich alle Rezepte daraus, in denen er die Verwendung von tierischen Bestandteilen empfohlen hatte, ohne daß dies absolut lebensnotwendig gewesen wäre. Nachdem er dies getan hatte, wurde auch er schließlich ein Himmlischer.

Ein wichtiger Grund, vom Verzehr von Innereien abzusehen, soll hier noch erwähnt werden. Manche im Westen mißverstehen die Theorie der Fünf Elemente. Sie meinen, diese würde empfehlen, im Frühling Leber zu essen, um die menschliche Leber in der ihr entsprechenden Jahreszeit zu unterstützen. Nach dem, was der große Chang Chung-Ching in seinem Werk *Chin Kuei Yao Lueh* schreibt, ist das falsch.

> Im Frühling sollte man keine Leber essen; im Sommer sollte man kein Herz essen; im Herbst sollte man keine Lunge essen; im Winter sollte man keine Nieren essen; in keiner Jahreszeit sollte man Milz essen. Es gibt mehrere Gründe für diese Verbote. Im Frühling erreicht die Leber den Höhepunkt ihres Überflusses, und sie erschöpft die Milz. Wenn man nun Leber ißt, so verstärkt das jenen Überfluß und schwächt die Milz noch mehr, so daß schließlich ein unheilbarer Zustand entsteht. Auch sollte während der Überflußperiode der Leber das wahre Leber-Qi nicht in die Leber eingeführt werden, weil sonst die Seele verletzt wird. Zu allen Jahreszeiten außer der des Überflusses ist es gut, die Leber durch [Verzehr von] Leber zu unterstützen. Diese Regel gilt auch für alle anderen Bauchorgane.[17]

Ich hatte selbst Gelegenheit, Changs Ansicht zu verifizieren. Kürzlich nahm eine meiner Patientinnen, die an Eingezwängtem Leber-Qi litt (was sich in Form von Menstruationsstörungen manifestierte), im Frühling Leberextraktpillen, weil sie glaubte, dies würde sich günstig auf ihre Beschwerden auswirken. Dadurch entstand bei ihr ein Gesichtszucken im Bereich um die Augen, das sofort wieder verschwand, als sie die Pillen absetzte.

Ich möchte Chang Chung-Ching jedoch widersprechen – wenn ich so vermessen sein darf –, was das Essen von Nieren im Winter angeht. Nach Ansicht des berühmten Dr. Chu Dan-Xi tendiert das Yin zum Mangelzustand. Auf dieser Ansicht basierend und aufgrund von Dr. Chang Ching-Yues Prinzip des Tonisierens des Angeborenen Qi, der Nieren, empfehle ich, im Winter Nieren zu essen, wenn ein Mangel im Bereich der Nieren vorliegt. Mit nur wenigen Ausnahmen können die Nieren im allgemeinen gar nicht zuviel Energie bekommen. Dies ist ein Beispiel dafür, wie die Theorien der klassischen chinesischen Medizin im Laufe der Jahrhunderte erweitert und verfeinert worden sind.

Congee und chinesische Kasserollengerichte

Obgleich wir nicht vorhaben, Amerikanern und Europäern zu empfehlen, sich generell »chinesisch« zu ernähren, um gesund zu bleiben, möchten wir hier doch zwei typisch chinesische Arten zu kochen vorstellen. Wir glauben, daß sie eine echte Bereicherung für die westliche Küche wären. Die eine bezeichnen wir als Congee, die andere als chinesisches Kasserollen-Kochen.

Congee ist ein anglo-indisches Wort, das »Reisschleim« oder »Reisbrei« bedeutet. Im Chinesischen wird diese Speise »Shifan« oder »Wasserreis« genannt. Der Name deutet schon an, daß es sich dabei um eine dünne Reissuppe handelt, deren Hauptbestandteile Reis und Wasser sind.

Diese einfache Speise wirkt sich in mehrfacher Hinsicht positiv auf den menschlichen Organismus aus. Sie ist für den Körper leicht verdaulich und leicht assimilierbar, sie tonisiert Qi und Blut, sie stärkt und harmonisiert den Mittleren Erwärmer, und außerdem fördert sie die Urinabsonderung.

Da Congee mit den verschiedensten Zutaten gekocht werden kann, läßt sich diese Speise für eine fast unbegrenzte Zahl von medizinischen Zwecken verwenden. Der Buddha hat Congee, mit Milch und Honig zubereitet, als das wichtigste Gericht zur Erhaltung der Gesundheit betrachtet. Im

Vinaya Pitaka ist zu lesen, Buddha habe gesagt: »Congee schenkt zehn Dinge: Leben und Schönheit, Wohlgefühl und Stärke; es vertreibt den Hunger, stillt den Durst und regelt die körperlichen Gase; es reinigt die Blase und bringt die unverdauten Speisereste zur Verdauung. Der um das leibliche Wohl Besorgte preist es als Medizin.«

In weiten Teilen Chinas ißt man Congee zum Frühstück. Es wird pur serviert, allerdings zusammen mit vielen Beilagen, darunter hartgekochte Tausendjährige Eier, sauer eingelegtes Gemüse, gedämpfte Brötchen und geraspelter getrockneter Fisch.

In Südchina ißt man Congee als Eintopf. Dort besteht diese Reissuppe aus unterschiedlich vielen Zutaten in verschiedenen Kombinationen, je nach Geschmack bzw. beabsichtigter therapeutischer Wirkung. Im Anschluß sind verschiedene Zutaten für Reis-Congee sowie deren jeweilige Auswirkungen in Form einer Tabelle aufgeführt. Diese Liste stammt aus der englischen Synopsis von Li Shih-Zhens *Pen-tsao Kang-mu* [18]. Auch Da Liu erwähnt sie in seinem Buch *The Tao of Health and Longevity* [19].

Weizen-Congee
Wirkt kühlend und fiebersenkend; und weil der Weizen nährend auf das Herz wirkt, außerdem beruhigend und sedierend

Aprikosenkern-Congee
Gut bei Husten und Asthma; treibt Schleim aus

Congee mit süßem Reis
Tonisiert den Mittleren Erwärmer; tonisiert Qi; wirkt verdauungsfördernd und tonisierend bei Durchfall, Erbrechen und Verdauungsschwäche im Zusammenhang mit Mangel

Mungbohnen-Congee
Kühlend, fiebersenkend; kühlt insbesondere Sommerhitze

Adukibohnen-Congee
Trocknet Feuchtigkeit; nützlich bei Ödemen und Gicht; außerdem bei Urinverhaltung, vermindertem Harnfluß (Oligurie), Harnzwang (Dysurie) und anderen Nieren/Blasen-Problemen

Wasserkastanien-Congee
Wirkt kühlend auf die inneren Organe; gut bei Diabetes infolge von Übermaß sowie bei Gelbsucht

Kastanien-Congee
Tonisiert die Nieren, stärkt den unteren Rückenbereich und die Knie; auch nützlich bei der Behandlung von Hämorrhoiden

Taro-Congee
Nahrhaft und tonisierend

Rettich-Congee
Wirkt verdauungsfördernd; kühlend bei Hitze, Problemen der Verdauungsorgane

Möhren-Congee
Karminativ (gegen Blähungen) und verdauungsfördernd; gut bei Verdauungsschwäche und bei chronischem Durchfall; hustenlindernd

Portulak-Congee
Entgiftend; möglicherweise auch nützlich bei *Herpes genitalis*

Spinat-Congee
Wirkt harmonisierend und befeuchtend auf die inneren Organe; sedierend; verringert Gegenläufiges Qi

Hirtentäschel-Congee
Schärft die Sehfähigkeit und wirkt positiv auf die Leber

Sellerie-Congee
Wirkt kühlend und blutdrucksenkend in den Anfangsphasen von Aufsteigendem Leber-Yang

Lauch-Congee
Wärmend und tonisierend; gut bei chronischem Durchfall

Pinienkern-Congee
Befeuchtet Herz und Lunge; harmonisiert den Dickdarm; nützlich bei Windkrankheiten und bei Verstopfung

Schalotten-Congee
Heilt bei älteren Menschen Kälte-Durchfall

Congee mit getrocknetem Ingwer
Gut bei Verdauungsproblemen aufgrund von Mangel und Kälte, z. B. Durchfall, Appetitlosigkeit und Verdauungsschwäche

Fenchel-Congee
Karminativum; heilt Hernie, die im Zusammenhang mit Qi-Stagnation auftritt

Nieren-Congee
Wirkt allgemein tonisierend, besonders auf die Nieren; nützlich bei Mangelsymptomen wie Impotenz, nächtlichem Samenfluß, Hexenschuß im Zusammenhang mit Mangel, schwachen Knien, vorzeitiger Ejakulation

Leber-Congee
Mangelkrankheiten der Leber wie Leber-Blut- oder Leber-Yin-Mangel; auch gut bei Nieren-Yin-Mangel.

Die Möglichkeiten, Congees mit besonderer Heilwirkung zusammenzustellen, sind fast unbegrenzt. Man kann während des Kochvorgangs medizinische Kräuter hinzufügen und sie vor dem Essen wieder entfernen. Man kann mehrere Zutaten mit unterschiedlichen therapeutischen Eigenschaften mischen, um verschiedene Wirkungen miteinander zu kombinieren, ähnlich wie es bei Kräutermischungen gehandhabt wird. Chinesische Kräuter, die manchmal in Congees abgekocht werden, sind unter anderem *Rehmannia,* Hirschgeweih, Bocksdorn (Teufelszwirn) und Virginischer Aron.

Manche seihen die Flüssigkeit vom Congee ab und trinken nur diese, statt den Brei zu essen. Das wird empfohlen, wenn Congee Kleinkindern als Ergänzung zur Muttermilch gegeben wird oder bei der Behandlung schwerkranker und sehr geschwächter Patienten.

Eines meiner Lieblings-Frühstücks-Congees enthält chinesische rote Datteln (Jujuben) und Scheiben frischen Ingwers, gesüßt mit ein wenig Honig. Rote Datteln wirken sedierend und beruhigend auf den Geist. Außerdem stärken sie die Verdauungsfunktion. Ingwer fördert die Zirkulation von Qi und Blut, unterstützt Yang und wärmt den Mittleren Erwärmer. Honig nährt das Herz, beruhigt den Geist und macht die Därme gleitfähiger. Außerdem füge ich häufig noch Walnüsse hinzu, um das Nieren-Yang zu tonisieren und das Gehirn zu nähren, und Kastanien, um das Nieren-Yin zu tonisieren und Jing zu stärken.

- Da Reis harntreibend wirkt, sollte man Congee nicht essen, wenn man unter Mangel-Polyurie (vermehrter Harnausscheidung) und unter nächtlichem Wasserlassen leidet.

Bei Patienten, die eine Tendenz zu vermehrter Harnausscheidung infolge von Nieren-Qi oder Nieren-Yang-Mangel haben, verschlimmern sich die Symptome, wenn sie Congee essen.

Schließlich kommt es zu Harntröpfeln, und es entsteht ein Gefühl der Harnverhaltung, was ein Zeichen für die Verschärfung des Mangelzustandes ist.

In manchen Fällen ist Congee ein integraler Bestandteil der Kräutertherapie. Wenn man bei Patienten mit schmächtigem Körperbau zur Behandlung einer Erkältung im Anfangsstadium das Zimtrezept als schweißtreibendes Mittel einsetzt, sollte der Betreffende nach dem Trinken des Kräutersuds Congee essen, damit die gewünschte Wirkung erzielt wird. Im *Shang Han Lun* schreibt Chang Chung-Ching über die Anwendung der Zimtrezeptur: »Warte eine kurze Zeit [nach Trinken des Kräutersuds] und nimm dann ein oder mehr Sheng heißes Congee, um ein Zusammenwirken zu erreichen.«[20] Zhou Feng-Wu erklärt die Verwendung von Congee als Beigabe zur Zimtrezeptur folgendermaßen:

> Die Beigabe von heißem, verdünntem Brei hilft dem Magen-Qi, liefert Yin und Wei Substanz, wirkt positiv auf die Flüssigkeit, unterstützt die Verteilung der Flüssigkeit des Mittleren Erwärmers und befördert das verborgene Übel mit der Süße an die Oberfläche. Man sollte stets daran denken, daß das Trinken von verdünntem, heißem Brei einer der wichtigsten Faktoren bei der Anwendung der Abkochung Ramulus Cinnamoni Compositum ist.«[21]

Congee stellt man wie folgt her: Man nehme einen Teil Reis auf sechs Teile Wasser und fülle beides in einen schweren Topf mit Deckel. Die Wassermenge ist ausschlaggebend dafür, wie dick der Brei wird. Wenn Sie einen Elektroherd oder eine Keramikplatte haben, stellen Sie »warm« ein, und wenn Sie mit Gas kochen, sollte die Flamme so klein wie möglich sein. Lassen Sie den Inhalt sechs Stunden lang köcheln.

Wenn Sie das Congee zum Frühstück essen wollen, beginnen Sie mit dem Kochen am Vorabend, kurz bevor Sie zu Bett gehen. Rühren Sie dann unmittelbar nach dem Aufstehen den Reisbrei durch, damit das Congee nicht anbrennt. Es kann im Laufe des Tages wieder aufgewärmt werden. Tontöpfe eignen sich sehr gut zum Kochen von Congee. Einen Rest Congee können Sie unter den Brotteig mischen. Durch die Hefe wird er mit neuem Leben erfüllt, deshalb braucht man ihn nicht als verdorben anzusehen.

Im Great Wall Restaurant in der Washington Street Nr. 815 in San Franciscos Chinatown gibt es eine Reihe von Congees mit vielen verschiedenen Zutaten. Als wir zum erstenmal dort aßen, sagte der Kellner, wir würden Congee sicherlich nicht mögen, das sei nur etwas für Chinesen, und nahm unsere Bestellung nur widerwillig entgegen. Ein Jahr später war dieses Problem vergessen, und wir bemerkten, daß mittlerweile eine Menge »Anglos« in diesem Restaurant aßen, das sich auf Congee und chinesische Kasserollengerichte spezialisiert hat. Besonders zu empfehlen ist dort das Eight-Treasure-Congee (Acht-Kostbarkeiten-Congee). Es enthält Erbsen, Garnelen, Leber, Hühnermägen und alles, was der Chef am betreffenden Tag sonst noch auswählt. Es ist ein ausgezeichnetes Essen zur Tonisierung der Nieren, der Leber und des Mittleren Erwärmers und zur Beruhigung des Geistes.

Eine zweite chinesische Form des Kochens, die sehr gesund, in Amerika und Europa aber relativ unbekannt ist, ist das chinesische Kasserollen-Kochen, das auch als »Kochen nach Familienart« bezeichnet wird. Ebenso wie beim Congee wird auch in diesem Fall alles in einem einzigen Topf gekocht.

Eine weitere Gemeinsamkeit mit der Zubereitung von Congee ist, daß man nur wenig Öl braucht. Kasserollen-Kochen erfordert relativ wenig Energie, und außerdem bleiben die Qualitäten der frischen Lebensmittel und auch ihr Geschmack erhalten. Je nach Auswahl der Zutaten kann diese Form des Eintopfs bei fast jedem Symptom therapeutisch eingesetzt werden, wobei allerdings anzumerken ist, daß sich Kasserollengerichte am besten zur Tonisierung von Mangelzuständen eignen.

Das chinesische Kasserollen-Kochen wurde im Altertum *Keng*[22] genannt und war in der Zeit von der Chou-Dynastie (1124 – 249 v. Chr.) bis zur Han-Dynastie (206 v. Chr. – 220 n. Chr.) die gebräuchlichste Kochmethode. Tontopf-Kochen ist ein anderer Name für diese Zubereitungsart. Da Brennstoff in einem Land mit so hoher Bevölkerungsdichte wie in China teuer ist, gibt es nicht viele Backöfen, und Backen im Backofen ist eine seltene Garmethode. Kasserollengerichte werden auf dem Herd gekocht, wobei man den Tontopf als eine Art Miniatur-Backofen benutzt. Man benötigt dazu einen Tontopf mit Deckel, aber jede schwere Keramik-Kasserolle erfüllt denselben Zweck. Der in Deutschland so populäre Römertopf eignet sich ausgezeichnet – auch wir benutzen ihn. Die original chinesischen Tonkochtöpfe sind in größeren Städten in entsprechenden Spezialgeschäften erhältlich.

Die im Anschluß aufgeführten Rezepte sind Lilah Kans Buch *Introducing Chinese Casserole Cookery* entnommen.

Leser, die sich für diese Art des Kochens interessieren, finden dort weitere ausgezeichnete Rezepte. Das oben erwähnte Great Wall Restaurant in San Francisco pflegt auch das Kochen im Tontopf.

Vorbemerkung zu den verwendeten Maßeinheiten

In den folgenden Rezepten wurden die amerikanischen Maßeinheiten »cup« (= »Tasse«) und »pound« (= »Pfund«) nicht umgerechnet. Die (meist zu vernachlässigenden) genauen deutschen Entsprechungen sind:

1 Tasse = 1 cup = 0,23 l
1 Pfund = 1 pound = 453,59 g

Die Angabe »Dose« bezieht sich auf die jeweils handelsübliche Dosengröße.

Austern-Walnuß-Kasserolle

Für 4 Personen

Dieses Rezept tonisiert die Nieren sowohl bei Yin- wie auch bei Yang-Mangel und wirkt positiv auf Lunge und Dickdarm. Außerdem eignet es sich bei Trockenheit der Lunge in Verbindung mit Yin-Mangel, falls kein Auswurf (Schleim) vorhanden ist.

15 (oder mehr) getrocknete Austern
*1 Pfund chinesische süße Schweins(mett)wurst**
1 Dutzend getrocknete chinesische schwarze Pilze
1 Dose Wasserkastanien, in Scheiben geschnitten
1 Dose Bambussprossen, in Scheiben geschnitten
1 Tasse Erbsen (frische oder tiefgekühlte)
1 Tasse gehackte Walnüsse

Marinade

4 TL Sojasoße oder Tamari
4 TL Sherry
1/2 TL Zucker
1/2 TL Sesamöl
1/4 TL fein geriebene Ingwerwurzel

Garflüssigkeit

2 TL Sojasoße
1 EL Sherry
1/2 TL Zucker
1/2 Tasse Einweichwasser von den Austern (aufbewahren)
2 EL Austernsoße

Die Austern 24 Stunden in Wasser einweichen und das Wasser während dieser Zeit zweimal wechseln. Das letzte Einweichwasser aufbewahren. Die Austern in ca. 1 cm dicke Stücke schneiden. Die Marinade für die Wurst mischen. Die Wurst in ca. 1,5 cm dicke Stücke schneiden und diese eine Stunde lang marinieren.

Die getrockneten Pilze 1 Stunde lang in Wasser einweichen. Das Wasser anschließend weggießen, die Stiele entfernen und die Hüte in kleine Würfel schneiden. Die Wasserkastanien und die Bambussprossen abtropfen lassen und ebenfalls in entsprechend große Stücke schneiden. Erbsen und Walnüsse abmessen.

Den Wok stark erhitzen und ungefähr 1 1/2 EL Erdnuß- oder Sesamöl hineingeben. Den Wok nach jeder Seite hin neigen, damit das Öl die gesamte Innenfläche bedeckt. Sobald das Öl heiß ist, Austern, Pilze und marinierte Wurst (ohne die Marinade) hineingeben. Die Zutaten ein paar Minuten bei mittlerer Hitze unter ständigem Umrühren sautieren, bis die Wurst gut gebräunt ist.

Die Zutaten für die Garflüssigkeit in einer 2-Liter-Kasserolle mit schwerem Deckel oder in einem Schmortopf oder Bräter vermischen. Die im Wok zubereitete Mischung in den Topf geben, den Inhalt zum Kochen bringen und bei mittlerer bis schwacher Hitze weitergaren lassen. Den Topf mit dem Deckel verschließen und den Inhalt 15 Minuten lang kochen lassen. Danach Wasserkastanien, Bambussprossen, Erbsen und Walnüsse hinzugeben. Die Kasserolle erneut verschließen und das Ganze weitere 15 Minuten garen lassen.

Schließlich noch 2 TL Maisstärke in 2 TL Wasser auflösen und zum Binden dazugeben. Gut durchrühren, bis alles leicht angedickt ist.

Dieser Eintopf wird zu Nudeln, Reis oder auf frischem Kopfsalat serviert.

Lord-Buddha's-Delight-Kasserolle

Für 2 Personen

Diese Kasserolle können Sie mit den verschiedensten Zutaten zubereiten, je nachdem, was Sie gerade zur Verfügung haben oder wonach Ihnen der Sinn steht.

Wasserkastanien, Gluten und Pilze machen die hier beschriebene Version zu einem ausgezeichneten Tonikum bei Übermäßigem Leber-Yang. Damit die Nieren nicht geschädigt werden, sollten Sie darauf achten, daß der Tofu gut gegart ist; braten Sie ihn sehr langsam von allen Seiten, *bevor* Sie ihn in die Kasserolle geben.

6 getrocknete schwarze chinesische Pilze
6 Wolkenohren
(auch schwarzer Mu-err, engl.: black fungus)
12 getrocknete Lilienblüten
1/2 Pfund fester Tofu
1/2 Dose Wasserkastanien, in Scheiben geschnitten
1/2 Dose Bambussprossen, in Scheiben geschnitten
1 Dose (ca. 280 g) Seitan, vorgebraten
1/4 Pfund Zuckererbsen oder
(Mangetout, in China »Schnee-Erbsen« genannt) oder
Brokkoli, in Stücke geschnitten

Garflüssigkeit

2 EL Sojasoße oder Tamari
4 EL Sherry
1 TL Honig oder Zucker
1/2 Tasse Einweichwasser
von den chinesischen schwarzen Pilzen
1/2 Tasse Wasser oder Gemüsebrühe

Die schwarzen Pilze mit warmem Wasser bedecken und 1 Stunde lang einweichen. Das Wasser anschließend abgießen und aufbewahren. Die Stiele entfernen und wegwerfen, die Hüte vierteln.

Die Wolkenohren 1/2 Stunde lang einweichen; das Einweichwasser anschließend weggießen. Die Lilienblüten 1/2 Stunde lang einweichen; das Einweichwasser weggießen.

Eine große, verschließbare Kasserolle mit frischen Salatblättern auslegen und alle Zutaten außer Zuckererbsen und Tofu hineingeben.

Den Tofu in Würfel schneiden und beiseite stellen.

Die Garflüssigkeit gut mischen und über den Inhalt der Kasserolle gießen. Die Flüssigkeit bei starker Hitze zum Kochen bringen, die Kasserolle mit dem Deckel verschließen und den Inhalt bei niedriger Hitze 30 Minuten lang köcheln lassen.

Unterdessen die Tofuwürfel bei mittlerer Hitze von allen Seiten braun braten.

Nach 30 Minuten die Brokkoli – falls Sie Brokkoli verwenden – in die Kasserolle geben und das Ganze noch einmal 5 Minuten köcheln lassen. Gleichzeitig auch den Tofu hineingeben. Falls Brokkoli verwendet wird, nach 10 Minuten überprüfen, ob das Gemüse nach Ihrem Geschmack gar genug ist; falls nicht, die Garzeit noch um ein paar Minuten verlängern.

Ein wenig Öl von geröstetem Sesam über den Inhalt der Kasserolle sprenkeln und das Gericht auf Reis oder chinesischen Nudeln servieren. Dieses Rezept erfordert 1 Stunde Einweichzeit, 15 Minuten zur Vorbereitung der Zutaten und 40 Minuten Kochzeit. Als Hauptgang reicht die angegebene Menge für 2 Personen, als Bestandteil eines größeren Menüs für 4 bis 5 Personen.

Pikante Hühnermägen und -herzen

Für 4 Personen

Dieses Rezept dient der Tonisierung. Erstaunlicherweise schmeckt es eher europäisch als chinesisch. Es eignet sich ausgezeichnet zur Stärkung der Verdauungsfunktion und als Tonikum bei Nieren-Yin-Mangel. Außerdem leistet es gute Dienste als Stärkungsmittel nach der Entbindung, und nicht zuletzt ist es sehr billig.

Sesamöl (zum Bräunen des Fleischs und der Zwiebeln)
1 Pfund Hühnermägen und -herzen
(Fett entfernen; Mägen halbieren)
1 Zwiebel
(mittelgroß oder groß; in 0,5 cm dicke Halbmonde geschnitten)
2 Kartoffeln
(nicht zu klein; in 2,5 cm große Würfel geschnitten)
2 große Möhren
(in 1 cm große diagonale Scheiben geschnitten)
1/2 Pfund in Stücke geschnittene frische grüne Bohnen oder
2 Scheiben feingeschnittener Sellerie oder
1/2 feingeschnittener Kohlkopf

Soße
1/4 Tasse Sherry
1/2 TL Honig oder Zucker
1/2 TL Fünfgewürzpulver (eine Mischung aus Sternanis, Sichuan-Pfefferkörnern, Fenchel, Nelken
[oder Ingwer] und Zimt)
2 zerdrückte Knoblauchzehen (oder mehr, nach Belieben)
1 Scheibe frischer Ingwer
(ca. 3 mm breit, flachgedrückt)
1 Dose Tomatensoße (ca. 250 g)

Das Fleisch und die Zwiebel in einem großen schweren Wok in Sesamöl unter ständigem Umrühren anbraten, bis die Zwiebeln glasig sind und das Fleisch anfängt, braun zu werden.

Die Zutaten für die Soße in einer großen, schweren Kasserolle mischen. Alle übrigen Zutaten hineingeben und alles gut vermischen.

Die Flüssigkeit zum Kochen bringen und das Gemisch bei geschlossenem Topf unter gelegentlichem Umrühren 1 1/2 Stunden bei niedriger Hitze köcheln lassen. Die Ingwerscheibe anschließend entfernen.

Eventuell vor dem Servieren mit ein paar Tropfen Öl von geröstetem Sesam beträufeln. Die angegebene Menge reicht für 4 Personen und kann ohne Reis oder Nudeln serviert werden, da sie aufgrund des Gemüses ziemlich nahrhaft ist. Die Zubereitungszeit beträgt 1 Stunde 45 Minuten.

Muscheln in Schwarze-Bohnen-Knoblauch-Soße

Für 2 Personen

Dieses Rezept ist ein Tonikum sowohl für den Mittleren Erwärmer als auch für die Nieren. Besonders gut eignet es sich bei Nieren-Yin-Mangel.

Lilah Kan nimmt frische Muscheln dafür, die sie in der Schale kocht, und sie verwendet das Gericht als Beilage. Ich bevorzuge getrocknete Muscheln oder Muscheln aus der Dose, serviert mit Reis oder mit chinesischen Nudeln.

1–2 Dosen Muscheln (oder 2–3 Dutzend getrocknete Muscheln)
Sesamöl (zum Anbraten der schwarzen Bohnen, des Knoblauchs und der Zwiebeln)

1 mittelgroße Zwiebel
1 1/2 EL gesalzene schwarze Sojabohnen (waschen, abtropfen lassen und zerstampfen)
1 EL feingehackter Knoblauch

Garflüssigkeit
1 TL Sojasoße oder Tamari
1/4 TL Ingwerwurzel, fein gerieben
1/4 Tasse (0,5 dl) Wasser

Muscheln und Garflüssigkeit in eine große, schwere Kasserolle geben.

Zwiebeln, Knoblauch und schwarze Bohnen unter ständigem Rühren 3 Minuten lang in einem Wok anbraten, der zuvor mit Öl ausgestrichen wurde.

Den Inhalt des Woks anschließend in die Kasserolle geben und zum Kochen bringen. Das Ganze 15 bis 20 Minuten lang bei niedriger Hitze köcheln lassen.

2 TL Maisstärke in 2 TL Wasser auflösen, ein paar Tropfen Öl von geröstetem Sesam hinzufügen und damit den Inhalt der Kasserolle binden. Das Gericht kann als Beilage oder als Teil eines größeren chinesischen Menüs serviert werden.

Als Hauptgericht reicht die angegebene Menge für zwei Personen, als Beilage für 5 bis 6 Personen. Die Zubereitungszeit beträgt insgesamt 30 Minuten.

Fünf-Juwelen-Kasserolle

Für 2 Personen

Dieses Rezept eignet sich gut als Nieren-Tonikum bei Mangelsyndromen, außerdem als Blut-Tonikum und als Mittel gegen Bluthochdruck. Die Zutaten können der jeweiligen Jahreszeit angepaßt werden.

15–25 getrocknete Austern
1/2 Pfund fester Tofu oder Tempeh, gewürfelt und von allen Seiten langsam angebraten
1/2 Pfund luftgetrocknete Schweins(mett)wurst
1 Dose Wasserkastanien, in Scheiben geschnitten
1/2 Pfund Zuckererbsen oder tiefgekühlte Erbsen

Garflüssigkeit

2 EL Sojasoße oder Tamari
2 EL Sherry
1/2 TL Honig oder Zucker
1 EL Austernsoße
1/2 Tasse Einweichwasser von den Austern

Die Austern 24 Stunden in Wasser einweichen und während dieser Zeit zweimal das Wasser wechseln. Das letzte Einweichwasser aufheben. Die Austern in eine große Kasserolle legen. Die Garflüssigkeit mischen und über die Austern gießen. Den Inhalt der Kasserolle zum Kochen bringen und das Ganze 30 Minuten bei niedriger Hitze köcheln lassen.

Die zuvor angebratenen Tofu- oder Tempehwürfel hinzufügen und das Gericht weitere 15 Minuten lang köcheln lassen.

Die Wurst in einer Pfanne anbraten und dann mit den Erbsen und den Wasserkastanien in die Kasserolle geben. Alles zusammen weitere 5 bis 7 Minuten lang kochen lassen.

1 EL Maisstärke mit 1 EL Wasser und ein paar Tropfen Sesamöl verrühren und den Inhalt der Kasserolle damit binden. Das Gericht ein wenig eindicken lassen und es zusammen mit Reis heiß servieren.

Die Vorbereitungszeit beträgt ungefähr 1 Stunde (ohne die Einweichzeit für die Austern). Die Menge reicht als Hauptgericht für 2 Personen, als Teil eines größeren Menüs für 6 Personen.

Acht-Jade-Kasserolle

Für 3 Personen

Dieses Rezept wird hauptsächlich zum Tonisieren der Nieren und des Unteren Erwärmers verwendet, doch man kann seine Wirkung durch andere Zutaten verändern. Huhn wirkt wärmend auf den ganzen Körper und insbesondere auf das Feuer des Mittleren Erwärmers bzw. des Magens. Mit Reis oder Nudeln serviert, ist dies ein ausgezeichnetes Winteressen, das auch tonisierend bei Nieren-Yin-Mangel wirkt.

6–8 getrocknete chinesische schwarze Pilze
Salatblätter (zum Auslegen der Kasserolle)
8–12 Garnelen, getrocknet oder frisch (bei frischen Schale und Eingeweide entfernen)
4 Hühnerlebern
8 Hühnerherzen
4 Hühnermägen, halbiert

3–4 kleine Tintenfische, frisch oder getrocknet (in Stücke von 2,5 cm geschnitten)
Sesamöl
1/4–1/2 Pfund frische luftgetrocknete Schweins(mett)wurst oder gegrilltes Schweinefleisch
1 Tasse Zuckererbsen oder andere Erbsen (tiefgekühlt oder frisch)

Marinade

2 EL Sojasoße oder Tamari
2 EL Sherry
1/2 TL Honig oder Zucker
2 Knoblauchzehen, fein gehackt
1/4 TL frischer Ingwer, gerieben
1/4 TL Öl von geröstetem Sesam

Garflüssigkeit

1/2 Tasse Einweichwasser von den Pilzen
1/2 Tasse Hühnerbouillon
3 EL Austernsoße
1/4 TL weißer Pfeffer

Die Pilze eine Stunde lang in Wasser einweichen. Das Einweichwasser abgießen und aufbewahren. Die Stiele entfernen, die Hüte vierteln.

Eine große, schwere Kasserolle mit frischen Salatblättern auslegen.

Die Zutaten für die Marinade mischen und so lange rühren, bis sich der Honig bzw. der Zucker aufgelöst hat. Garnelen, Lebern, Mägen, Herzen und Tintenfisch in eine Schüssel geben, alles mit der Marinade übergießen und den Inhalt 1 Stunde lang bei Zimmertemperatur ziehen lassen. (Anmerkung: Wenn Sie getrockneten Tintenfisch verwenden, sollte dieser über Nacht oder mindestens 8 Stunden in der Marinade liegen.)

Die zuvor in Stücke geschnittene Wurst in einem heißen, mit Öl eingefetteten Wok anbraten. Wenn die Wurst ungefähr halb gar ist, die marinierten Zutaten hinzufügen und das Ganze bei mittlerer Hitze unter ständigem Rühren sautieren, bis die Lebern und Mägen braun sind.

Die Zutaten anschließend in die Kasserolle geben und Pilze und Erbsen hinzufügen.

Die Zutaten für die Garflüssigkeit vermischen und in die Kasserolle gießen. Das Ganze zum Kochen bringen und dann bei niedriger Hitze etwa 30 Minuten köcheln lassen.

2 TL Maisstärke mit 2 TL kaltem Wasser vermischen, damit die Kochflüssigkeit binden, ein paar Tropfen Öl von geröstetem Sesam hinzufügen und das Ganze eindicken lassen. Das fertige Gericht mit Nudeln oder Reis servieren.

Das Einweichen und Marinieren dauert ungefähr 1 Stunde, die Vorbereitungszeit beträgt 1/2 Stunde, die Kochzeit ebenfalls. Reicht als Hauptgericht für drei Personen.

Chinesische Paella

Für 6 bis 8 Personen

Dieses Gericht ist bei Krankheiten des Hitze- oder Feuchte-Hitze-Typs nicht zu empfehlen, da es sehr befeuchtend wirkt. Es nährt die Nieren, wärmt den gesamten Körper und eignet sich ausgezeichnet zum Befeuchten des Trockene-Lunge-Syndroms.

1 ganze Hühnerbrust (Knochen entfernen und in 2,5 cm große Stücke schneiden)
1/2 Pfund oder mehr frische Garnelen (Schale und Innereien entfernen) oder

1/4 bis 1/2 Pfund getrocknete Garnelen (6–8 Stunden einweichen)
3 Tassen Langkornreis (Vollkornreis oder weißer Reis – letzterer ist leichter verdaulich, hat aber auch weniger Nährstoffe)
1 Pfund luftgetrocknete Schweins(mett)wurst
12 getrocknete Muscheln oder Austern (über Nacht einweichen)
1 1/2 Tassen tiefgekühlte Erbsen

Marinade
2 EL Sojasoße oder Tamari
2 EL Sherry
1/2 TL Honig oder Zucker · 2 Knoblauchzehen, fein gehackt
1/4 TL Ingwerwurzel, frisch gerieben
1/2 TL Öl von geröstetem Sesam

Austern oder Muscheln 24 Stunden lang einweichen. Anschließend das Einweichwasser abgießen und die Austern (bzw. Muscheln) halbieren.

Die Zutaten für die Marinade vermischen und so lange rühren, bis sich der Honig bzw. der Zucker aufgelöst hat. Huhn und Garnelen in zwei getrennte Schüsseln geben, jeweils die Hälfte der Marinade über beide gießen und eine Stunde lang bei Zimmertemperatur marinieren.

Inzwischen den Reis mehrmals *gründlich* waschen; anschließend in eine große 5-Liter-Kasserolle schütten und soviel Wasser hinzugeben, daß dieses ca. 2,5 cm über dem Reis steht.

Die Kasserolle verschließen und den Inhalt zum Kochen bringen. Dann Huhn, Garnelen, Wurst und Muscheln oder Austern hinzugeben. Bei weißem Reis das Ganze bei niedriger Hitze 15 Minuten, bei braunem (Vollkorn-)Reis 35 Minuten lang köcheln lassen. Dann die Erbsen über das Gericht streuen und alles noch einmal 15 Minuten kochen lassen. Zum Schluß gut umrühren und auf Wunsch ein paar Tropfen Sesamöl hinzufügen. Das Gericht heiß servieren und einen guten Weißwein dazu reichen.

Chinesische Kochrezepte mit Heilwirkung

In Chengdu, der Hauptstadt von Sichuan (Szechuan), gibt es ein Restaurant unmittelbar neben einer chinesischen Apotheke. Wie es in chinesischen Apotheken gelegentlich der Fall ist, arbeitet auch in dieser ein Kräuterdoktor, der bei Bedarf Diagnosen stellt und Rezepte schreibt. Zu diesen Verschreibungen zählen auch besondere Speisen, die im Restaurant nebenan serviert werden. Das Restaurant hat sich darauf spezialisiert, Gerichte nach den therapeutischen Prinzipien der klassischen chinesischen Medizin zuzubereiten. Bei vielen der dort servierten Menüs werden exotische medizinische Zutaten verwendet wie Kobra und Steppenschuppentier, und es wird kaum ein Unterschied gemacht zwischen Kräutern und Gemüse. Leider ist in Amerika bisher noch kein Restaurant in der Lage, derartig spezielle therapeutische Speisen anzubieten.

Auf den folgenden Seiten werden einige Gerichte beschrieben, die ausgezeichnet schmecken und leicht zuzubereiten sind, sich gleichzeitig aber auch zur Behandlung chinesischer Energie-Syndrome eignen sowie der Symptome, die durch die entsprechenden Ungleichgewichtszustände hervorgerufen werden.

Wenn Sie sich als Heilkundiger oder als Patient mit den energetischen Eigenschaften der einzelnen Nahrungsmittel vertraut gemacht haben, sollten Sie versuchen, den Grund für die Auswahl der einzelnen Zutaten in einem bestimmten Rezept zu analysieren. Dieses Verfahren wird auch zur Analyse von Akupunkturformeln oder Kräuterrezepturen genutzt. Sobald Sie ein wenig Übung darin entwickelt haben, können Sie in ein Chinarestaurant gehen und herauszufinden versuchen, bei welchen Syndromen die auf der Speisekarte aufgeführten Gerichte eine therapeutische Wirkung haben und bei welchen man besser auf sie verzichten sollte.

Das kann sehr viel Spaß machen, und außerdem lernt man auf diese Weise sehr schnell, die Regeln der chinesischen Diät-Therapie praktisch anzuwenden.

Chinesische Plätzchen mit Erdnußmus und Sesam

Für 10 Personen

Dieses köstliche Dessert leistet ausgezeichnete Dienste bei der Behandlung von Magen/Milz-Mangelsyndromen. Außerdem wirkt es beruhigend bei Trockenheit der Lunge.

Füllung

2 EL Vollkorn-Weizenmehl (für Gebäck) oder ungebleichtes Mehl
1/2 Tasse gerösteter Sesam
1 1/4 EL Erdnußmus (oder ein wenig mehr)
4 EL Rosinen
Wasser (so viel, daß eine dicke Paste entsteht)

Teig

2 Tassen Mehl
1/2 Tasse brauner Zucker
2 EL Butter oder Schweineschmalz
4 EL Wasser · 1 Eigelb

Das Mehl in einer trockenen Pfanne rösten, bis es hellbraun ist. Den Sesam in einem Mörser oder einer Mühle zu einer Paste vermahlen, ihn zu den übrigen Zutaten hinzufügen und so lange rühren, bis eine dickflüssige Paste entstanden ist. Diese in 10 Portionen aufteilen und beiseite stellen.

Mehl und Zucker vermischen und im Verhältnis 2 zu 3 teilen. Die kleinere Portion mit der Butter, die größere mit dem Wasser zu einem Teig verkneten. Beide Portionen separat ausrollen. Die eine Schicht auf die andere legen und den Teig so falten, daß 4 oder 6 Schichten aufeinanderliegen. Dann den Teig erneut ausrollen. Das Falten und Ausrollen 3- oder 4mal wiederholen. Danach den Teig in 20 Stücke zerteilen und diese zu 20 kleinen Talern ausrollen.

Auf 10 dieser Taler die Füllung portionsweise verteilen und die restlichen 10 darauflegen, so daß 10 »Sandwiches« entstehen. Die Ränder nach innen klappen, so daß kleine, hübsch aussehende Küchlein entstehen. Die Oberfläche mit dem verquirlten Eigelb bestreichen. Die Küchlein bei 220 Grad 20 Minuten lang backen, bis sie leicht gebräunt sind.

Spinat-Krabben-Cremesuppe

Für 4 Personen

Dieses nahrhafte Gericht eignet sich dazu, sehr hohes Leber-Yang zu verringern, Leberfeuer zu kühlen und die Energie im Körper abwärts zu lenken. Wenn man anstelle von Spinat Paksoi *(mustard green)* verwendet, eignet sich die Suppe zur Behandlung von Husten in Verbindung mit Feuchtem Schleim oder von Stagnation der Lungen-Energie.

120 g Krabbenfleisch
400 g frischer Spinat (waschen und Stengel entfernen)

4 EL Erdnuß- oder Sesamöl
140 g Milch oder Sahne
1/2 TL Salz
1 TL Maisstärke
1 EL Wasser
Salz nach Belieben

Das Krabbenfleisch putzen und klein schneiden; anschließend mit der Milch oder Sahne in eine Kasserolle geben und beiseite stellen.

Den Spinat schneiden und das Öl mit Salz in einer Pfanne erhitzen. Den Spinat bei hoher Hitze ein paar Minuten lang sautieren, ihn dann aus der Pfanne nehmen und abtropfen lassen.

Die Krabben mit der Milch (oder Sahne) ein paar Minuten lang kochen lassen. Mit der im Wasser aufgelösten Maisstärke binden und so lange rühren, bis das Ganze andickt. Eventuell mit Salz abschmecken.

Den Spinat auf einem Servierteller verteilen, die Krabbensoße darübergießen und das Gericht heiß servieren.

Die Vorbereitungszeit beträgt ungefähr 15 bis 20 Minuten. Die Menge reicht als Beilage für 4 Personen.

Chinesische Tomatensuppe

Für 4 Personen

Dieses Rezept ist außergewöhnlich, weil Chinesen Tomaten nur sehr selten zum Kochen verwenden. Das Rezept senkt aufsteigendes Leber-Yang und wirkt kühlend.

2 große frische Tomaten oder 4 Dosentomaten (weil diese kleiner sind)
1 Zwiebel

3 1/2 EL Pflanzenöl
2 EL durchwachsener Speck oder luftgetrocknete Schweins(mett)wurst
4 Tassen heißes Wasser
1 Würfel Hühner- oder Rinderbouillon
1 1/2 TL Salz
1 Ei

Die Tomaten in 6 Spalten schneiden und das Weiße entfernen. Die Zwiebel auf die gleiche Weise zerteilen.

Das Öl in einem Wok oder in einer tiefen Pfanne erhitzen. Zwiebel, Tomaten und Speck ein paar Minuten lang sautieren. Das heiße Wasser und den Bouillonwürfel hinzugeben und das Ganze zum Kochen bringen. Dann bei niedriger Hitze das Gemisch noch 5 Minuten kochen lassen.

Mit Salz würzen, das verquirlte Ei bei hoher Hitze nach und nach einrühren und die Suppe heiß servieren.

Die Zubereitungszeit beträgt 15 bis 20 Minuten. Die Menge reicht als erster Gang eines größeren Menüs für 4 Personen.

Nieren-Abalone-Sauté

Für 2 Personen

Dieses Gericht kann für viele therapeutische Zwecke verwendet werden. Es beruhigt die Nerven, tonisiert das Blut, wirkt tonisierend bei Nieren-Yin-Mangel und kann bei Leber-Mangelzuständen therapeutisch eingesetzt werden. Außerdem schmeckt es sehr gut.

1 Schweineniere
140 g (ca.) Abalone
5–6 getrocknete schwarze chinesische Pilze

2 EL Sesam- oder Erdnußöl
1 Prise Salz
1/4 Pfund Zuckererbsen (frische oder tiefgekühlte)
2 1/2 TL Maisstärke
4 EL Brühe aus der Abalone-Dose
1 TL Salz

Die Niere halbieren, den weißen Muskel entfernen und das Fleisch in große, mundgerechte Stücke schneiden. Diese in einer Kasserolle (oder in einem Topf mit dickem Boden) in Wasser legen und kurz kochen.

Die Abalone in entsprechend große Stücke schneiden.

Die Pilze in Wasser einweichen, bis sie weich sind (etwa nach 1 Stunde); anschließend die Stiele entfernen und die Hüte vierteln.

1 EL des Öls in einem Wok erhitzen, die Pilze sautieren und mit Salz würzen. Dann aus der Pfanne nehmen und beiseite stellen.

Das restliche Öl erhitzen und die Nieren ein paar Minuten lang sautieren. Pilze, Abalone und Erbsen hinzufügen und das Ganze weitere 3 bis 5 Minuten sautieren.

Die Maisstärke in der Abalonenbrühe auflösen, über das Gericht gießen und umrühren, bis das Ganze andickt. Das Gericht heiß servieren.

Die Vorbereitungszeit beträgt 30 bis 40 Minuten. Als Hauptgericht mit Reis reicht die angegebene Menge für 2 Personen, als Bestandteil eines mehrgängigen Menüs für 4 Personen.

Mushu-Huhn (chinesische Pfannkuchen)

Für 4 Personen

Dieses Gericht ist ein köstliches Magen/Milz-Tonikum, das gleichzeitig kühlend bei Übermäßigem Leber-Yang wirkt.

Teig

1 3/4 Tassen Vollweizenmehl oder ungebleichtes Weißmehl
1/2 Tasse (kochendes) Wasser
1 EL Sesamöl
Öl zum Backen

Füllung

1/2 Pfund Hühnerfleisch ohne Knochen
1/2 TL Sherry
1 Prise Salz
1 Stange Lauch, in 1/2 cm dicke Stücke geschnitten
2 getrocknete chinesische Pilze
(oder 40 g Knopfpilze,
in Scheiben geschnitten)
1/2 grüne Paprika, gewaschen und in 1–1,5 cm große Quadrate geschnitten
3 EL Sesam- oder Erdnußöl
1 Prise Salz
1/2 TL Sojasoße oder Tamari
1/2 Tasse Pinienkerne

Bohnenpaste

3 EL Sesamöl, vermischt mit:
85 g Miso
3 EL Zucker
3 EL Wasser oder ein wenig mehr

Eine Vertiefung in das Mehl drücken und das kochende Wasser hineingießen. Einen glatten Teig zubereiten. Diesen zu einer Wurst rollen und in 20 gleich große Stücke teilen. Die Stücke zu kreisrunden Talern von ca. 8 cm Durchmesser flach rollen und diese jeweils auf einer Seite mit Sesamöl einpinseln. Je 2 Taler aufeinanderlegen , so daß die nicht eingeölten Seiten außen sind. Jedes Pfannkuchenpaar zu einer Platte von ca. 18 cm Durchmesser auswellen. Jeweils ein Paar in einer ganz leicht eingefetteten schweren Bratpfanne bei niedriger Hitze backen, bis sich Bläschen bilden; dann wenden. Wenn wieder Bläschen erscheinen, sind die Pfannkuchen gar. Die beiden Pfannkuchen voneinander trennen und mit der eingeölten Seite nach oben aufschichten. Mit einem Geschirrtuch zudecken, damit sie weich bleiben. Zum Erhitzen auf einem Teller dämpfen.

Das Huhn in mundgerechte Stücke schneiden und diese mit Sherry und Salz würzen. Anschließend den Lauch waschen und zerschneiden und die Pilze 30 bis 60 Minuten lang in heißem Wasser einweichen. Das Wasser abgießen, die Stiele entfernen und die Pilzhüte in Würfel schneiden. Dann die grüne Paprikaschote in Stücke schneiden.

Öl in einem Wok erhitzen und zuerst das Huhn sautieren. Den Lauch hinzufügen, anschließend die Pilze und schließlich die grüne Paprika. Mit einer Prise Salz, Sojasoße und Pinienkernen würzen. Das Ganze noch einmal kurz sautieren, aus dem Wok nehmen und auf einer Platte oder Schüssel anrichten.

Die Zutaten für die Bohnenpaste mischen.

Pfannkuchen, Füllung und Bohnenpaste getrennt servieren. Am Tisch je einen Eßlöffel Füllung auf jeden der Pfannkuchen geben und diese zusammenrollen. Die Bohnenpaste dient als Würze.

Die Zubereitungszeit beträgt 1 Stunde. Die Menge reicht als Hauptgericht für 4 bis 5 Personen.

Huang-Qi mit Hühner-Essenz-Suppe

Für 3 bis 6 Personen

Dieses Gericht ist gleichzeitig ein »Kräuter«-Heilmittel, da eine der Zutaten Huang-Qi (Tragant oder *Astragalus*) ist. Es wird zur Stärkung von Magen/Milz verwendet, außerdem gegen Bluthochdruck und zur Unterstützung der Diabetes-Behandlung.

1 Suppenhuhn
2 g Tragant (latein. Astragalus, chines. Huang-Qi)
1 TL Ingwersaft
1/2 TL Salz (oder mehr, je nach Geschmack)
1–2 TL Sherry, Mirin oder Sake

Das Huhn ungefähr 1 Stunde lang in einem Topf mit viel Wasser kochen lassen. Unterdessen Huang-Qi in 2 Tassen Wasser kochen, bis die Flüssigkeit auf 1 Tasse eingekocht ist. Dann Huang-Qi und die übrigen Zutaten in einen größeren Topf umfüllen und das Ganze darin solange garen lassen, bis der Alkoholgeruch verflogen ist. Die Brühe abseihen. Serviert wird nur sie. Reicht für 3 bis 4 Personen als Vorspeise.

Schnelles Sauté aus eingelegtem Gemüse

Für 2 Personen

Dieses Gericht fördert den Appetit, verringert übermäßiges Leber-Yang und stärkt die Nerven.

1/2 Pfund Schweinefleisch, geschnetzelt
1 Stange Lauch, in Stücke geschnitten
1 kleine Dose chinesisches eingelegtes Gemüse
8 Langbohnen (Spargelbohnen) oder 1/2 Pfund frische grüne Bohnen
1 zerdrückte Knoblauchzehe · 1 Scheibe Ingwer, fein gehackt
1/4–1/2 Pfund Brokkoli, in Stücke geschnitten
1/4 Pfund Bambussprossen, fein geschnitten

Wenn Langbohnen verwendet werden, diese 1/2 Stunde in kochendes Wasser legen und anschließend enthülsen. Grüne Bohnen putzen, 5 Minuten blanchieren und dann abtropfen lassen.

3 bis 4 EL Öl in einem Wok erhitzen. Schweinefleisch, Lauch, Ingwer, Knoblauch und Brokkoli sautieren, bis das Schweinefleisch gebräunt ist. Bambussprossen und Gemüse hinzugeben und das Ganze weitere 5 Minuten sautieren. Vom Herd nehmen, die Bohnen hinzufügen und mit Sojasoße würzen. Das Gericht mit Reis, Nudeln oder einem anderen Getreide servieren.

Abalone-Huhn-Cremesuppe

Für 4 bis 6 Personen

Dieses Rezept eignet sich besonders für Patienten, die unter Übermäßigem Leber-Yang leiden und bei denen außerdem starker Yin-Mangel besteht. Es ist sehr einfach zuzubereiten und eine köstliche Vorspeise.

2 Abalonen
1/4 Tasse Hühnerfleisch, in Streifen geschnitten
1/4 Tasse geräucherter durchwachsener Speck, in Streifen geschnitten
1/2 TL Salz · 5–6 Tassen Wasser

Die Abalonen waschen und in Stücke schneiden. Das ungekochte Hühnerfleisch 1/2 Stunde in heißes Wasser legen und anschließend ebenfalls in Streifen schneiden.

Alle Zutaten bei mittlerer Hitze 15 Minuten lang kochen. Etwaige Fettaugen abschöpfen und die Suppe heiß servieren. Die Zubereitung dieses Gerichts dauert 45 Minuten.

Sojabohnensprossen (kurz angebraten)

Für 1 bis 2 Personen

Diese Beilage wirkt gegen Bluthochdruck und ist gut für das Nervensystem. Außerdem hat sie eine leicht harntreibende Wirkung.

1 Tasse Sojabohnensprossen
3 TL Sesamöl
Salz, Pfeffer und Sojasoße oder Tamari nach Geschmack

Die Sprossen waschen und etwaige Wurzeln entfernen.

Den Wok über einer großen Flamme erhitzen und das Sesamöl hineingießen. Wenn das Öl heiß ist, die Sprossen 30 Sekunden lang darin anbraten. Den Wok anschließend sofort vom Feuer nehmen und nach Belieben die übrigen Zutaten unterrühren. Sofort servieren.

Die Zubereitung dauert 10 Minuten, und die Menge reicht für 1 bis 2 Personen als Beilage.

Gurken mit Mungbohnen und Fadennudeln

Für 2 Personen

Dieses Gericht schmeckt erstaunlich gut und hat mehrere therapeutische Eigenschaften: Es senkt Übermäßiges Leber-Yang, stärkt das Nervensystem, verringert Nervosität und wirkt appetitanregend.

2 mittelgroße Gurken
1/4 Pfund Fadennudeln aus Mungbohnenmehl
1–2 EL in Streifen geschnittener geräucherter Schinken oder chinesischer Schinken
1/2 TL Salz
1 1/2 TL Apfelcidre- oder Rotweinessig
1 EL Sesamöl
1/2 TL Honig oder Zucker
1/2 TL Senf
1 EL gerösteter Sesam

Den Sesam in einer trockenen Pfanne rösten. 4 Tassen Wasser zum Kochen bringen, dann von der Hitzequelle nehmen und die Nudeln 3 bis 5 Minuten ins Wasser legen, bis sie weich sind.

Gurke und Schinken eine Minute lang bei großer Hitze im Sesamöl sautieren. Anschließend schnell die übrigen Zutaten zu den sautierten Gurken geben und erneut sautieren.

Nudeln und sautierte Zutaten rasch mischen und das Gericht heiß servieren.

Die Zubereitungszeit beträgt höchstens 1/2 Stunde, und die Menge reicht für 2 Personen, wenn außerdem noch ein anderes Gericht serviert wird.

Nori-Eierstich-Suppe

Für 4 bis 6 Personen

Dieses Rezept eignet sich für Menschen, die unter Bluthochdruck leiden, besonders dann, wenn der Arzt einen Infarkt befürchtet. Es sediert Übermäßiges Leber-Yang, ist ein allgemeines Yin-Tonikum und eignet sich gut zum Tonisieren der Lunge, falls sich die Lunge nicht in einem Kältezustand befindet.

2 Blätter Nori
3 Eier
6 Tassen vorbereitete Hühnerbrühe
1/4 Tasse Lauch oder Frühlingszwiebel, fein gehackt
1/4 TL frischer Ingwer, fein gehackt
1 EL Sherry
1 Schuß Öl von geröstetem Sesam

Die Noriblätter kurz über einer Flamme rösten, bis sie grün werden, anschließend zerkrümeln und die Krümel zusammen mit der Hühnerbrühe in einen großen Topf geben. Den Inhalt des Topfs 10 Minuten lang bei möglichst niedriger Hitze köcheln lassen.

Die leicht verquirlten Eier vorsichtig in die Bouillon gießen, die übrigen Zutaten hinzufügen und das Ganze kurz verrühren. Die Suppe servieren, sobald die Eimasse stockt.

Wenn Sie die Hühnerbrühe selbst machen, dauert die Zubereitung insgesamt etwa 2 Stunden. Wenn Sie fertige Hühnerbrühe aus der Dose oder Bouillonwürfel verwenden, beträgt die Zubereitungszeit nur 15 Minuten. Als Vorspeise reicht die angegebene Menge für 6 Personen.

Pilze-Abalone-Suppe

Für 4 Personen

Dieses Rezept wirkt nicht nur kühlend auf Übermäßiges Leber Yang, sondern stärkt auch allgemein die Funktion der Leber sowie die des Herzens. Es leistet ausgezeichnete Dienste bei der Umwandlung von Schleim und bei der Beseitigung von Lungenhitze.

30 g (ca.) getrocknete Pilze (5–6 Stück)
1 Abalonenfilet
1/2 Tasse Zuckererbsen (frische oder tiefgekühlte)
1/2 TL Salz
1 EL Sesamöl
1 TL Sojasoße oder Tamari
1/2 TL Honig oder Zucker
1 EL Lauch oder Frühlingszwiebeln, fein gehackt
1 Scheibe frischer Ingwer
2 zerdrückte Knoblauchzehen
1 TL Maisstärke, in 3 (oder mehr) Tassen Wasser aufgelöst

Die Pilze 1 Stunde lang einweichen, anschließend die Stiele entfernen und die Hüte in Streifen schneiden.

Die Abalone in feine Streifen schneiden.

Das Öl in einem Wok erhitzen, Lauch, Knoblauch, Ingwer und Pilze hineingeben und alles zusammen 1/2 Minute oder ein wenig länger schmoren. Die Abalone und die Erbsen hinzufügen und unter Umrühren noch 1/2 Minute lang sautieren. Danach das Wasser mit der aufgelösten Maisstärke hinzufügen und rühren, bis das Gericht leicht andickt.

Das Einweichen dauert 1 Stunde, die Zubereitung 15 Minuten. Die Menge reicht als Vorspeise für 4 Personen.

Ochsenschwanzsuppe mit Tomaten

Für 6 bis 8 Personen

Dieses Gericht ähnelt der bei uns bekannten Ochsenschwanzsuppe. Es wirkt bei Magen/Milz-Mangelzuständen stärkend und verbessert die Kondition bei Blut-Mangel-Syndrom.

1/2 Pfund Ochsenschwanzfleisch
1 Stange Sellerie
3/4 Pfund frische Tomaten, jeweils in 6–8 Stücke geschnitten
4 Knoblauchzehen, fein gehackt oder zerdrückt
1 mittelgroße Zwiebel, in grobe Stücke geschnitten
je 1/4 TL zerstoßene Anissamen und Nelken
1 TL schwarzer Pfeffer
1 EL Sherry

Das Ochsenschwanzfleisch in kleine Stücke schneiden und in kochendem Wasser waschen.

Zwiebel, Tomaten und Sellerie zerschneiden; den Knoblauch hacken.

4 EL Öl in einen erhitzten Wok geben und das Ochsenschwanzfleisch anbraten. Nach 6- bis 7minütigem Anbraten 10 Tassen Wasser zu dem Fleisch in den Wok geben und Fettaugen, die sich auf der Oberfläche bilden, abschöpfen. Anis und Nelken hinzufügen, den Wok mit einem Deckel abdecken und die Suppe 30 Minuten lang köcheln lassen.

In einer anderen Pfanne Zwiebeln, Sellerie, Knoblauch und Tomaten ein paar Minuten lang anbraten, bis die Zwiebelstücke glasig geworden sind. Die angebratenen Zutaten anschließend in den größeren Wok oder Topf mit dem Ochsenschwanzfleisch geben.

Zum Schluß alle restlichen Zutaten hinzufügen und das Ganze weiterköcheln lassen, bis es auf die Hälfte der ursprünglichen Wassermenge eingekocht ist.

Die Zubereitungszeit für diese Suppe beträgt 1 1/2 Stunden. Die angegebene Menge reicht für 6 bis 8 Personen.

Huhn-Walnuß-Sauté

Für 2 Personen

Dieses Gericht eignet sich ausgezeichnet zur Behandlung von Schlaflosigkeit in Verbindung mit Blut-Mangel oder von Schlaflosigkeit nach der Entbindung sowie der damit zusammenhängenden Neurosen oder nervösen Störungen. Es ist ein ausgezeichnetes Tonikum bei Nieren-Yin-Mangel, und es wärmt auch die Lunge, wenn diese sich in einem Kälte-Trockenheit-Zustand befindet.

10 Walnüsse, halbiert oder geviertelt
1/2–3/4 Pfund Hühnerfleisch, vorgekocht und mundgerecht geschnitten
5 kleine getrocknete Wolkenohren (schwarzer Mu-err), eingeweicht und in Streifen geschnitten
1 kleine grüne Peperoni, fein gehackt · 1 Eiweiß
4 getrocknete chinesische Pilze, eingeweicht, entstielt und geschnitten
1 TL Frühlingszwiebeln, fein gehackt
1/2 TL frischer Ingwer, fein gehackt
Knoblauchzehe, zerdrückt
1 EL Sherry
1 TL Sojasoße oder Tamari · 1/2 TL Salz
1/2 TL Honig oder Zucker
1/2 Tasse gerösteter Sesam

Die Walnüsse in heißem Wasser einweichen, bis sich die Haut löst. Die Haut entfernen und die Nüsse zusammen mit dem Huhn, einem verquirlten Eiweiß und den übrigen Zutaten in Öl braten. Das Gericht 5 bis 7 Minuten sautieren und heiß servieren.

Die Zubereitung dauert insgesamt 30 bis 40 Minuten. Mit Reis serviert reicht die angegebene Menge für 2 Personen.

Süßkartoffelbrei

Für 2 Personen

Dieses Gericht ist sehr nahrhaft und wirkt positiv auf Magen/ Milz- sowie Nieren-Mangelzustände. Es eignet sich ausgezeichnet für Menschen, die sich von einer langen Krankheit erholen, sowie für Frauen, die nach einer Entbindung geschwächt sind. Außerdem wirkt es tonisierend bei Mangelzuständen der Lunge und der Nieren.

1/2 Pfund Yamswurzeln oder Süßkartoffeln, in dünne Scheiben geschnitten
1 Tasse weißer Reis
1/2 Tasse Lotossamen
1 Möhre, in sehr dünne Halbmonde geschnitten
1/4 Tasse Hiobstränen (chinesische Gerste, Perlgraupen)
3–4 (getrocknete) Longane, geschnitten
1/2 TL Salz (oder mehr, je nach Geschmack)
ein paar Spritzer Öl von geröstetem Sesam

Möhre und Yamswurzeln oder Süßkartoffeln wie angegeben schneiden. Alle Zutaten außer Salz und Sesamöl mit 5 Tassen Wasser 7 bis 8 Stunden oder über Nacht bei schwacher Hitze kochen lassen.

Erst danach Salz und Sesamöl unterrühren. Das Gericht warm servieren; falls gewünscht, mit ein wenig Honig süßen.

Die Zubereitungszeit beträgt 8 Stunden (oder eine Nacht). Die angegebene Menge reicht für 2 große oder 4 kleine Portionen.

Lammfleischsuppe mit Tang-kuei (Engelwurz)

Für 1 Person

Dieses Gericht ist ein ausgezeichnetes Blut-Tonikum für alle, die an Blutarmut, unregelmäßiger Menstruation oder an Blut-Mangel bzw. Blut-Stagnationssymptomen leiden. Es eignet sich auch bei Yin-Mangel der Nieren.

1/2 Pfund Lammfleisch, geschnetzelt
2 Walnüsse, gehackt
5 rote chinesische Datteln (Jujuben)
10 g Tang-Kuei (Engelwurz)
10 g getrocknete Longane, geschnitten
1 Sternanis-Samen
1/8 TL schwarzer Pfeffer
1 TL gehackte Frühlingszwiebeln
1 dünne Scheibe frischer Ingwer
1 EL Reiswein oder Sherry
1/2 TL Salz (oder mehr, je nach Geschmack)
1 TL Sojasoße oder Tamari

Das Lammfleisch 10 Minuten lang in 2 Tassen Wasser mit Zwiebeln und Ingwer kochen. Fettaugen von der Oberfläche abschöpfen.

Die übrigen Zutaten hinzufügen (außer Sojasoße und Wein) und weitere 10 Minuten kochen lassen. Dann die

Tang-kuei-Wurzel und die Ingwerscheibe entfernen, es sei denn, Sie haben sie in Pulverform verwendet.

Mit Sojasoße und Reiswein oder Sherry abschmecken und das Gericht heiß servieren. (Falls gewünscht, kann es auch lange Zeit bei schwacher Hitze köcheln.)

Die Zubereitung dauert 30 Minuten. Die Menge reicht für 1 Person.

Sesamklöße

Für 3 bis 5 Personen

Dies ist eine wahrhaft therapeutische Nachspeise. Sie verbessert den Zustand beim Syndrom Blut-Trockenheit oder bei Verstopfung in Verbindung mit dem Säftemangel-Syndrom.

1/2 Tasse Mehl von süßem Reis
1 EL schwarzer Sesam
3 Walnüsse, gehackt oder zerstoßen
1 1/2 TL Pinienkerne, halbiert
2 EL Sesamöl oder anderes pflanzliches Öl
2 EL Erdbeer- oder Brombeermarmelade
1 EL Honig oder Zucker

Walnüsse, Pinienkerne, Sesam, Zucker und Erdbeermarmelade 15 bis 20 Minuten in einem Topf mit dickem Boden köcheln lassen.

Nach und nach ein wenig Wasser zum Reismehl geben und verkneten, bis es zu einem weichen, jedoch nicht zu feuchten Teig geworden ist. Aus dem Teig Bällchen formen und diese zu kleinen Talern auswalzen (es müßten zwischen 12 und 18 Stück werden, je nachdem, wie groß sie sind). In die Mitte je einen Teelöffel Füllung geben und die Ränder darüberschlagen, so daß eine kleine Kugel mit Füllung entsteht.

Nachdem alle Kugeln gefüllt sind, 6 oder mehr Tassen Wasser zum Kochen bringen und einen Teil der fertigen Klöße hineingeben; sobald sie zur Wasseroberfläche steigen, sind sie gar. Das Wasser muß ununterbrochen kochen. Die fertigen Klöße bis zum Servieren in den vorgewärmten Backofen stellen. Die Menge ergibt ein köstliches Frühstück für 3 bis 5 Personen, zu dem man Tee trinkt.

Acht-Kostbarkeiten-Reis-»Pudding«

Für 4 bis 6 Personen

Dieses in China sehr beliebte Dessert hat den Namen Pa-Pao (Acht-Kostbarkeiten-Reis). Es ist fast so etwas wie ein Reis-Früchtekuchen, und man ißt es zum Frühstück oder als Dessert. Es wirkt wundervoll als Tonikum bei Blut-Mangel, und außerdem ist es gut bei Magen/Milz-Mangel.

3 Tassen süßer Reis, gewaschen
3/4 Tassen Kastanienmehl (oder Kichererbsenmehl bzw. Mehl von süßem Reis)
1/2 Tasse halbierte Pinienkerne
1/2 Tasse Rosinen
1 EL Lotossamen
3 getrocknete Pflaumen, in Stücke geschnitten
3 getrocknete Litschis, entkernt und in Stücke geschnitten
4 oder 5 Datteln (rote oder braune), in Stücke geschnitten
2 oder 3 Stücke getrocknete Ananas und Orangenschale (kandiert)
1/2 Tasse Zucker

1 EL Maisstärke
1 EL Butter oder pflanzliches Öl

Den Reis mit 3 3/4 Tassen Wasser kochen, bis er gar ist (40 bis 50 Minuten). Dann Butter oder Öl und Zucker hinzufügen.

Datteln und Rosinen in Mustern auf dem Boden einer gut eingefetteten Schüssel auslegen, die in einen Dämpftopf aus Bambus oder auf den Dämpfaufsatz des Wok paßt. Nüsse, Pflaumen, Litschis und Trockenfrüchte unter den Reis mischen und die Mischung sehr vorsichtig in die Schüssel geben, damit das Muster aus Rosinen und Datteln nicht zerstört wird.

Kastanien- oder Reismehl mit ein wenig Wasser und Honig oder Zucker zu einem Teig verkneten und damit den Reis in der Schüssel bedecken. Das Ganze 15 bis 20 Minuten in einem Dämpfbehälter aus Bambus oder in einem Wok mit Dämpfaufsatz dämpfen. Anschließend den Inhalt der Schüssel auf einen Teller stürzen, einen Sirup aus Maisstärke, Butter und Honig zubereiten und diesen über den »Pudding« gießen. Das Gericht sollte warm serviert werden.

Man kann diesen »Pudding« auch in kleineren Schüsseln anrichten, so daß die Dessert- oder Frühstücksportionen gleich abgeteilt sind. Die Zubereitungszeit beträgt etwa 1 1/2 Stunden, und die Menge reicht als Dessert für 6 Personen.

Pilze-Wintermelone-Suppe

Für 2 Personen

Dieses Gericht erfüllt zwei Funktionen: Einerseits ist es ein Tonikum bei Mangelzuständen der Nieren und des Herzens, andererseits wirkt es positiv auf Übermäßiges Leber-Yang. Man kann es bei Mangelndem Lungen- und Nieren-Yin therapeutisch einsetzen, aber auch dazu, Schleim zu eliminieren.

1 Pfund Wintermelone, in 2,5 cm große Würfel geschnitten
7 g Huang-Qi (lat.: Astragalus, dt.: Tragant), gewaschen, 2 Stunden eingeweicht und in Stücke geschnitten
3–4 getrocknete schwarze Pilze, 1Stunde eingeweicht, entstielt und in Stücke geschnitten
115 g getrocknetes Wakame (oder Alaria-Algen), eine Stunde eingeweicht (das Wasser anschließend weggießen)
1/2 TL Ingwersaft
1/2 TL Salz (oder mehr, je nach Geschmack)
1 EL Reiswein oder Sherry
1 TL Sojasoße oder Tamari
2 EL getrocknete Garnelen, 1 Stunde oder länger eingeweicht

Huang-Qi, Pilze und Algen waschen und in feine Streifen schneiden. Alles zusammen mit 2 1/2 oder 3 Tassen Wasser zum Kochen bringen und anschließend bei kleiner Hitze köcheln lassen.

Nun die Melonenstücke und die restlichen Zutaten in den Topf geben und das Ganze 1/2 Stunde lang kochen lassen. Die Suppe heiß servieren.

Die Einweichzeit beträgt 2 Stunden, die Kochzeit 45 bis 50 Minuten. Die Menge reicht aus für 2 bis 3 Personen. (Eine Person kann mehrmals davon essen!)

Drachenaugenpudding

Für 4 Personen

Dies ist wirklich ein ausgezeichnetes Blut-Tonikum bei Mangel/Stagnations-Problemen wie Blutarmut nach der Entbindung. Außerdem ist dieses Gericht sehr einfach zuzubereiten.

1 Dose (ca. 370 g) Longanen (gesüßt)
3 EL Reismehl
1 TL Brandy-Likör oder Brandy triple sec

Den Sirup der Longanen abgießen, aber soviel davon aufbewahren, daß die Menge zusammen mit dem Brandy 2 Tassen ergibt (eventuell mit Wasser auffüllen, jedoch zuerst den Brandy in die Tasse gießen).

Diese Flüssigkeit zusammen mit dem Reismehl in einen Kochtopf (eine Kasserolle) geben und beides unter ständigem Rühren zum Kochen bringen. Es soll so lange kochen, bis es andickt (ca. 10 bis 12 Minuten).

Dann die Longanen hinzufügen und das Gericht heiß oder warm in Schälchen servieren. Statt der Longanen kann man auch Litschis nehmen.

Die Zubereitungszeit beträgt 15 Minuten, und die angegebene Menge reicht für 4 Personen.

Congee aus süßem Reis mit Garnelen und Walnüssen

Für 2 Personen

Dieses Rezept ist nicht zusammen mit den übrigen Congee-Rezepten, sondern separat aufgeführt, weil süßer Reis nicht ebenso harntreibend wirkt wie normaler Reis. Deshalb können ihn auch Menschen essen, die zu vermehrter Harnausscheidung (Polyurie) und zu nächtlichem Wasserlassen neigen. Außerdem wirken Walnüsse tonisierend auf die Nerven, und Garnelen tonisieren und wirken positiv auf Qi und Blut.

1 Tasse süßer Reis · 4 Tassen Wasser
15 getrocknete Garnelen (einweichen, anschließend das Einweichwasser abgießen)
7–10 zerstoßene Walnüsse

Alle Zutaten in einen großen Topf geben, den Herd auf kleine Hitze stellen und das Ganze 8 Stunden oder über Nacht köcheln lassen. Am Morgen umrühren und das Gericht heiß oder warm mit ein wenig Honig und/oder Salz servieren.

Reistopf mit Garnelen, Huhn, Wasserkastanien und Pilzen

Für 2 Personen

Dieses leicht zuzubereitende Gericht eignet sich hervorragend zur Behandlung von Milz-Feuchtigkeit und von übermäßigem Appetit.

15 frische oder getrocknete Garnelen (getrocknete einweichen, anschließend das Einweichwasser abgießen)
1/2–1 Pfund Huhn, teilweise vorgekocht und in mundgerechte Stücke geschnitten
6–8 getrocknete chinesische schwarze Pilze (einweichen, Flüssigkeit abgießen und entstielen)
12 getrocknete Kastanien (über Nacht oder länger einweichen)
1 1/2 Tassen weißer Reis
Salz und Sojasoße nach Belieben
Wasser (soviel wie nötig)

Den Reis sorgfältig waschen, bis das (mehrmals gewechselte) Wasser völlig klar bleibt. Anschließend den Reis in einen großen Bratentopf oder in eine Kasserolle mit Deckel geben. Wasser hinzufügen, bis es ungefähr daumenknöchelhoch im Topf steht.

Alle übrigen Ingredienzen außer Salz und Sojasoße hinzufügen, alles gut durchrühren. Den Topf mit dem Deckel verschließen und 30 Minuten in einen auf 200 Grad vorgeheizten Backofen stellen. Während dieser Zeit den Deckel nicht entfernen. Nach 30 Minuten Salz und Sojasoße nach Geschmack hinzufügen und, wenn Sie mögen, auch Sherry oder einen Schuß Öl von geröstetem Sesam. Das Gericht zum Schluß gut durchrühren und heiß servieren.

Wenn der Reis nach 30 Minuten noch nicht gar genug ist, den Topf wieder mit dem Deckel verschließen und das Ganze noch weitere 10 Minuten garen lassen.

Die Zubereitung dauert 45 Minuten, und die angegebene Menge reicht für 2 bis 3 gute Esser.

Amerikanische Kochrezepte mit Heilwirkung

Die Rezepte in diesem Kapitel basieren alle auf der amerikanischen Küche. Sie sind also nicht orientalischen Ursprungs, haben sich aber trotzdem bei der Behandlung von Krankheiten oder Ungleichgewichtszuständen nach den Regeln der klassischen chinesischen Medizin als heilsam erwiesen. Es ist ja im Grunde auch belanglos, ob ein bestimmtes Nahrungsmittel nun chinesisch oder amerikanisch ist, wichtig ist allein das therapeutische Prinzip, das darin wirksam ist. Ein Rezept kann beispielsweise aus Timbuktu stammen und sich trotzdem ausgezeichnet zur Behandlung einer Krankheit nach den Lehren der chinesischen Medizin eignen. Die chinesische Diät-Therapie und die chinesische Medizin sind nicht deshalb wertvoll, weil sie »exotisch« sind und »aus dem Osten« stammen, sondern weil sie auf kosmischen Prinzipien beruhen, die fundamentaler und letztlich auch praxisorientierter sind als die Prinzipien, auf denen die meisten anderen heute existierenden Formen der Heilkunde basieren.

Süßkartoffeltorte

Für 6 bis 8 Personen

Diese nahrhafteste aller Torten leistet ausgezeichnete Dienste bei Magen/Milz-Mangelzuständen. Außerdem wirkt sie therapeutisch bei Blut-Mangel und -Stagnation, und sie wirkt tonisierend bei Mangelzuständen von Nieren und Lunge.

1 Auslegeteig nach Ihrem Lieblingsrezept (benutzen Sie Vollkornmehl für Feinbackwaren)
1 3/4–2 Tassen gekochte, gestampfte Süßkartoffeln oder Yamswurzeln
3 verquirlte Eier (sie sollten Zimmertemperatur haben)
1/2–3/4 Tasse brauner Zucker, Gerstenmalz, Sirup oder Honig
1 TL Zimt
1/2 TL Gewürznelken
1/4 TL Muskatnuß
1/2 TL Nelkenpfeffer (Jamaikapfeffer)
1 knapper TL Salz
1 1/2 Tassen Kondensmilch (oder ein Gemisch aus fettarmer Trockenmilch, Ziegenmilch, Sojamilch oder Cashew-Milch)
Schlagsahne zum Garnieren (falls gewünscht)

Mit dem Auslegeteig eine Pastetenform von ca. 25 cm Durchmesser auslegen.

In einer großen Schüssel alle übrigen Zutaten außer der Schlagsahne vermischen. Gut durchrühren, am besten mit einem elektrischen Mixer. Die fertige Masse auf dem Teigboden verteilen und das Ganze ungefähr 1 Stunde lang in einem auf 180 Grad vorgeheizten Backofen backen. Den Kuchen vor dem Servieren abkühlen lassen.

Die Vorbereitung dauert 1 Stunde, die Backzeit ebenfalls. Die Torte reicht für 6 bis 8 Personen.

Amasake-»Käse«kuchen mit Kirschen

Für 6 bis 8 Personen

Die Füllung aus fermentiertem süßem Reis ist ein ausgezeichnetes Tonikum bei Milz-Mangelzuständen, während die Kirschen Qi und Blut tonisieren und rheumatischen Schmerzen im Körper entgegenwirken. Außerdem eignet sich das Gericht zur Behandlung von Blut-Mangel und Blut-Stagnation.

2 Tassen fertiger Amasake
1 1/2 Tassen Wasser
2 1/2 TL Agar-Agar-Flocken
1 TL Umeboshi-Paste (oder 2 TL Apfelcidre-Essig und 1/2 TL Salz)
1 EL Honig oder Gerstenmalz
3 TL Vanillepulver
1 EL Zitronensaft

Stellen Sie nach Ihrem Lieblingsrezept einen Auslegeteig her, und backen Sie ihn 20 Minuten lang bei 175 Grad, mit Backpapier bedeckt und mit Kuchengewichten oder trockenen Hülsenfrüchten beschwert.

Alle Zutaten in einem Mixer vermengen, das Gemisch auf den vorgebackenen Tortenboden gießen und das Ganze weitere 20 Minuten bei der gleichen Temperatur wie zuvor backen. Den Kuchen 1 Stunde lang abkühlen lassen und dann belegen mit:

1 Tasse Kirschen
1/2 Tasse Apfelsaft
1/4 Tasse Honig
1/4 TL Salz
1 TL Maisstärke, Pfeilwurzelmehl (arrowroot) oder Kuzu

Alle diese Zutaten zusammen in einem kleinen Topf aufkochen und das Gemisch, sobald es andickt, auf dem Tortenboden verteilen. Die Torte anschließend auf Zimmertemperatur abkühlen lassen.

Anmerkung: Fertiger Amasake ist mittlerweile in manchen Naturkostläden zu kaufen. Man kann Amasake aber auch aus gewöhnlichem oder süßem Reis und dem Ferment Koji selbst herstellen,[24] wobei allerdings süßer Reis vorzuziehen ist.

Wenn man fertigen Amasake verwendet, beträgt die Zubereitungszeit 1 1/4 Stunden, und die angegebenen Mengen reichen für 6 bis 8 Personen.

Shepherd's Pie mit Rindfleisch oder Huhn

Für 5 bis 6 Personen

Dies ist eines unserer Lieblingsrezepte für den Winter und auch bei unseren Gästen immer sehr beliebt. Das Gericht wirkt stärkend bei Milz-Mangelzuständen und wärmt den gesamten Körper. Außerdem ist es ein Nieren-Yin-Tonikum.

1 große oder 2 mittelgroße Möhren
2 mittelgroße Kartoffeln
2 mittelgroße Zwiebeln
1 kleiner Kohlkopf (Chinakohl oder Weißkohl)
eine weitere Gemüsesorte nach Belieben (außer Chili oder Tomaten)
2 EL Sesam- oder Sojaöl
2–3 große Knoblauchzehen, gehackt oder zerdrückt
1 EL getrocknetes, gerebeltes Basilikum
1 1/2 TL Thymian, zerrieben
1 TL Salz
1/4 TL schwarzer Pfeffer

1 Tasse Sherry oder Reiswein (in diesem Fall am besten Sherry)
2 EL Maisstärke oder Pfeilwurzelmehl (arrowroot), in 1/4 Tasse Wasser aufgelöst
1 Pfund gewürfeltes Rindfleisch (Kammfleisch oder Rumpsteak) oder 1 Pfund Hühnerfleisch, in Streifen geschnitten

Die Zwiebel zu dünnen Halbmonden schneiden, den Knoblauch hacken oder zerdrücken und beides zusammen in einer großen gußeisernen Pfanne oder in einem Bratentopf sautieren. Falls Huhn verwendet wird, kann dies gleich mitsautiert werden. Den Topf anschließend vom Herd nehmen.

Das gesamte übrige Gemüse in einen großen Suppentopf geben. Die verschiedenen Gemüsesorten so zerkleinern, daß die Möhren nicht noch hart sind, wenn die Kartoffeln schon breiig werden. Trotzdem sollten die Stücke generell möglichst groß sein.

Das Rindfleisch und die Gewürze ebenfalls hinzufügen sowie das Öl, das vom Sautieren der Zwiebeln übriggeblieben ist, und schließlich den Sherry. Alles zunächst zum Kochen bringen, dann die Kochtemperatur auf untere mittlere Hitze stellen und das Ganze köcheln lassen, bis die Möhren gerade anfangen, weich zu werden. Sie dürfen *nicht so* weich sein, daß sie schon kurz vor dem Zerfallen sind. Die Kochbrühe abgießen und aufbewahren.

Nun das Gemüse zusammen mit Zwiebeln und Knoblauch in den großen Bratentopf oder in eine gußeiserne Kasserolle geben.

Ungefähr 1 1/2 Tassen der abgegossenen Flüssigkeit mit der bereits aufgelösten Maisstärke vermischen. Nach Belieben noch einen weiteren Schuß Sherry hinzufügen. Salz und Pfeffer mischen und über das Gemüse und Fleisch streuen. In der verschlossenen Kasserolle 20 Minuten in einem auf 180 Grad vorgeheizten Backofen garen lassen.

Unterdessen nach dem folgenden Rezept einen Pastetenteig herstellen:

Pastetenteig
Für 5 bis 6 Personen

2 Tassen Vollweizenmehl für feine Backwaren (Graham-Mehl)
2 TL aluminiumfreies Backpulver
5–6 EL Butter oder Qualitätsmargarine
1/2 TL Salz
1/4 TL Backpulver
3/4 Tasse (ca.) Buttermilch, Sauermilch oder Joghurt (Rohmilch und Joghurt eignen sich am besten)

Margarine oder Butter in die trockenen Zutaten schneiden, die schon in einer großen Schüssel vermischt worden sind. Anschließend Joghurt oder Milch hinzufügen und das Ganze schnell und nur so lange vermengen, bis das Mehl klebrig ist und sich von den Seitenwänden der Rührschüssel löst.

Die Kasserolle aus dem Backofen nehmen und den Deckel entfernen. Den Teig gleichmäßig über die Kasserolle verteilen, die Temperatur auf 200 Grad stellen und den Teig 20 bis 25 Minuten lang im Ofen backen lassen, bis die Oberfläche braun geworden ist und an einem hineingesteckten Zahnstocher kein Teig mehr kleben bleibt. Soll ein »Klöße«-Effekt erzielt werden, den Deckel auf den Topf legen, während der Teig bäckt; in jedem Fall den Deckel während der letzten 5 Minuten vom Topf nehmen.

Die Pie vor dem Servieren 15 bis 20 Minuten abkühlen lassen. Die Vorbereitungs- und Backzeit dauert insgesamt 2 bis 2 1/2 Stunden. Die Pie reicht mit Salat oder einer anderen Beilage für 5 bis 6 Personen.

Shepherd's Pie mit Seitan-»Fleisch«

Für 2 Personen

Wenn man das Rind- oder Hühnerfleisch im obigen Rezept durch Seitan ersetzt, wird das Gericht zu einem guten Yin- und Milz-Tonikum und wirkt gleichzeitig therapeutisch bei Übermäßigem Leber-Yang.

Seitan ist in vielen Naturkostläden erhältlich. Die Zubereitung ist in beiden Fällen identisch.

Rindfleisch oder Seitan-»Fleisch« mit Ingwer

Für 2 bis 4 Personen

Beide Versionen sind Magen/Milz-Tonika; das Seitan-Gericht eignet sich jedoch außerdem zur Behandlung von Übermäßigem Leber-Yang. Seitan ist ein ausgezeichneter Fleischersatz, wenn jemand kein Fleisch essen darf.

2 Pfund Rindfleisch oder Seitan, vorsautiert und in Streifen geschnitten
1/4 Tasse Mehl
1 TL Salz
1/2 TL schwarzer Pfeffer
2 TL frisch geriebener oder fein gehackter Ingwer
1 TL Kurkuma
2 Tassen Zwiebeln, fein geschnitten
2 Knoblauchzehen, zerdrückt oder fein gehackt
1 Tasse italienische Eiertomaten
1 oder 2 Spritzer Tabasco
Öl zum Braten

Das Fleisch in einer Mischung aus Mehl, Salz und den zu Pulver vermahlenen Gewürzen wälzen und anschließend zusammen mit dem Ingwer braten, bis es von allen Seiten gebräunt ist; dann aus der Pfanne oder aus dem Wok nehmen und beiseite stellen.

Zwiebeln und Knoblauch sautieren. Anschließend Rindfleisch oder Seitan wieder zu den restlichen Zutaten in die Pfanne geben. Alles gut vermischen, die Pfanne mit einem Deckel verschließen und eine Stunde lang bei nur 150 Grad im Backofen weitergaren lassen. Wenn Seitan verwendet wird, unbedingt nach 30 Minuten nachschauen, ob noch genug Flüssigkeit vorhanden ist; falls nicht, ein wenig Wasser nachgießen.

Steckrüben- oder Daikon-Rettich-Püree

Für 2 Personen

Dieses Rezept ist unglaublich einfach zuzubereiten und leistet gute Dienste bei Feuchter Milz. Es eignet sich allgemein bei Feuchten-Bi-Syndromen.

2–3 Pfund Steckrüben oder Daikon-Rettich, in Stücke geschnitten
Butter, Salz und Pfeffer nach Belieben

Die Steckrüben oder den Daikon-Rettich im normalen oder Schnellkochtopf kochen, bis sie weich sind. Das Kochwasser abgießen und das Gemüse stampfen oder im Mixer pürieren, bis es eine sämige Konsistenz hat. Mit Butter, Salz und Pfeffer abschmecken.

Daikon-Rettich mit Frühlingszwiebeln und Möhren (sautiert)

Für 2 Personen

Dieses Gericht kann man sowohl unter den amerikanischen als auch unter den chinesischen Rezepten aufführen, weil man statt des Daikon-Rettichs auch Steckrüben verwenden kann und weil Sautieren ebensogut ist wie Kurzbraten in einem Wok.

In jedem Fall leistet es gute Dienste bei Milz-Mangel, Feuchter Milz und bei Feuchten-Bi-Syndromen.

1 großer Daikon-Rettich oder
2–3 mittelgroße Steckrüben, geputzt und in halbmondförmige Scheiben geschnitten
4 oder mehr mittelgroße Möhren, diagonal in dünne Ovale geschnitten
2–3 Frühlingszwiebeln, fein gehackt
Sesamöl zum Braten
1/4 TL Salz
Sojasoße nach Belieben

Den Wok oder eine große Bratpfanne stark erhitzen und 1 bis 2 EL Öl hineingeben. Sobald das Öl heiß ist, die Möhren und den Daikon hinzugeben, und das Gemüse unter ständigem Rühren 2 bis 3 Minuten lang sautieren. Dann die Frühlingszwiebeln hinzufügen und weitere 30 bis 60 Sekunden unter ständigem Rühren sautieren. Zum Schluß Salz, Sojasoße und, falls erwünscht, eine Prise schwarzen Pfeffer unterrühren. Das Gericht sofort servieren.

Wasserkastaniensuppe

Für 4 Personen

Diese Suppe wirkt sehr stark kühlend und harntreibend, und man kann sie zur Behandlung von Übermäßigem Leber-Yang oder von Bluthochdruck benutzen, allerdings nur, wenn beim Patienten nicht ohnehin eine Tendenz zu vermehrter Harnausscheidung besteht.

6–8 Wasserkastanien, in ca. 0,5 cm dicke Scheiben geschnitten
1 Liter Hühnerbrühe
250 g frischer (oder tiefgekühlter) Spinat, geputzt, geschnitten und durch Ausdrücken getrocknet
Salz nach Belieben

Falls Sie selbst Hühnerbrühe zubereiten wollen, so kochen Sie ein Huhn oder mehrere Stücke Huhn 1 Stunde lang in 3 Litern Wasser, gießen die Flüssigkeit ab und bewahren das Huhn zur späteren Verwendung auf.

Die Hühnerbrühe zum Kochen bringen. Dann die Hitze reduzieren und Salz sowie 1 bis 2 Prisen schwarzen Pfeffer hinzufügen. Den geschnittenen Spinat hineingeben und ihn 2 bis 3 Minuten unter ständigem Rühren kochen lassen. Die Suppe in Schalen füllen und diese mit den in Scheiben geschnittenen Wasserkastanien garnieren.

Die Zubereitung der Suppe dauert 15 bis 20 Minuten. Wenn Sie die Hühnerbrühe selbst machen, beträgt die gesamte Zubereitungszeit 1 1/2 Stunden. Als Vorspeise reicht die Menge für 4 Personen.

Gado-Gado-Soße

Für 4 Personen

Diese Soße basiert auf einem indonesischen Rezept und wird oft zu Reis und beliebigem Gemüse der jeweiligen Jahreszeit gegessen.

> Gado-Gado-Soße wird bei Magen/Milz-Mangel empfohlen, und sie wirkt stark erwärmend auf den Mittleren Erwärmer.

1–1 1/2 Tassen grobgehackte Zwiebeln
2–3 zerdrückte Knoblauchzehen
1 Tasse & 1 EL gutes Erdnußmus (ungesalzen)
1 EL Honig oder Zucker
1 Prise Cayenne-Pfeffer
Saft einer Zitrone
1 1/2 TL geriebener frischer Ingwer
1 Lorbeerblatt, zerstoßen
2 1/2 Tassen Wasser
1 EL Apfelcidre-Essig
1/2 TL Salz
1 Schuß Tamari oder Sojasoße
2 EL Sesamöl oder Erdnußöl zum Sautieren

In einem Wok oder einem großen Topf Zwiebeln, Knoblauch, Lorbeerblatt und Ingwer in Öl sautieren, bis die Zwiebeln glasig sind. Dann die restlichen Zutaten hinzufügen und alles gut vermischen. Das Ganze 30 bis 45 Minuten bei sehr kleiner Hitze köcheln lassen und gelegentlich durchrühren.

Die Zubereitungszeit beträgt 1 Stunde, und die angegebene Menge ergibt mit Reis, Kartoffeln oder anderem Gemüse 4 große Portionen.

Grüne Paprika, mit Thunfisch gefüllt

Für 4 Personen

Dieses köstliche Gericht hilft, Flüssigkeits-Übermaß und Kälte-Stagnation im Körper zu beseitigen. Es eignet sich ausgezeichnet für alle, die unter Rheumatismus leiden, und es leistet gute Dienste bei allen Feuchten-Bi-Syndromen.

4 große grüne Paprika
kochendes Wasser in einem großen Topf
1/4 Tasse Olivenöl
1/4 Tasse feingehackte Frühlingszwiebeln
3 zerdrückte Knoblauchzehen
1 1/2 Tassen Vollkorn- oder Weißbrotbrösel
4 Anchovis, in Stücke geschnitten
2 Dosen Thunfisch à 200 g (Öl abtropfen lassen und Thunfisch zerteilen)
1 große Tomate (häuten, das Weiße entfernen und in kleine Stücke schneiden)
3 EL Kapern (falls gewünscht)
3 EL frische Petersilie, fein gehackt
1/2 TL Oregano · 1/2 TL Basilikum
Saft einer halben oder ganzen Zitrone
1 Tasse Mozzarella oder geriebener Provolone (Käse)

Den oberen Teil der Paprika abschneiden, die Samenkörner und alles Innere entfernen und die Schoten 10 Minuten oder ein wenig länger über kochendem Wasser dämpfen, bis sie weich sind.

Den Backofen auf 180 Grad vorheizen. Öl in einer Bratpfanne oder in einem Wok erhitzen und Zwiebeln und Knoblauch darin sautieren, bis die Zwiebeln weich geworden sind (ca. 3 bis 5 Minuten). Dann alle restlichen Zutaten außer dem Zitronensaft und dem Käse hinzufügen und weiter 2 bis 3 Minuten lang bei starker Hitze sautieren.

Die Paprikaschoten mit der Mischung füllen und mit etwas Zitronensaft besprenkeln. Anschließend die gefüllten Schoten in eine flache feuerfeste Form stellen, ein wenig Wasser auf den Boden gießen und 30 Minuten backen. Zum Schluß mit Käse bestreuen und das Ganze noch einmal 5 Minuten in den Backofen stellen, bis der Käse geschmolzen ist und anfängt, Blasen zu werfen.

Die Zubereitung dauert 1 Stunde. Die Menge reicht für 4 Personen.

Lammnieren auf andalusische Art

Für 2 Personen

Dieses leicht zuzubereitende Hauptgericht ist ein Tonikum sowohl bei Yin- wie auch bei Yang-Mangel der Nieren. Wenn Sie keine Lammnieren bekommen können, können Sie statt dessen auch Rindernieren nehmen. Dies ist ein nahezu ideales Tonikum bei Yin-Mangel.

5 Lammnieren
3 EL Butter
1 EL Olivenöl
1 TL Majoran
10 Knopfpilze
1 1/4 Tassen fein gehackte Zwiebeln
1/2 Tasse Sherry
1/4 Tasse Rotwein oder trockener Weißwein
1/2 TL Salz
1/4 TL frisch gemahlener schwarzer Pfeffer
1/4 Pfund gekochte Nudeln
(im ungekochten Zustand gewogen!)

Mit einer Küchenschere Fett und Gefäße auf der Unterseite der Nieren entfernen. Die Nieren kreuzförmig in Stücke von ca. 0,5 cm Dicke zerschneiden.

Die Butter zusammen mit dem Öl in einer großen Pfanne zerlassen, und die Nieren mit Salz, Pfeffer und Majoran 2 bis 3 Minuten lang sautieren, bis sie leicht gebräunt sind und keine Flüssigkeit mehr austritt.

Die Nieren aus der Pfanne nehmen, auf einen Teller legen und beiseite stellen. Nun Zwiebeln und Pilze in die Pfanne geben und 3 bis 4 Minuten lang sautieren, bis die Soße andickt. Die Temperatur reduzieren, die Nieren wieder in die Pfanne legen und noch einmal 2 bis 3 Minuten garen lassen. bis sie wieder gut erhitzt sind. Das Gericht heiß auf Nudeln servieren.

Die Zubereitungszeit beträgt maximal 30 Minuten, und die angegebene Menge reicht für 2 Personen.

Lauch-Zwiebel-Pastete

Für 4 Personen

Diese wunderbare Vorspeise hilft, Blut-Stagnation zu beseitigen, und wirkt tonisierend auf Magen und Milz. Sie ist auch ein wirksames Mittel gegen Magenhitze, die mögliche Ursache für Fieberbläschen, wunde Lippen, Mundgeruch usw.

Bereiten Sie einen Auslegeteig nach Ihrem Lieblingsrezept zu.

4 Stangen Lauch (falls es große sind, nur 3), geputzt und in 0,5 cm dicke Scheiben geschnitten
2 Zwiebeln, zu Halbmondscheiben geschnitten

1 Tasse Wasser
2 EL Kuzu oder Maisstärke
1 1/2 EL Sojasoße oder Tamari
1 Schuß Apfelcidre-Essig
1 Prise Salz und schwarzer Pfeffer

Den Auslegeteig ausrollen und eine Pastetenform (Tortenform) damit auslegen. Die Ränder sollen nicht umgeschlagen werden. Den Backofen auf 175 Grad vorheizen.

Lauch und Zwiebeln 8 bis 10 Minuten lang (mit Butter oder qualitativ hochwertigem pflanzlichem Öl) in einem Wok oder in einer großen Pfanne sautieren.

Kuzu oder Maisstärke mit der Sojasoße in Wasser auflösen, zur Zwiebel/Lauch-Mischung geben und rühren, bis das Ganze andickt. Zum Schluß mit Salz, Pfeffer und Essig würzen und das Gemüse gleichmäßig in den vorbereiteten Pastetenteig verteilen.

Den Teig für den Deckel ausrollen, auf das Gemüse legen und die Ränder zusammendrücken und begradigen. Den Deckel mit einer Gabel einstechen, damit der Dampf beim Backen entweichen kann. Die Pastete 35 bis 45 Minuten backen, bis die Kruste braun ist. Vor dem Servieren 15 bis 20 Minuten abkühlen lassen.

Die Zubereitung dauert etwas mehr als 1 Stunde, und die Menge reicht für 4 Personen.

Seitan-»Fleisch« mit Marsala

Für 3 Personen

Seitan eignet sich ausgezeichnet zum Verringern von Übermäßigem Leber-Yang, und die Marsala-Soße ist ein mildes Tonikum für den Mittleren Erwärmer.

1/2 Pfund Seitan · Mehl zum Wälzen der Seitanstücke
Butter zum Sautieren des Seitan
2 Tassen Knopfpilze, geputzt und in Stücke geschnitten
2 TL geschnittene Schalotten oder Frühlingszwiebeln
6 EL Marsala oder Sherry
1/2 Tasse dünne Misobrühe

In einer großen, schweren gußeisernen Pfanne Öl oder Butter erhitzen. In der Zwischenzeit jedes Seitanstück in Mehl wälzen. Den Seitan von allen Seiten sautieren, bis eine braune Kruste entstanden ist, ihn dann aus der Pfanne nehmen und in einer Schüssel beiseite stellen.

Pilze und Schalotten oder Frühlingszwiebeln in dem in der Pfanne zurückgebliebenen Fett unter ständigem Rühren sautieren, bis die Zwiebeln weich sind und die Soße beginnt anzudicken – ungefähr 5 Minuten lang. Das »Fleisch« nun wieder in die Pfanne geben, die Hitze reduzieren und das Ganze noch einmal 5 Minuten lang garen lassen. Den Marsala beim letzten Garen in die Pfanne geben. Das Gericht auf Nudeln oder auf Reis servieren.

Die Zubereitungszeit beträgt 45 Minuten, wenn Sie fertigen Seitan verwenden. Die angegebene Menge reicht für 3 Personen.

Maisauflauf (süß)

Für 6 Personen

Es ist bekannt, daß Maismehl ein Herztonikum ist. Außerdem wird es zur Stärkung der sexuellen Potenz verwendet. Wintermelone und Honig tonisieren Magen/Milz, doch Äpfel befeuchten den Oberen Erwärmer, wodurch das Rezept insgesamt seinem Wesen nach weniger warm wird. Dies ist ein köstliches Dessert für einen kalten Winterabend, das nicht zu süß ist. Man kann es sogar noch etwas wärmender machen, indem man einen Teil des Maismehls durch Hafergrütze oder Hafermehl ersetzt.

3 Tassen Maismehl
5 Tassen Wasser
2 1/2 Tassen gewürfelter Squash einer Squashsorte Ihrer Wahl
1 1/2 TL Salz
3 geriebene Apfel
3 EL Tahin oder Mandelmus
1/2 Tasse Honig
1/2 Tasse Vollweizenmehl oder ungebleichtes Mehl
2 EL Sojasoße
1 1/2 TL Zimt
1 EL geriebene Orangenschale

Maismehl, Wasser, Squash und Salz in eine große Pfanne oder in einen Topf mit schwerem Boden geben und alles zum Kochen bringen. Bei schwacher Hitze weitere 20 Minuten quellen lassen.

Diese Mischung in einem Mixer pürieren, bis sie ziemlich fein ist. Die restlichen Zutaten unterrühren. Nach Belieben mit Salz, Zucker (oder Honig) und mit Gewürzen abschmecken.

Das Püree in eine mit Öl oder Butter eingefettete 2-Liter-Kasserolle oder in eine große Kuchenform geben und 1 1/2 Stunden bei 175 Grad backen. Das Gericht heiß oder warm servieren. Wenn Sie möchten, können Sie noch ein wenig Honig oder Butter auf der Oberfläche zergehen lassen.

Die Zubereitungszeit beträgt 45 Minuten; dazu kommen 1 1/2 Stunden Backzeit. Die Menge reicht für 6 bis 8 Personen.

Dattel-Kastenkuchen

Dieses Rezept ist sehr wärmend und ein gutes Magen/Milz-Tonikum bei Mangelzuständen. Wenn Sie statt der Datteln Aprikosen verwenden, tonisiert es außerdem noch das Herz.

3 Tassen entkernte Datteln oder getrocknete Aprikosen
1 gehäufter EL geriebene Zitronenschale
1/4 TL Salz
2 Tassen Wasser
1 TL Vanillepulver
1 Tasse (grobe) Haferflocken
1/2 Tasse Vollweizenmehl für feine Backwaren
1/2 Tasse Reismehl
1 Tasse Weizenkeime
3/4 Tasse Kokosflocken
3/4 Tasse zerlassene Butter

Datteln (oder Aprikosen), Zitronenschale und Salz in einer Tasse Wasser kochen. Die Datteln während des Kochens mit einer Gabel zerdrücken. Wenn die Masse fast weich ist, die Vanille hinzugeben und vom Herd nehmen.

Den Backofen auf 175 Grad vorheizen. Die trockenen Zutaten in einer Schüssel mischen, die Butter dazugeben und alles gut vermengen. Eine Tasse Wasser erhitzen, das Wasser über die Mischung gießen und gründlich umrühren.

Eine rechteckige Backform von 20 bis 23 cm Länge gut einfetten, 1 Drittel der Hafermischung auf dem Boden verteilen und andrücken. Darauf die Hälfte der Dattel- oder Aprikosenmischung schichten. Die dritte Schicht besteht wieder aus 1 Drittel der Hafermischung, die vierte aus dem Rest der Dattel- bzw. Aprikosenmischung, und den Abschluß bildet das letzte verbliebene Drittel der Hafermischung. Alles noch einmal gut andrücken, damit es später nicht auseinanderfällt. Den Kuchen 45 Minuten backen – oder etwas kürzer, falls Ihr Backofen schnell bäckt –, bis die oberste Schicht schön braun ist.

Die Zubereitung dauert einschließlich des Backens 1 1/2 Stunden.

Bananen-Kokoscreme-Torte

Für 6 Personen

Sowohl Bananen als auch Kokosmilch benutzt man zur Behandlung von Verstopfung, wenn diese im Zusammenhang mit dem Syndrom Trockenheit der Körpersäfte auftritt, und außerdem zur Befeuchtung des Yin des ganzen Körpers.

Ihr Lieblingsrezept für Auslegeteig, nur für den Boden.

3 EL Tapioka
2 sehr reife Bananen
1 etwas festere Banane, die sich in Scheiben schneiden läßt
2 EL Honig (oder mehr, je nach Geschmack)
1 Ei, getrennt
1/4 TL Salz
1 1/2 Tassen halb Kokos- und halb Cashewmilch
3/4 TL Vanillepulver

Streusel

5 EL zerlassene Butter
3 EL Honig
11/2 Tassen grobe oder feine Haferflocken

1/2 Tasse Vollkorn-Weizenmehl für feine Backwaren
1/4 Tasse Weizenkeime
1/4 TL Salz
1/2 Tasse Kokosflocken

Tapioka mit Honig, Eigelb und Salz im Wasserbad erhitzen und zu einer glatten Masse verrühren. Die Milch (halb Kokos- und halb Cashewmilch) nach und nach hinzugießen und das Ganze etwas 15 Minuten in siedendem Wasser gar werden lassen, bis die Creme langsam dick wird und die Tapioka-Körner glasig sind. Das Eiweiß zu Schnee schlagen und (ungesüßt) vorsichtig unter die leicht abgekühlte Masse heben.

Cashewmilch erhält man, indem man 1/2 Tasse Cashew-Stücke in einen Mixer gibt und beim Mixen so lange Wasser hinzufügt, bis die gewünschte Konsistenz und Farbe entstanden ist.

Wenn die Füllung fertig ist, die beiden Bananen zerdrücken, unterheben und dieses Gemisch auf den ausgerollten Teig geben, mit dem eine Springform von ca. 23 bis 25 cm Durchmesser vorher ausgekleidet worden ist.

Die festere Banane in Scheiben schneiden und diese oben auf die Füllung legen, so daß die gesamte Oberfläche bedeckt ist. Wenn die Banane klein ist, braucht man möglicherweise zwei.

Schließlich den Streusel darüberstreuen und leicht andrücken. Den Kuchen 35 bis 45 Minuten backen, bis die Oberfläche goldbraun ist.

Die Zubereitung dieser gefüllten Torte dauert insgesamt 1 1/2 Stunden, und sie reicht für gut 6 Personen.

Adukibohnen-Plätzchen

Ergibt 24 Stück

Adukibohnen haben eine stark harntreibende Wirkung und eignen sich gut zur Behandlung von Ödemen oder Feuchtigkeit aller Art im Körper, einschließlich des Feuchten-Bi-Syndroms. Sie sind nicht gut für Menschen, die unter Trockenheit der Körpersäfte leiden.

1 Tasse ungekochte Adukibohnen
2 Tassen Apfelsaft
1 Tasse Wasser
1 TL Vanillepulver
1 Tasse pürierte gekochte Kastanien oder Apfelkompott
1/2 Tasse Karob-Pulver
1/2 Tasse Reismehl von süßem Reis oder braunem Reis
1 Tasse Reismehl von süßem Reis
3/4 TL Salz
1/2 Tasse Sesamöl, Mandelöl oder Erdnußöl
1/2–1 Tasse gehackte Nüsse (Sorte nach Wahl)
1/2–1 Tasse Rosinen oder getrocknete Korinthen
1/2 Tasse Gerstenmalzsirup oder Ahomsirup (falls gewünscht)

Die Adukibohnen waschen und 8 Stunden oder über Nacht einweichen. Wenn die Zeit zum Einweichen fehlt, zusätzlich zur angegebenen Kochzeit 10 bis 15 Minuten in einem Druckkochtopf kochen. Die Bohnen nach dem Einweichen zusammen mit Wasser und Apfelsaft in einen Druckkochtopf geben und unter vollem Druck 35 bis 40 Minuten kochen. Wenn kein Druckkochtopf vorhanden ist, die Bohnen 2 Stunden in einem normalen Topf kochen und regelmäßig nachschauen, ob noch genügend Flüssigkeit vorhanden ist. Den Backofen auf 175 Grad vorheizen.

Die weichen Bohnen zerstampfen, bis sie eine cremige Konsistenz haben, und alle übrigen Zutaten daruntermischen, wobei Nüsse und Rosinen zum Schluß hinzugegeben werden. Den Teig auf einem Kuchenblech oder Backblech verteilen und andrücken (die Konsistenz sollte zwischen einem Rühr- und einem Knetteig liegen), so daß eine 1,5 bis 2 cm dicke Schicht entsteht. Dann den Teig ungefähr 1 Stunde backen, bis die Oberfläche dunkel und fest ist, aber immer noch ein wenig elastisch, wenn man darauf drückt. Nach dem Backen ein paar Minuten abkühlen lassen und in viereckige Stücke schneiden. (Anmerkung: Man kann auch ausschließlich Mehl von süßem oder braunem Reis verwenden, je nachdem, was gerade zur Hand ist. Vollweizenmehl ist eine weitere Möglichkeit, doch dann werden die Plätzchen wesentlich härter, und außerdem wirken sie eher kühlend auf den Körper.)

Die Einweichzeit für die Bohnen beträgt 8 Stunden, die Kochzeit 45 Minuten, die Vorbereitung dauert 15 Minuten, und die Backzeit 1 Stunde oder länger. Die angegebene Menge reicht für ungefähr 24 rechteckige Plätzchen.

Apfel-Agar-Agar-Dessert

Dieses Rezept eignet sich besonders zum Kühlen von Lungenhitze und zur Umwandlung von Schleim. Agar-Agar kühlt die Lunge, und die Pfirsiche tonisieren das Qi.

3 Stangen Agar-Agar (oder 8 EL Agar-Agar-Flocken)

4 1/2 Tassen Apfelsaft oder Pfirsichnektar (oder eine Mischung aus beidem)

1 1/2 Tassen Wasser

2 TL Vanille

3 Tassen abgezogene Pfirsiche, in Scheiben geschnitten
2 EL Tahin
1 Spritzer Apfelcidre-Essig
1/2 TL Salz
6 Mandeln

Das zuvor ca. 15 Minuten in etwas kaltem Wasser eingeweichte Agar-Agar, Saft, Salz und Wasser zum Kochen bringen und anschließend bei kleiner Hitze köcheln lassen, bis sich das Agar-Agar völlig aufgelöst hat. Dann die Vanille unterrühren. Die Pfirsiche waschen und in Scheiben schneiden. Den Boden einer großen flachen Backform mit einem Durchmesser von ca. 23 cm mit 2 Dritteln der Pfirsichstücke auslegen. Anschließend vorsichtig die heiße Agar-Agar-Mischung über die Pfirsiche gießen. Das Ganze abkühlen lassen, bis es steif geworden ist. Die restlichen Pfirsichstücke mit Tahin und Essig in einem Mixer zerkleinern und dann als Soße über die abgekühlten und geschnittenen Agar-Agar-Blöcke gießen. Mit den in Scheibchen geschnittenen Mandeln garnieren.

Kürbiskuchen ohne Milchprodukte

Für 6 Personen

Wenn man die Milchprodukte aus diesem klassischen Rezept wegläßt, eignet sich der Kuchen zur Behandlung von Feuchtigkeit im ganzen Körper, besonders in der Lunge. Wer unter Trockenheit der Körpersäfte leidet, sollte ihn nur selten essen. Er eignet sich ausgezeichnet zur Beseitigung von Feuchtigkeit in den Lungen und bei Feuchten-Bi-Syndromen.

Ihr Lieblingsrezept für Auslegeteig (benutzen Sie Vollweizenmehl für feine Backwaren).

3 Tassen Kürbispüree
3/4 Tassen Honig
1/4 TL gemahlene Nelken
3 TL Zimt
1 TL Nelkenpfeffer (Jamaikapfeffer)
1/4–1/2 TL Muskatnuß
1 TL Salz
1 1/2 Tassen Sojamilch oder Cashewmilch (siehe Rezept Bananen-Kokoscreme-Kuchen)
4 Eier, leicht gequirlt oder 2 EL Kuzu in 1/2 Tasse Wasser aufgelöst oder
3 EL Tapioka, gekocht in 1 1/2 Tassen Sojamilch oder Cashewmilch

(Anmerkung: Wenn Sie statt der Eier Tapioka nehmen, so lassen Sie die unter den Zutaten angegebenen 1 1/2 Tassen Milch natürlich weg, da Sie sonst doppelt soviel Flüssigkeit hätten, wie Sie brauchen. Mit Tapioka hergestellt, hat der Kuchen eine sehr beruhigende Wirkung auf den Magen.)

Den Tortenteig ausrollen, und eine 23 bis 25 cm große Form damit auslegen.

Alle Zutaten bei niedriger Hitze 15 Minuten lang kochen lassen, bis die Masse langsam, aber regelmäßig Blasen wirft. Leicht abkühlen lassen, in die Kuchenform gießen, 1 Stunde lang bei 150 Grad und anschließend noch einmal 1/4 Stunde lang bei ca. 165 Grad backen, bis sich eine feste, goldene Kruste gebildet hat. Das Gericht vor dem Servieren mindestens 1 Stunde lang abkühlen lassen.

Wenn Sie wollen, können Sie ein paar Cashewnüsse mit Wasser und Honig zu einer Cashewcreme vermixen und damit den Kuchen garnieren.

Heilkräftige Liköre

Wie bereits erwähnt, ist die Grenze zwischen Diät-Therapie und Kräutertherapie eher fließend. Wir haben gesehen, daß die Nahrungsmittel nach den gleichen Prinzipien und Theorien ausgewählt und zusammengestellt werden wie die Kräuterrezepturen. In diesem Kapitel werden wir eine Reihe von Rezepten für Kräuterliköre und Aperitifs aufführen, die man selbst herstellen kann. Außerdem bieten diese Rezepte dem Akupunkteur die Möglichkeit, sich auf einfache Weise mit der Anwendung der wichtigsten chinesischen Kräuter vertraut zu machen. Ihr Einsatz kann eine Akupunkturbehandlung unterstützen oder eine Diät-Therapie effizienter und spezifischer machen.

Da bei den meisten der beschriebenen Rezepte nur ein einziges pflanzliches Heilmittel zur Anwendung kommt, ist die Wirkung dieser Mittel nicht so weitreichend oder komplex, wie es bei einer speziell für einen bestimmten Patienten zusammengestellten Rezeptur aus vielen verschiedenen pflanzlichen Stoffen der Fall wäre. Andererseits ist wegen der unspezifischeren Wirkung dieser Mittel wesentlich weniger Fachwissen und Erfahrung bei ihrer Verwendung erforderlich.

Wir kennen fast alle die Namen einiger berühmter europäischer Liköre wie Benedictine oder Chartreuse. Viele von uns haben jedoch vergessen, daß die Rezepturen dieser Getränke von Kräuterkundigen des Mittelalters und der Renaissance für medizinische Zwecke entwickelt wurden, meist von Mönchen und Nonnen.

Leider kennen die meisten von uns die Zutaten jener berühmten Spirituosen nicht und wissen auch nicht, wozu sie ursprünglich gedacht waren. Das Rezept für Chartreuse wird immer noch streng geheimgehalten; nur jeweils zwei Menschen kennen es vollständig.

Die Rezepte für die folgenden medizinischen Liköre basieren auf Angaben von Dr. Sung Hyoun Baek, einem nach den traditionellen Methoden arbeitenden Arzt.

Alkohol ist der grundlegende Bestandteil jedes dieser Rezepte. Heilkundige wie Patienten müssen sich stets vor Augen führen, daß man alles als Medizin verwenden kann, wenn man die energetischen Eigenschaften des betreffenden Stoffs versteht.

Abgesehen davon, daß verschiedene Arten von Likören unterschiedliche Eigenschaften haben, je nachdem, wie und mit welchen Ingredienzen sie hergestellt sind, gilt für den Alkohol selbst, daß er seinem Wesen nach warm, süß und scharf und seine Wirkrichtung aufsteigend ist.

Er dringt in die Meridiane der Lunge, des Magens, des Herzens und der Leber ein. Er ist Yang und wird den Elementen Erde und Metall zugeordnet. Er unterstützt Yang, tonisiert Qi und Blut, reguliert Qi, treibt Kälte aus, beseitigt Blut-Stagnation, öffnet die Meridiane, fördert die Zirkulation und verstärkt die Wirkung der Kräuter, die man ihm beimischt. So gesehen ist *ein wenig* Alkohol aus medizinischer Sicht sehr wertvoll. Ihn in bescheidenen Mengen zu genießen, ist bei Mangelsyndromen zu empfehlen, für die Kälte und verminderte Zirkulation charakteristisch sind.

Andererseits sollten Menschen mit Leberproblemen, Hitze- und/oder Feuchtigkeitsproblemen oder mit simplen Übermaßproblemen keinen Alkohol trinken. Außerdem führt Alkohol zur Ansammlung von Feuchtigkeit, wodurch Zäher Schleim entstehen kann. Da Alkohol außerdem zerstreuend wirkt, wenn man zuviel davon trinkt, erhöht Alkoholkonsum die Anfälligkeit für Angriffe Äußerer Pathogener Energien (d. h. für Liu Yin oder die Sechs Bösartigen Einflüsse). Im betrunkenen Zustand zu ejakulieren, ist besonders schwächend.

Traditionell trinkt man medizinische Liköre im Herbst und Winter, der Zeit des Tonisierens. Gewöhnlich werden sie von Patienten mittleren oder vorgerückten Alters verwendet, bei denen naturgemäß eine Tendenz zum Mangel hinsichtlich einer oder mehrerer Energien besteht. Auch andere können sie zu jeder beliebigen Jahreszeit verwenden, wenn Anzeichen für Mangelzustände sichtbar werden, beispielsweise Kraftlosigkeit, Erschöpfung oder Trauma. Viele tonisierende Kräuter sind schwer verdaulich, und ihre Einnahme mit ein wenig Alkohol schützt den Magen und unterstützt die Umwandlungskräfte (das »Verdauungsfeuer«). Jüngere Menschen bei guter Gesundheit sollten solche tonisierenden Alkoholika *nicht* trinken, denn übermäßige Tonisierung führt zu Feuchter Hitze und zur Entstehung komplizierter und hartnäckiger Störungen des energetischen Gleichgewichts. Dies ist gerade in Amerika sehr verbreitet, wo wir allgemein dazu neigen, zu denken, wenn ein wenig gut sei, müsse mehr besser sein. In der chinesischen Medizin sieht man das anders, und das betrifft insbesondere die Verwendung von Kräutern und Likören, die die Sexualenergien tonisieren. Man sollte mit diesen Dingen vorsichtig sein.

Dr. Sung hat die Verwendung von Wodka als alkoholische Grundlage dieser Rezepte empfohlen. Seiner Meinung nach enthält Wodka keine künstlichen Aromastoffe oder pflanzlichen Zusatzstoffe, deren Energien unbeabsichtigt mit denen der Kräuter interferieren könnten; die reine Energie des Alkohols ist beim Wodka seiner Meinung nach einigermaßen neutral.

Wodka kommt dem sehr nahe, was von den Chinesen Bai Jiu oder *White Liquor* genannt wird. Dr. Sung empfiehlt, 1,5 bis 2 Litern Wodka 1 Pfund Honig beizumischen, um die Mixtur zu süßen und sie dadurch leichter verdaulich zu machen. Statt Wodka mit Honig kann man auch Brandylikör verwenden. In diesem Fall sollte allerdings nicht mehr zusätzlich mit Honig gesüßt werden. Andere Alkoholika wie Gin eignen sich nicht, da die darin enthaltenen pflanzlichen Bestandteile oder Kräuter (bei Gin sind es Wacholderbeeren) möglicherweise die Wirkung der verwendeten Heilkräuter beeinflussen könnten oder für die zu behandelnde Störung nicht geeignet sind.

Wenn man ein Kräutertonikum herstellen will, gibt man die Kräuter, Alkohol und (falls erforderlich oder gewünscht) Honig zum Süßen in ein Glas- oder Keramikgefäß, das anschließend fest verschlossen an einen kühlen, dunklen Ort gestellt wird, beispielsweise in den Küchenschrank oder in einen Vorratsraum. Dort läßt man die Mixtur mindestens einen Monat lang stehen. Manche Kräuter müssen sogar zwei Monate in Alkohol ziehen. Obgleich einige Kräuterkundige empfehlen, die Mischung täglich zu schütteln, ist dies keine Anweisung, an die man sich unbedingt halten muß. Nachdem der Alkohol die aktiven Wirkstoffe extrahiert hat, kann man die Flüssigkeit abseihen und den medizinischen Likör in eine Flasche umfüllen. Dr. T. Y. Pang beschreibt in seinem Buch *Chinese Herbal: An Introduction,* wie man die Zeitspanne der Extraktion verkürzen kann: Man kann den Behälter mit den Kräutern und dem Alkohol in einen Topf mit

Wasser stellen, das zuvor zum Kochen gebracht worden ist. Der Topf wird mit einem Deckel verschlossen und in dem heißen Wasser stehengelassen, bis er abgekühlt ist. Diese Prozedur wird nach drei Tagen noch einmal wiederholt, woraufhin die Flüssigkeit aus dem Behälter durchgeseiht und dekantiert werden kann.[25]

Astragalus-Likör

300 g Astragalus (dt.: Tragant, chines.: Huang-Qi)
1,5–2 l Alkohol
Herstellungsdauer: 1 Monat
Dosierung: 3 x täglich 1–6 cl

- *Funktionen:* Tonisiert Yang-Qi, stimuliert die Blutbildung, unterbindet Schwitzen bei Mangelzuständen.

Walnuß-Likör

300 g Walnüsse, in Alkohol mazeriert
Herstellungszeit: 1 Monat
Dosierung: 3 x täglich 6 cl

- *Funktionen:* Tonisiert Lunge und Nieren, tonisiert Jing, transformiert Schleim, lindert Husten, lindert Hexenschuß in Verbindung mit Nieren-Mangel, macht rauhe Haut geschmeidig.

Dattel-Likör

600 g rote Datteln (Ta Tsao oder Zizyphus sativa)
0,75–1 l Alkohol
Herstellungszeit: 1 Monat

Dosierung: 3 x täglich 1–4 cl

- *Funktionen:* Tonisiert Yang-Qi, stimuliert die Blutbildung, fördert die Verdauung, tonisiert die Haut.

Eucommia-Likör

300 g Eucommia ulmoides (chines. Tu Chung)
1,5–2 l Alkohol
Herstellungszeit: 1 Monat
Dosierung: 3 x täglich 1–6 cl

- *Funktionen:* Tonisiert das Wahre Qi, Jing und Nieren-Qi, wirkt lindernd bei Hexenschuß in Verbindung mit Nieren-Mangel sowie bei Schwäche der Knie, wirkt blutdrucksenkend.

Cuscuta-Likör

300g Cuscuta japonica (dt.: Japanische Seide, chines.: Tu Szu Tzu), am besten kleinere Samen
1,5–2 l Alkohol
Herstellungszeit: 2 Monate
Dosierung: 3 x täglich 1–4 cl

- *Funktionen:* Tonisiert die Nieren, wirkt lindernd bei Hexenschuß im Zusammenhang mit Nieren-Mangel, tonisiert Ming-Men (Lebenstor-)Feuer, lindert morgendlichen Durchfall.

Ophiopogon-Likör

300 g Ophiopogon japonicus (chines.: Mai Men Tong)
1,5–2 l Alkohol
Herstellungszeit: 1 Monat
Dosierung: 3 x täglich 1–6 cl

- *Funktionen:* Tonisiert Nieren, Herz, Lunge und Gehirn, wirkt hustenlindernd bei Husten in Verbindung mit Yin-Mangel, lindert Asthma bei Mangelcharakteristik, kühlt das Feuer des Herzens.

Bocksdorn-Likör

300g chinesischer Bocksdorn (auch: Teufelszwirn, lat.: Lycium chinense, chines.: Kou Chi Tzu)
1,5–2 l Alkohol
Herstellungszeit: 2 Monate
Dosierung: 3–6 cl vor oder nach den Mahlzeiten

- *Funktionen:* Tonisiert das Wahre Qi, unterstützt Augen, Muskeln, Knochen und die Hormonproduktion.
- *Kontraindikationen:* hohes Fieber, Feuchtigkeitsübermaß, Verdauungsschwäche.

Übermäßiger Konsum über längere Zeit schädigt das Wahre Qi.

Knöterich-Likör

300 g Knöterich (lat.: Polygonum multiflorum, chines.: Ho Shou Wou)
1,5–2 l Alkohol
Herstellungszeit: 1 Monat
Dosierung: 3–6 cl vor oder nach dem Essen

Die Kräuter mit etwas Alkohol in einem Doppelkocher kochen, bis eine geleeartige Masse entstanden ist. Anschließend wie weiter oben beschrieben verfahren.

- *Funktionen:* Stimuliert die Blutbildung, tonisiert Leber und Nieren-Yin, verhindert vorzeitiges Ergrauen des Haars, tonisiert Jing, beruhigt den Geist.

Engelwurz-Likör

300 g chinesische Engelwurz (lat.: Angelica sinensis, chines.: Tang kuei)
1,5–2 l Alkohol
Herstellungszeit: 1 Monat
Dosierung: 1–6 cl 3 x täglich

- *Funktionen:* Stimuliert die Blutbildung, beseitigt Stagnierendes Blut, lindert Menstruationsstörungen und damit zusammenhängende Probleme, tonisiert Blutmangel.

Dioscorea-Likör

300 g Dioscorea japonica (auch: opposita, chines.: Shan Yao)
1,5–2 l Alkohol
Herstellungszeit: 1 Monat
Dosierung: 1–4 cl 3 x täglich

- *Funktionen:* Fördert die Verdauung, unterbindet unwillkürlichen Samenfluß, Schwitzen im Zusammenhang mit Mangelzuständen und Blasenschwäche, tonisiert die Nieren.

Um das Wahre Qi zu tonisieren, kann man dem Likör Zitronensaft beifügen; bei Diabetes kann man den Honig weglassen oder Wodka statt Brandy benutzen.

Longanen-Likör

300 g Longanfrucht (lat.: Euphoria longan, chines. Lung Yan)
0,75–1 l Alkohol
Herstellungszeit: 1 Monat
Dosierung: 3 x täglich 1–6 cl

- *Funktionen:* Mischt Herz- und Nierenenergie, unterstützt Yin, tonisiert Milz, Magen und Herz, beruhigt den Geist und glättet die Haut.
- *Kontraindikationen:* Akute Infektionen mit lokal Stagnierendem Blut oder schwerer Durchfall.

Ginseng-Likör

300 g Ginseng (Panax genseng) oder Tang shen (Codonopsis pilosula)
1,5–2 l Alkohol
Herstellungszeit: 1 Monat
Dosierung: 3 x täglich 1–6 cl

- *Funktionen:* Tonisiert Yin- und Yang-Qi, unterbindet Schwitzen im Zusammenhang mit Mangelzuständen, wärmt Gliederkälte, fördert die Verdauung, tonisiert Qi und regt deshalb die Blutbildung an.

Quitten-Likör

300 g chinesische Quitte (lat.: Chaenomeles lagenaria, chines.: Mu Gua)
1,5–2 l Alkohol
Herstellungszeit: 1 Monat
Dosierung: 3 x täglich 1–6 cl

- *Funktionen:* Fördert die Verdauung, wärmt den Unteren Erwärmer, wirkt antirheumatisch und blutdrucksenkend; außerdem therapeutische Wirkung bei Milz- und Nieren-Mangel-Diabetes.

Alle aufgeführten Liköre werden mit nur einer einzigen pflanzlichen Ingredienz hergestellt. Kräuterliköre nach klassischen chinesischen polypharmazeutischen Rezepten, beispielsweise Szechuan Da Bu Chiew, Huku Mugu Chiew, Astragalus-Tinktur, Shih Chuan Ta Bu Chiew usw., sind Stärkungsmittel, die eine spezifischere und stärkere Wirkung als die hier aufgeführten haben und die man deshalb nur aufgrund einer Verschreibung durch einen Fachkundigen verwenden sollte.

Kategorisierung von Nahrungsmitteln nach dem System der chinesischen Medizin

Abalone (Seeohr, Ohrschnecke)

Temperatur	Neutral
Geschmack	Süß und salzig
Qualität	Yin und Yang
Element	Erde und Wasser
Behandlungsprinzipien	Befeuchtet Yin, kühlt Hitze, verbessert die Qualität des Samens, verbessert die Sehfähigkeit
Hauptsächliche Nutzung	Behandlung von Husten, Weißfluß, Vaginalblutungen, Schmerzen beim Urinieren und grauem Star
Kontraindikationen	Patienten mit Verdauungsproblemen sollten Abalone in Form einer Suppe zu sich nehmen

Adukibohnen

Temperatur	Neutral
Geschmack	Süß und sauer
Meridian	Herz und Dünndarm
Qualität	Yin und Yang
Element	Holz und Erde
Behandlungsprinzipien	Tonisiert Qi und Blut, tonisiert Yin, trocknet Feuchtigkeit, harmonisiert Blut, heilt Schwellungen, neutralisiert Gifte, wirkt gewichtsreduzierend
Hauptsächliche Nutzung	Behandlung von Ödemen, Durchfall, Beriberi (Vitamin-B-Mangelkrankheit), Gelbsucht, Hämorrhoiden und Karbunkel
Kontraindikationen	Mangel an Körpersäften und Abmagerung

Agar-Agar

Temperatur	Kalt
Geschmack	Süß
Meridian	Lunge und Leber
Wirkrichtung	Sinkend
Qualität	Yin und Yang
Element	Erde und Wasser
Behandlungsprinzipien	Kühlt Hitze im Oberen Erwärmer, reinigt die Lunge
Hauptsächliche Nutzung	Behandlung von Hämorrhoiden
Kontraindikationen	Mangel an Milz-Yang und an Nieren-Yang

Alfalfa (Luzernesprossen)

Temperatur	Neutral
Geschmack	Bitter
Qualität	Yin
Element	Feuer
Behandlungsprinzipien	Trocknet Feuchtigkeit, reinigt Milz und Magen, wirkt positiv auf Dünn- und Dickdarm, beseitigt Harnsteine
Hauptsächliche Nutzung	Behandlung von Harnsteinen und Ödemen

Algen siehe Meeresalgen

Amasake (fermentierter glutinöser Reis)

Temperatur	Warm
Geschmack	Süß
Meridian	Lunge
Qualität	Yang
Element	Erde und Metall
Behandlungsprinzipien	Unterstützt Yang, reguliert, tonisiert und wirkt allgemein positiv auf Qi, tonisiert das Blut, beseitigt Blut-Stagnation, treibt Kälte aus, produziert Flüssigkeit, aktiviert das Blut

Amerikanischer Weißfisch (Seehering)

Temperatur	Neutral
Geschmack	Süß
Meridian	Lunge, Magen, Leber
Wirkrichtung	Aufsteigend
Qualität	Yang
Element	Erde
Behandlungsprinzipien	Tonisiert Qi und Blut, wirkt appetitanregend,tonisiert die Milz, lindert Verdauungsschwäche, fördert den Fluß des Wassers

Ananas

Temperatur	Neutral
Geschmack	Süß
Wirkrichtung	Aufsteigend
Qualität	Yang
Element	Erde
Behandlungsprinzipien	Tonisiert Qi und Blut, lindert Sommerhitze, stillt den Durst, fördert die Verdauung, lindert Durchfall
Hauptsächliche Nutzung	Behandlung von vermindertem Harnfluß (Oligurie), Appetitlosigkeit (Anorexie), Ödemen, Schlaflosigkeit, Durst und Sonnenstich
Kontraindikationen	Feuchte und/oder Kalte Syndrome.

	Übermäßiger Konsum kann Bauchschmerzen verursachen

Anchovis (Sardellen)

Temperatur	Warm
Geschmack	Süß
Qualität	Yang
Element	Erde
Behandlungsprinzipien	Unterstützt Yang, tonisiert Yang, tonisiert Qi und Blut, treibt Kälte aus, appetitanregend, fördert die Milchproduktion
Hauptsächliche Nutzung	Behandlung von Agalaktie (Ausbleiben der Milch bei Wöchnerinnen), Ödemen und Dysurie (Harnzwang)

Apfel

Temperatur	Kühl
Geschmack	Süß
Wirkrichtung	Absteigend
Qualität	Yin und Yang
Element	Erde
Behandlungsprinzipien	Tonisiert Qi und Blut, kühlt Hitze, sediert Yang, erzeugt Flüssigkeiten, befeuchtet die Lunge, beseitigt Depressionen, lindert Sommerhitze, wirkt appetitanregend

Aubergine

Temperatur	Kühl
Qualität	Süß
Meridian	Dickdarm, Magen und Milz
Wirkrichtung	Absteigend
Qualität	Yin und Yang
Element	Erde
Behandlungsprinzipien	Tonisiert Qi und Blut, kühlt Hitze, sediert Yang, beseitigt Blut-Stagnation, lindert Schmerzen, heilt Schwellungen
Hauptsächliche Nutzung	Behandlung von Hämorrhoiden, Karbunkeln, Hautgeschwüren und Brust(drüsen)entzündung (Mastitis)
Kontraindikationen	Übermäßiger Konsum kann bei Frauen, die nicht an Stagnierendem Blut leiden, den Uterus schädigen

Auster

Temperatur	Neutral
Geschmack	Süß und salzig
Wirkrichtung	Aufsteigend und absteigend
Qualität	Yin und Yang
Element	Erde und Wasser
Behandlungsprinzipien	Tonisiert Qi und Blut, befeuchtet Trockenheit, tonisiert Yin, nährt das Blut

Hauptsächliche Nutzung	Behandlung von Schlafstörungen, Nervosität, Rotlauf (Erysipel) und Entscheidungsunfähigkeit
Kontraindikationen	Lepra und Hautkrankheiten

Bambussprossen

Temperatur	Kalt
Geschmack	Süß
Wirkrichtung	Absteigend
Qualität	Yin und Yang
Element	Erde
Behandlungsprinzipien	Tonisiert Qi und Blut, kühlt Hitze, tonisiert Yin, neutralisiert Gifte
Hauptsächliche Nutzung	Behandlung von Masern
Kontraindikationen	Mangelsyndrome der Milz

Banane

Temperatur	Kalt
Geschmack	Süß
Wirkrichtung	Absteigend
Element	Erde
Behandlungsprinzipien	Tonisiert Qi und Blut, kühlt Hitze, tonisiert Yin, macht die Därme gleitfähiger, neutralisiert Gifte
Hauptsächliche Nutzung	Behandlung von Durst, Verstopfung, Hämorrhoidalblutungen und Alkoholismus

Basilikum

Temperatur	Warm
Geschmack	Scharf
Meridian	Magen und Milz
Wirkrichtung	Aufsteigend
Qualität	Yang
Element	Metall
Behandlungsprinzipien	Unterstützt Yang, tonisiert und reguliert Qi, beseitigt Blut-Stagnation, treibt Kälte aus, sediert Yin, zerstreut Wind, fördert den Fluß des Qi, transformiert Feuchtigkeit, aktiviert das Blut, neutralisiert Gifte
Hauptsächliche Nutzung	Behandlung von Kopfschmerzen äußeren Ursprungs, von Bauchschwellungen, Bauchschmerzen, Menstruationsstörungen, Durchfall, Quetschungen, Pruritus (Hautjucken), Effloreszenz (Hautveränderungen oder Hautausschlag) und Aufstoßen
Kontraindikationen	Qi-Mangel und Trockenes Blut

Bete (Rüben, rote Bete)

Temperatur	Neutral
Geschmack	Süß
Qualität	Yang
Element	Erde

Behandlungsprinzipien	Tonisiert Qi und Blut, tonisiert Yin, öffnet die Meridiane, verringert das gegenläufige Qi, erweitert den Brustkorb

Birne

Temperatur	Kühl
Geschmack	Süß
Meridian	Lunge und Magen
Wirkrichtung	Absteigend
Qualität	Yin und Yang
Element	Holz und Erde
Behandlungsprinzipien	Tonisiert Qi und Blut, kühlt Hitze, sediert Yang, fördert die Produktion der Körpersäfte, befeuchtet Trockenheit, transformiert Schleim
Hauptsächliche Nutzung	Behandlung von Diabetes, Husten infolge von Hitze, Schluckbeschwerden (Dysphagie) und Verstopfung

Brauner Zucker

Temperatur	Warm
Geschmack	Süß
Meridian	Milz und Leber
Qualität	Yang
Element	Erde

Behandlungsprinzipien	Unterstützt Yang, tonisiert Qi und Blut, fördert Qi, beseitigt Stagnierendes Blut, treibt Kälte aus, sediert Yin, tonisiert den Mittleren Erwärmer, entspannt die Leber, aktiviert das Blut, löst Gerinnungen auf
Hauptsächliche Nutzung	Unterdrückung des Wochenflusses (Lochialsekret), Behandlung von Durst, Erbrechen, Aufstoßen und Ruhr (Dysenterie)
Kontraindikationen	Feuchter Schleim

Brunnenkresse

Temperatur	Kühl
Geschmack	Scharf und süß
Meridian	Lunge und Magen
Wirkrichtung	Aufsteigend und absteigend
Qualität	Yin und Yang
Element	Erde und Metall
Behandlungsprinzipien	Unterstützt Yang, reguliert, tonisiert und wirkt positiv auf Qi, tonisiert das Blut, beseitigt Blut-Stagnation, treibt Kälte aus, kühlt Hitze, sediert Yang, wirkt positiv auf Wasser
Hauptsächliche Nutzung	Behandlung von Gelbsucht, Ödemen, Schmerzen beim Urinieren, Weißfluß, Skrofeln, Mumps und vermindertem Harnfluß (Oligurie)

Kontraindikationen	Magen/Milz-Mangel, Kälte des Mittleren Erwärmers oder Polyurie (vermehrte Harnausscheidung)

Buchweizen (Kasha)

Temperatur	Kühl
Geschmack	Süß
Meridian	Dickdarm, Magen, Milz
Wirkrichtung	Absteigend
Qualität	Yin und Yang
Element	Erde
Behandlungsprinzipien	Tonisiert Qi und Blut, kühlt Hitze, sediert Yang, verbessert den Appetit, erweitert die Därme, verringert Gegenläufiges Qi, beseitigt Ansammlungen
Hauptsächliche Nutzung	Behandlung von Karbunkeln, Skrofeln, Brandwunden, Rotlauf und chronischem Durchfall
Kontraindikationen	Schwindelgefühle,Verdauungsschwäche oder Wind- und Hitzekrankheiten

Butter

Temperatur	Warm
Geschmack	Süß
Qualität	Yang
Element	Erde

Behandlungsprinzipien	Unterstützt Yang, tonisiert Qi und Blut, beseitigt Stagnierendes Blut, treibt Kälte aus, sediert Yin
Hauptsächliche Nutzung	Behandlung von Krätze, Effloreszenz (Hautveränderungen oder Hautausschlag) und Körpergeruch. Verzehr in großen Mengen kann latente Krankheiten reaktivieren

Cayennepfeffer

Temperatur	Heiß
Geschmack	Scharf
Meridian	Milz, Herz
Wirkrichtung	Aufsteigend
Qualität	Yang
Element	Metall
Behandlungsprinzipien	Unterstützt Yang, reguliert Qi, beseitigt Blut-Stagnation, treibt Kälte aus, sediert Yin, wärmt den Mittleren Erwärmer, wirkt appetitanregend und verdauungsfördernd
Hauptsächliche Nutzung	Behandlung von Kälte-Bauchschmerzen, Erbrechen, Durchfall und Frostbeulen
Kontraindikationen	Yin-Mangel, Übermäßiges Feuer, Husten oder Augenkrankheiten

Dillsamen

Temperatur	Warm
Geschmack	Scharf
Meridian	Milz und Nieren
Wirkrichtung	Aufsteigend
Qualität	Yang
Element	Metall
Behandlungsprinzipien	Unterstützt Yang, tonisiert Qi, reguliert Qi, beseitigt Blut-Stagnation, treibt Kälte aus, sediert Yin, wärmt Milz und Nieren
Hauptsächliche Nutzung	Behandlung von Brechreiz, Schluckauf, Appetitlosigkeit (Anorexie), Kälte-Bauchschmerzen und Kälte-Hernie (Eingeweidebruch)
Kontraindikationen	Yin-Mangel, verbunden mit Auflodern von Unechtem Feuer

Ente

Temperatur	Neutral
Geschmack	Süß
Meridian	Lunge und Nieren
Wirkrichtung	Aufsteigend
Qualität	Yin und Yang
Element	Erde
Behandlungsprinzipien	Tonisiert Qi und Blut, befeuchtet Trockenheit, tonisiert Yin, nährt den Magen, heilt Schwellungen

Hauptsächliche Nutzung	Behandlung von Hitzeempfindungen im Körper, von Ödemen und von Husten
Kontraindikationen	Bei Milz-Mangel und Hämorrhoiden kann übermäßiger Konsum zu Stagnierendem Qi führen

Erbsen

Temperatur	Neutral
Geschmack	Süß
Meridian	Magen und Milz
Wirkrichtung	Aufsteigend
Qualität	Yang
Element	Erde
Behandlungsprinzipien	Tonisiert Qi und Blut, harmonisiert den Mittleren Erwärmer, verringert Gegenläufiges Qi, wirkt harntreibend und abführend, Mittel gegen Hautausschlag
Hauptsächliche Nutzung	Behandlung von Cholera, Krämpfen, Beriberi und Karbunkel

Erdbeere

Temperatur	Warm
Geschmack	Süß und sauer
Wirkrichtung	Absteigend
Qualität	Yin und Yang
Element	Holz und Erde

Behandlungsprinzipien	Unterstützt Yang, tonisiert Qi und Blut, wirkt positiv auf Qi, beseitigt Blut-Stagnation, treibt Kälte aus, tonisiert Leber und Nieren, schränkt den Urinfluß ein
Hauptsächliche Nutzung	Behandlung von Polyurie (vermehrter Harnausscheidung), Schwindelgefühlen und Bewegungskrankheit (Kinetose)

Erdnuß

Temperatur	Neutral
Geschmack	Süß
Meridian	Lunge und Milz
Wirkrichtung	Aufsteigend
Qualität	Yang
Element	Erde
Behandlungsprinzipien	Tonisiert Qi und Blut, befeuchtet die Lunge, harmonisiert den Magen
Hauptsächliche Nutzung	Behandlung von Trockenheits-Husten, Verdauungsschwäche, Beriberi, Agalaktie (Ausbleiben der Milch) und chronischem Luftröhrenkatarrh
Kontraindikationen	Kälte- und/oder Feuchtigkeitsprobleme, Qi-Stagnation oder Durchfall mit wäßrigem Stuhl

Erdnußöl

Temperatur	Neutral
Geschmack	Süß
Wirkrichtung	Aufsteigend
Qualität	Yang
Element	Erde
Behandlungsprinzipien	Tonisiert Qi und Blut, befeuchtet die Därme, drückt Ansammlungen abwärts
Hauptsächliche Nutzung	Behandlung von Ruhr, durch Fadenwürmer verursachter Behinderung der Darmtätigkeit, akuter Bindehautentzündung und akuter Hepatitis

Feige

Temperatur	Neutral
Geschmack	Süß
Meridian	Lunge, Dickdarm, Milz
Wirkrichtung	Aufsteigend
Qualität	Yang
Element	Erde
Behandlungsprinzipien	Tonisiert Qi und Blut, stärkt den Magen, reinigt die Därme, heilt Schwellungen, neutralisiert Gifte
Hauptsächliche Nutzung	Behandlung von Enteritis (Darmkatarrh), Verstopfung, Dysenterie (Ruhr), Hämorrhoiden, Rachenkatarrh und Karbunkeln

Fenchelsamen

Temperatur	Warm
Geschmack	Scharf
Meridian	Magen, Blase und Nieren
Wirkrichtung	Aufsteigend
Qualität	Yang
Behandlungsprinzipien	Tonisiert Yang, tonisiert Qi, reguliert Qi, beseitigt Blut-Stagnation, treibt Kälte aus, sediert Yin, wärmt die Nieren, harmonisiert den Magen
Hauptsächliche Nutzung	Behandlung von Kälte-Hernie (Eingeweidebruch), Kälte-Schmerzen im Unterbauch, Hexenschuß (Lumbago), Magenschmerzen und Brechreiz
Kontraindikationen	Yin-Mangel, verbunden mit Auflodern von unechtem Feuer

Forelle

Temperatur	Heiß
Geschmack	Sauer
Qualität	Yin und Yang
Element	Holz
Behandlungsprinzipien	Unterstützt Yang, reguliert Qi, treibt Kälte aus, sediert Yin, wärmt den Magen, harmonisiert den Mittleren Erwärmer. Übermäßiger Verzehr erzeugt Wind, Hitze und führt zu Hautausschlag

Frühlingszwiebel siehe **Schalotte**

siehe Schalotte

Gans

Temperatur	Neutral
Geschmack	Süß
Meridian	Lunge, Milz
Element	Erde
Behandlungsprinzipien	Tonisiert Qi und Blut, wirkt positiv auf Qi, harmonisiert den Magen, lindert Durchfall
Hauptsächliche Nutzung	Behandlung von Diabetes
Kontraindikationen	Feuchte Hitze

Garnelen (Shrimps)

Temperatur	Warm
Geschmack	Süß
Qualität	Yang
Element	Erde
Behandlungsprinzipien	Unterstützt und tonisiert Yang, tonisiert Qi und Blut, wirkt positiv auf Qi, beseitigt Blut-Stagnation, treibt Kälte aus, eliminiert Wind, treibt Schleim aus, tötet Würmer, verlängert die Zeit der Milchbildung (Laktation)
Kontraindikationen	Hautkrankheiten infolge des Syndroms Bluthitze und nach chronischen Krankheiten

Gerste

Temperatur	Kühl
Geschmack	Süß und salzig
Meridian	Magen und Milz
Wirkrichtung	Absteigend
Qualität	Yin und Yang
Element	Erde und Wasser
Behandlungsprinzipien	Tonisiert Qi und Blut, kühlt Hitze, sediert Yang, befeuchtet Trockenheit, tonisiert Yin, harmonisiert den Magen, erweitert die Därme
Hauptsächliche Nutzung	Behandlung von Durchfall, Ödemen, Dysurie (Harnzwang) und Verdauungsschwäche

Gluten (Seitan)

Temperatur	Kühl
Geschmack	Süß
Wirkrichtung	Absteigend
Qualität	Yin und Yang
Element	Erde
Behandlungsprinzipien	Tonisiert Qi und Blut, kühlt Hitze, sediert Yang, harmonisiert den Mittleren Erwärmer, wirkt fiebersenkend, stillt Durst

Grüne Bohne

Temperatur	Neutral
Geschmack	Süß
Meridian	Milz und Nieren
Qualität	Yang
Element	Erde
Behandlungsprinzipien	Tonisiert Qi und Blut, tonisiert Yin, stärkt die Milz, tonisiert die Nieren
Hauptsächliche Nutzung	Behandlung von Polyurie (vermehrte Harnausscheidung), Durchfall, Erbrechen, Diabetes, Samenfluß (bei erotischen Träumen) und Weißfluß

Grüne Minze

Temperatur	Warm
Geschmack	Scharf und süß
Wirkrichtung	Aufsteigend
Qualität	Yang
Element	Erde und Metall
Behandlungsprinzipien	Unterstützt Yang, tonisiert Qi und Blut, wirkt positiv auf Qi, beseitigt Blut-Stagnation, treibt Kälte aus, sediert Yin, zerstreut Wind, wirkt schmerzlindernd, reguliert Qi
Hauptsächliche Nutzung	Behandlung von Erkältungen, Husten, Kopfschmerzen, Dismenorrhöe (schmerzhafte

	Menstruation) und Bauchschmerzen

Gurke

Temperatur	Kühl
Geschmack	Süß
Meridian	Dickdarm, Magen, Milz
Wirkrichtung	Absteigend
Qualität	Yin und Yang
Element	Erde
Behandlungsprinzipien	Tonisiert Qi und Blut, kühlt Hitze, sediert Yang, wirkt positiv auf Wasser, neutralisiert Gifte
Hauptsächliche Nutzung	Behandlung von Durst-Symptomatik, Depressionen, Heiserkeit, Bindehautentzündung und Verbrennungen
Kontraindikationen	Kälte-Schleim-Krankheit, Bauchschmerzen und Durchfall

Haifisch

Temperatur	Neutral
Geschmack	Süß und salzig
Meridian	Milz
Wirkrichtung	Aufsteigend und absteigend
Qualität	Yin und Yang
Element	Erde und Wasser
Behandlungsprinzipien	Tonisiert Qi und Blut, befeuchtet Trockenheit, tonisiert Yin,

	tonisiert die Fünf Inneren Organe, heilt Schwellungen, beseitigt Zusammenballungen

Hammel

Temperatur	Warm
Geschmack	Süß
Meridian	Milz, Nieren
Qualität	Yang
Element	Erde
Behandlungsprinzipien	Tonisiert Yang, tonisiert Qi und Blut, wirkt positiv auf Qi, beseitigt Blut-Stagnation, treibt Kälte aus, sediert Yin, wärmt den Mittleren und Unteren Erwärmer
Hauptsächliche Nutzung	Behandlung von Verdauungsschwäche, Erschöpfungserscheinungen infolge von Mangel, Abmagerung, Kälteempfindungen nach der Geburt, Lendenschmerzen und Hernie (Eingeweidebruch) infolge von Kälte
Kontraindikationen	Äußere Kältekrankheiten

Hering

Temperatur	Neutral
Geschmack	Süß

Meridian	Lunge und Milz
Wirkrichtung	Aufsteigend
Qualität	Yang
Element	Erde
Behandlungsprinzipien	Tonisiert Qi und Blut, tonisiert Mangel, wärmt den Mittleren Erwärmer, befeuchtet Trockenheit, wirkt schmerzlindernd, neutralisiert Gifte
Hauptsächliche Nutzung	Behandlung von Erschöpfung aufgrund von Mangel
Kontraindikationen	Hautausschlag, Genesung von einer chronischen Krankheit

Himbeere

Temperatur	Neutral
Geschmack	Süß
Wirkrichtung	Aufsteigend und absteigend
Qualität	Yin und Yang
Element	Holz und Erde
Behandlungsprinzipien	Tonisiert Qi und Blut, tonisiert Leber und Nieren, dämmt die Urinabsonderung ein, unterstützt Yang, festigt Jing, verbessert die Sehfähigkeit
Hauptsächliche Nutzung	Behandlung von Impotenz, Samenfluß, vermehrter Harnausscheidung, Blasenschwäche (Bettnässen), Erschöpfung infolge von Mangel der Sehfähigkeit
Kontraindikationen	Harnzwang und Priapismus (schmerzhafte Dauererektion)

Hiobsträne (Perlgraupe, chinesische Gerste, lat.: *Coix Lacryma jobi*)

Temperatur	Kühl
Geschmack	Süß und neutral
Meridian	Lunge, Dickdarm, Magen, Milz, Nieren
Wirkrichtung	Absteigend
Qualität	Yin und Yang
Element	Erde
Behandlungsprinzipien	Tonisiert Qi und Blut, läßt Feuchtigkeit versickern, wirkt harntreibend, kühlt Hitze, sediert Yang, stärkt die Milz, tonisiert die Lunge
Hauptsächliche Nutzung	Behandlung von Ödemen und Beriberi

Hirse

Temperatur	Kühl
Geschmack	Süß und salzig
Meridian	Magen, Milz und Nieren
Wirkrichtung	Absteigend
Qualität	Yin und Yang
Element	Erde und Wasser
Behandlungsprinzipien	Tonisiert Qi und Blut, kühlt Hitze, sediert Yang, befeuchtet Trockenheit, tonisiert Yin, harmonisiert den Mittleren Erwärmer, wirkt

	positiv auf die Nieren, neutralisiert Gifte
Hauptsächliche Nutzung	Behandlung von Verdauungsschwäche, Brechreiz, Durchfall und Diabetes
Kontraindikationen	Magen/Milz-Yang-Mangel

Hirtentäschel

Temperatur	Neutral
Geschmack	Süß
Meridian	Leber
Wirkrichtung	Aufsteigend
Qualität	Yang
Element	Erde
Behandlungsprinzipien	Tonisiert Qi und Blut, harmonisiert die Milz, wirkt positiv auf Wasser, stoppt Blutungen, verbessert die Sehkraft
Hauptsächliche Nutzung	Behandlung von Durchfall, Ödemen, Harnzwang, Chylurie (Chylusabgang [Milchsaft] im Urin), Bluthusten, Blutstuhl, Vaginalblutungen, Menorrhagie (übermäßige Regelblutung), Bindehautentzündung, zur Vorbeugung gegen Masern und gegen Blutungen nach der Geburt

Honig

Temperatur	Neutral
Geschmack	Süß
Meridian	Lunge, Dickdarm, Milz
Wirkrichtung	Aufsteigend
Qualität	Yang
Element	Erde
Behandlungsprinzipien	Tonisiert Qi und Blut, tonisiert den Mittleren Erwärmer, befeuchtet Trockenheit, wirkt schmerzlindernd, neutralisiert Gifte
Hauptsächliche Nutzung	Behandlung von Kälte-Husten, Verstopfung, Magenschmerzen, Nebenhöhlenentzündungen, Aphthen, Verbrennungen und Eisenhutvergiftung
Kontraindikationen	Schleim-Feuchtigkeit-Krankheiten, Stauung des Mittleren Erwärmers oder Durchfall wegen der ausscheidenden Natur dieser Krankheit

Huhn

Temperatur	Warm
Geschmack	Süß
Meridian	Magen, Milz
Qualität	Yang
Element	Erde
Behandlungsprinzipien	Unterstützt Yang, tonisiert Qi

	und Blut, wirkt positiv auf Qi, beseitigt Blut-Stagnation, treibt Kälte aus, sediert Yin, wärmt den Mittleren Erwärmer, tonisiert das Jing, füllt das Knochenmark
Hauptsächliche Nutzung	Behandlung von Anorexie (Appetitlosigkeit), Durchfall, Dysenterie (Ruhr), Diabetes, Ödemen, Polyurie (vermehrte Harnausscheidung). Vaginalblutungen, Weißfluß und Agalaktie (Ausbleiben der Milch)
Kontraindikationen	Übermaß-Krankheiten oder Äußere Krankheiten

Hühnerei

Temperatur	Neutral
Geschmack	Süß
Wirkrichtung	Aufsteigend
Qualität	Yin und Yang
Element	Erde
Behandlungsprinzipien	Tonisiert Qi und Blut, befeuchtet Trockenheit, tonisiert Yin, sichert den Fötus
Hauptsächliche Nutzung	Behandlung von Trockenheits-Husten, Heiserkeit, Bewegungen des Fötus, Durst nach der Entbindung, Durchfall und Verbrennungen
Kontraindikationen	Windkrankheiten

Hühnerleber

Temperatur	Warm
Geschmack	Süß
Meridian	Nieren und Leber
Qualität	Yang
Element	Erde
Behandlungsprinzipien	Unterstützt Yang, tonisiert Qi und Blut, wirkt positiv auf Qi, beseitigt Blut-Stagnation, treibt Kälte aus, sediert Yin, tonisiert Leber und Nieren
Hauptsächliche Nutzung	Behandlung von verschwommener Sicht, Unterentwicklung in der Adoleszenz, Impotenz, Menstruationsfluß während der Schwangerschaft und Blasenschwäche

Hühnermagen

Temperatur	Neutral
Geschmack	Süß
Meridian	Magen, Milz
Element	Erde und Wasser
Behandlungsprinzipien	Tonisiert Qi und Blut, eliminiert Ansammlungen, tonisiert Magen/Milz
Hauptsächliche Nutzung	Behandlung von Verdauungsschwäche, Erbrechen, Durchfall, Unterernährung, Diabetes, Blasenschwäche, Heiserkeit und

	vermehrter Harnausscheidung (Polyurie)

Ingwer (frisch)

Temperatur	Warm
Geschmack	Scharf
Meridian	Lunge, Magen, Milz
Wirkrichtung	Aufsteigend
Qualität	Yang
Element	Metall
Behandlungsprinzipien	Unterstützt Yang, reguliert, wirkt positiv auf Qi, beseitigt Blut-Stagnation, treibt Kälte aus, sediert Yin, wandelt Schleim um, lindert Brechreiz, wirkt schweißtreibend
Hauptsächliche Nutzung	Behandlung von Erkältungen, Brechreiz, Schleimbildung, Husten, Durchfall, Rheumatismus und akuter Hodenentzündung
Kontraindikationen	Yin-Mangel und Innere Hitze

Ingwer (getrocknet)

Temperatur	Heiß
Geschmack	Scharf
Meridian	Lunge, Magen, Milz
Wirkrichtung	Aufsteigend

Qualität	Yang
Element	Metall
Behandlungsprinzipien	Unterstützt Yang, reguliert und wirkt positiv auf Qi, beseitigt Blut-Stagnation, treibt Kälte aus, sediert Yin, wärmt den Mittleren Erwärmer, öffnet die Meridiane
Hauptsächliche Nutzung	Behandlung von Magenschmerzen infolge von Kälte, Brechreiz, Durchfall, Hand- und Fußkälte, Rheumatismus, morgendliche Übelkeit, Nasenbluten und wäßrigem Durchfall
Kontraindikationen	Yin-Mangel, Innere Hitze oder Blutungen infolge von Heißem Blut

Käse

Temperatur	Neutral
Geschmack	Süß und sauer
Wirkrichtung	Aufsteigend und absteigend
Qualität	Yin und Yang
Element	Holz und Erde
Behandlungsprinzipien	Tonisiert Qi und Blut, tonisiert die Lunge, befeuchtet die Därme, nährt Yin, stillt Durst
Hauptsächliche Nutzung	Behandlung von Mangel-Fieber, Durst-Symptomatik, Verstopfung infolge von Trockenheit der Därme, Trockenheit der Haut, Hautunreinheiten (Hautver-

	änderungen) und Hautjucken (Pruritus)
Kontraindikationen	Verdauungsschwäche

Kapern

Temperatur	Warm
Geschmack	Scharf und bitter
Wirkrichtung	Aufsteigend
Qualität	Yang
Element	Metall
Behandlungsprinzipien	Unterstützt Yang, reguliert und tonisiert Qi, sediert Yin, treibt Kälte aus, entfernt Stagnierendes Blut, treibt Wind aus, entfernt Feuchtigkeit
Hauptsächliche Nutzung	Behandlung rheumatoider Arthritis

Karambole (Sternfrucht)

Temperatur	Kalt
Geschmack	Süß und sauer
Wirkrichtung	Aufsteigend
Qualität	Yin und Yang
Element	Holz und Erde
Behandlungsprinzipien	Tonisiert Qi und Blut, kühlt Hitze, tonisiert Yin, fördert die Produktion von Körpersäften, neutralisiert Gifte
Hauptsächliche Nutzung	Behandlung von Husten, Durst-

	Symptomatik, Stomatitis (Mundhöhlenentzündung) und Zahnschmerzen
Kontraindikationen	Magen/Milz-Yang-Mangel

Kartoffel

Temperatur	Neutral
Geschmack	Süß
Wirkrichtung	Aufsteigend
Qualität	Yang
Element	Erde
Behandlungsprinzipien	Tonisiert Qi und Blut, tonisiert die Milz, heilt Entzündungen
Hauptsächliche Nutzung	Behandlung von Mumps und Verbrennungen

Kasha siehe **Buchweizen**

Kastanie

Temperatur	Warm
Geschmack	Süß
Meridian	Milz und Nieren
Qualität	Yang
Element	Erde
Behandlungsprinzipien	Unterstützt Yang, tonisiert Qi und Blut, wirkt positiv auf Qi, beseitigt Blut-Stagnation, treibt Kälte aus,

	sediert Yin, nährt Magen/Milz, tonisiert die Nieren, stärkt die Sehnen, aktiviert das Blut
Hauptsächliche Nutzung	Behandlung von Übelkeit (Brechreiz), Schwäche des Unterrückens und der Knie, Bluthusten, Blutsturz (starke Blutungen), Brüche und Quetschungen sowie Skrofeln

Kelp (Riementang)

Temperatur	Kalt
Geschmack	Salzig
Meridian	Magen und Milz
Wirkrichtung	Sinkend
Qualität	Yin
Element	Wasser
Behandlungsprinzipien	Kühlt Hitze, befeuchtet Trockenheit, tonisiert Yin, erweicht Hartes, fördert den Fluß des Wassers
Hauptsächliche Nutzung	Behandlung von Skrofeln, Kropf, Ödemen, Schluckbeschwerden (Dysphagie), Hodenentzündung und Weißfluß
Kontraindikationen	Magen- und Milz-Yang-Mangel oder Magen/Milz-Feuchtigkeit

Kirsche

Temperatur	Warm
Geschmack	Süß
Qualität	Yang
Element	Erde
Behandlungsprinzipien	Unterstützt Yang, tonisiert Qi und Blut, wirkt positiv auf Qi, beseitigt Blut-Stagnation, treibt Kälte aus, sediert Yin, treibt Windfeuchtigkeit aus
Hauptsächliche Nutzung	Behandlung von Lähmungen, Taubheit in den vier Gliedmaßen, Frostbeulen und rheumatischen Schmerzen in der unteren Körperhälfte
Kontraindikationen	Erbrechen

Knoblauch

Temperatur	Warm
Geschmack	Scharf
Meridian	Lunge, Magen, Milz
Wirkrichtung	Aufsteigend
Qualität	Yang
Element	Metall
Behandlungsprinzipien	Unterstützt Yang, tonisiert und reguliert Qi, beseitigt Blut-Stagnation, treibt Kälte aus, sediert Yin, fördert den Fluß von trägem Qi, wärmt Magen/Milz, eliminiert Energiestau im Bauchbereich,

	neutralisiert Gifte, tötet Würmer
Hauptsächliche Nutzung	Behandlung von Verdauungsstörungen, Kälte-Magenschmerzen, Durchfall, Ödemen, Dysenterie (Ruhr), Malaria, Keuchhusten, Lungentuberkulose, Lungenentzündung, Schlangenbissen und Hepatitis
Kontraindikationen	Yin-Mangel (verbunden mit Auflodern von Unechtem Feuer), Augenkrankheiten, Aphthen, Zahn-, Zungen- und Halskrankheiten

Knopfpilze

Temperatur	Kühl
Geschmack	Süß
Meridian	Lunge, Dickdarm, Magen, Milz
Wirkrichtung	Absteigend
Qualität	Yin und Yang
Element	Erde
Behandlungsprinzipien	Tonisiert Qi und Blut, kühlt Hitze, sediert Yang, beruhigt den Geist, wirkt appetitanregend, reguliert Qi, transformiert Schleim
Hauptsächliche Nutzung	Behandlung von Brechreiz und Durchfall. Übermäßiger Verzehr kann Qi behindern

Kohl

Temperatur	Neutral
Geschmack	Süß
Meridian	Dickdarm, Magen
Wirkrichtung	Aufsteigend
Qualität	Yang
Element	Erde
Behandlungsprinzipien	Tonisiert Qi und Blut, lindert Depressionen, fördert die Verdauung
Hauptsächliche Nutzung	Behandlung von Hitze-Husten, Verstopfung und Rotlauf
Kontraindikationen	Qi-Mangel, Magen-Yang-Mangel und Übelkeit

Kohlrabi

Geschmack	Scharf, süß, bitter
Wirkrichtung	Aufsteigend
Qualität	Yin und Yang
Element	Feuer, Erde und Metall
Behandlungsprinzipien	Unterstützt Yang, wirkt positiv auf Qi und reguliert Qi, tonisiert Qi und Blut, trocknet Feuchtigkeit, wirkt schweißtreibend, beseitigt Blut-Stagnation, treibt Kälte aus, sediert Yin
Hauptsächliche Nutzung	Behandlung von Dysurie (Harnzwang), Hämafaekie (Blutstuhl), Schwellungen infolge von Nebenhöhlenentzündungen

	sowie Schwellungen des Hodensacks
Kontraindikationen	Während der Rekonvaleszenz oder bei Hautausschlägen kann übermäßiger Verzehr sowohl Qi als auch das Blut schädigen

Kokosnußfleisch

Temperatur	Neutral
Geschmack	Süß
Wirkrichtung	Aufsteigend
Qualität	Yang
Element	Erde
Behandlungsprinzipien	Tonisiert Qi und Blut, treibt Wind aus
Hauptsächliche Nutzung	Behandlung von Unterernährung bei Kindern

Kokosnußmilch

Temperatur	Warm
Geschmack	Süß
Qualität	Yang
Element	Erde
Behandlungsprinzipien	Tonisiert Qi und Blut, unterstützt Yang, wirkt positiv auf Qi, beseitigt Blut-Stagnation, treibt Kälte aus, sediert Yin, neutralisiert Sommerhitze, stillt Durst, befeuchtet Yin

Hauptsächliche Nutzung	Behandlung von Diabetes, Bluthusten und Ödemen
Kontraindikationen	Qi-Mangel

Kopfsalat

Temperatur	Kühl
Geschmack	Süß und bitter
Meridian	Dickdarm und Magen
Wirkrichtung	Absteigend
Qualität	Yin und Yang
Element	Feuer und Erde
Behandlungsprinzipien	Tonisiert Qi und Blut, kühlt Hitze, sediert Yang, trocknet Feuchtigkeit, wirkt harntreibend
Hauptsächliche Nutzung	Behandlung von Oligurie (vermindertem Harnfluß), Blutharn (Hämaturie) und Agalaktie (Ausbleiben der Milch bei Wöchnerinnen)
Kontraindikationen	Augenkrankheiten; übermäßiger Verzehr kann zu verschwommener Sicht führen

Koriander

Temperatur	warm
Geschmack	scharf
Meridian	Lunge und Milz
Wirkrichtung	Aufsteigend
Qualität	Yang

Element	Metall
Behandlungsprinzipien	Reguliert Qi, treibt Kälte aus, beseitigt Blut-Stagnation, sediert Yin, wirkt schweißtreibend, fördert den Ausbruch von Masern, fördert die Verdauung, verringert Gegenläufiges Qi
Hauptsächliche Nutzung	Behandlung von Verdauungsschwäche und überlanger Inkubationszeit von Masern
Kontraindikationen	Wenn die Masern schon ausgebrochen sind

Krebstiere

Temperatur	Kalt
Geschmack	Salzig
Meridian	Magen
Wirkrichtung	Sinkend
Qualität	Yin
Element	Wasser
Behandlungsprinzipien	Kühlt Hitze, befeuchtet Trockenheit, tonisiert Yin, beseitigt Blut-Stagnation, fördert das Zusammenwachsen der Knochen nach Knochenbrüchen
Hauptsächliche Nutzung	Behandlung von Knochenbrüchen, Giftsumach (verursacht bei Kontakt einen juckenden Hautausschlag) und von Verletzungen
Kontraindikationen	Windkrankheiten, Magen-Yang-

	Mangel nach Genesung von Äußeren Krankheiten. Gilt als toxisch; übermäßiger Konsum ist zu vermeiden

Kürbis

Temperatur	Neutral
Geschmack	Süß
Wirkrichtung	Aufsteigend
Qualität	Yin und Yang
Element	Feuer und Erde
Behandlungsprinzipien	Tonisiert Qi und Blut, trocknet Feuchtigkeit, wirkt schweißtreibend
Hauptsächliche Nutzung	Behandlung von Bronchialasthma

Kuzu

Geschmack	Süß
Wirkrichtung	Absteigend
Qualität	Yin und Yang
Element	Erde
Behandlungsprinzipien	Tonisiert Qi und Blut, kühlt Hitze, tonisiert Yin, erzeugt Flüssigkeit, stillt Durst, lindert Depressionen
Hauptsächliche Nutzung	Behandlung von Durst, Hitze-Hautausschlägen, Heiserkeit, Zahnschmerzen und Kater

Lammkeule

Temperatur	Neutral
Geschmack	Süß
Wirkrichtung	Aufsteigend
Qualität	Yang
Element	Erde
Behandlungsprinzipien	Tonisiert Qi und Blut, kühlt Hitze, wirkt positiv auf Feuchtigkeit, wurmtötend
Hauptsächliche Nutzung	Behandlung von Ruhr (Dysenterie), Durchfall, Ekzemen und Insektenbissen. Gilt als in geringem Maße giftig

Lammnieren

Temperatur	Warm
Geschmack	Süß
Qualität	Yang
Element	Erde
Behandlungsprinzipien	Unterstützt Yang, tonisiert Qi und Blut, treibt Kälte aus, sediert Yin, beseitigt Qi- und Blut-Stagnation, tonisiert die Nieren, wirkt positiv auf Jing (Essenz) und Knochenmark
Hauptsächliche Nutzung	Behandlung von Erschöpfungszuständen, von Schmerzen im unteren Bereich des Rückens sowie allgemein im Bereich der Wirbelsäule, außerdem von Diabetes,

	Polyurie (vermehrter Harnausscheidung), Schwäche der Beine und Knie, Taubheit, Impotenz und Blasenschwäche (Bettnässen)

Lauch

Temperatur	Warm
Geschmack	Scharf
Wirkrichtung	Aufsteigend und absteigend
Qualität	Yin und Yang
Element	Holz und Metall
Behandlungsprinzipien	Unterstützt Yang, tonisiert, reguliert und fördert das Qi, beseitigt Blut-Stagnation, treibt Kälte aus, sediert Yin, kühlt Magen-Hitze
Hauptsächliche Nutzung	Behandlung von Durchfall, Blutungen und Schluckbeschwerden (Dysphagie)

Lilienblüte

Temperatur	Kühl
Geschmack	Süß
Wirkrichtung	Absteigend
Qualität	Yin und Yang
Behandlungsprinzipien	Tonisiert Qi und Blut, kühlt Hitze, sediert Yang, wirkt positiv auf Hitze-Feuchtigkeit, erweitert Brustkorb und Zwerchfell

Hauptsächliche Nutzung	Behandlung von Dysurie (Harnzwang), Hämaturie (Blutharnen), Gelbsucht, Blutandrang in der Brust, Schlaflosigkeit und blutenden Hämorrhoiden

Litschi

Temperatur	Warm
Geschmack	Süß und sauer
Meridian	Milz und Leber
Wirkrichtung	Absteigend
Qualität	Yin und Yang
Element	Holz und Erde
Behandlungsprinzipien	Unterstützt Yang, tonisiert Qi und Blut, fördert Qi, beseitigt Blut-Stagnation, treibt Kälte aus, sediert Yin, fördert die Produktion von Körpersäften, reguliert Qi, wirkt schmerzlindernd
Hauptsächliche Nutzung	Behandlung von Schluckauf, Durst-Symptomatik, Magenschmerzen, Skrofeln, Zahnschmerzen und morgendlichem Durchfall im Alter
Kontraindikationen	Yin-Mangel und Innere Hitze

Longane

Temperatur	Warm
Geschmack	Süß
Meridian	Milz und Herz
Element	Erde
Behandlungsprinzipien	Unterstützt Yang, tonisiert Qi und Blut, wirkt positiv auf Qi, beseitigt Blut-Stagnation, treibt Kälte aus, sediert Qi, wirkt positiv auf Herz und Milz, schützt den Geist
Hauptsächliche Nutzung	Behandlung von Schwächezuständen, Schlaflosigkeit, Krämpfen, Amnesie und nervöser Reizbarkeit
Kontraindikationen	Zäher Schleim oder Feuchtigkeit

Lorbeerblatt

Temperatur	Warm
Geschmack	Scharf
Wirkrichtung	Aufsteigend
Qualität	Yang
Element	Metall
Behandlungsprinzipien	Unterstützt Yang, reguliert und tonisiert Qi, beseitigt Blut-Stagnation, treibt Kälte aus, sediert Yin
Hauptsächliche Nutzung	Behandlung von Hautausschlägen bei Kindern (insbesondere, wenn der Ausschlag hinter den Ohren auftritt) und von Hautjucken (Pruritus)

Lotossamen

Temperatur	Neutral
Geschmack	Süß
Meridian	Milz, Herz, Nieren
Wirkrichtung	Aufsteigend
Qualität	Yang
Element	Erde
Behandlungsprinzipien	Tonisiert Qi und Blut, nährt das Herz, tonisiert Nieren und Milz, wirkt adstringierend auf die Därme
Hauptsächliche Nutzung	Behandlung von Schlafstörungen, die durch Träume verursacht werden, von Samenfluß (Spermatorrhöe), Harnzwang (Dysurie), Durchfall infolge von Mangelzuständen und Vaginalblutungen
Kontraindikationen	Stauungszustände im Mittleren Erwärmer oder Durchfall infolge von Flüssigkeitsmangel

Lotoswurzel

Temperatur	Kalt
Geschmack	Süß
Meridian	Magen, Milz, Herz
Wirkrichtung	Absteigend
Qualität	Yin und Yang
Element	Erde

Behandlungsprinzipien	Tonisiert Qi und Blut, kühlt Hitze, tonisiert Yin, kühlt Blut (frisch), tonisiert die Milz, wirkt appetitanregend, tonisiert das Blut, fördert die Muskelbildung, lindert Durchfall (gekocht)
Hauptsächliche Nutzung	Die frische Wurzel wird zur Behandlung von Durst-Symptomatik, Bluthusten, Nasenbluten und Harnzwang (Dysurie) eingesetzt. Gekocht dient sie meist zur Behandlung von Appetitlosigkeit (Anorexie) und Durchfall

Mais (süß)

Temperatur	Neutral
Geschmack	Süß
Meridian	Dickdarm und Magen
Qualität	Yang
Element	Erde
Behandlungsprinzipien	Tonisiert Qi und Blut, reguliert den Mittleren Erwärmer, wirkt appetitanregend und entwässernd (harntreibend)
Hauptsächliche Nutzung	Behandlung von Herzkrankheiten und Schwäche der Sexualkraft

Majoran

Temperatur	Kühl
Geschmack	Scharf
Wirkrichtung	Aufsteigend
Qualität	Yin und Yang
Element	Metall
Behandlungsprinzipien	Unterstützt Yang, tonisiert Blut, wirkt positiv auf Qi, beseitigt Blut-Stagnation, wirkt schweißtreibend, wandelt Feuchtigkeit um
Hauptsächliche Nutzung	Behandlung von Erkältungen, Fieber, Brechreiz, Kongestion (Ansammlungen) im Brustbereich, Durchfall, Gelbsucht, Rachitis bei Kindern, Pruritus (Hautjucken) und Weißfluß

Makrele und Thunfisch

Temperatur	Neutral
Geschmack	Süß
Meridian	Magen
Wirkrichtung	Aufsteigend
Qualität	Yang
Element	Erde
Behandlungsprinzipien	Tonisiert Qi und Blut, wandelt Feuchtigkeit um, wirkt positiv auf Qi
Hauptsächliche Nutzung	Behandlung von Beriberi und Feuchtem Bi-Syndrom

	(Biao-Erkrankungen, Rheumatismus)

Malzzucker

Temperatur	Warm
Geschmack	Süß
Meridian	Lunge, Magen, Milz
Qualität	Yang
Element	Erde
Behandlungsprinzipien	Unterstützt Yang, tonisiert Qi und Blut, wirkt positiv auf Qi, beseitigt Blut-Stagnation, treibt Kälte aus, sediert Yin, entspannt den Mittleren Erwärmer, erzeugt Flüssigkeit, befeuchtet Trockenheit
Hauptsächliche Nutzung	Behandlung von Tenesmus (schmerzhafter Drang, kann sich auf Harn oder Stuhlgang beziehen), Bauchschmerzen, Husten infolge von Trockenheit, Bluthusten, Durst, Heiserkeit und Verstopfung

Mandarine (Tangerine)

Temperatur	Kühl
Geschmack	Süß und sauer
Meridian	Lunge, Magen, Milz
Wirkrichtung	Absteigend
Qualität	Yin und Yang

Element	Holz und Erde
Behandlungsprinzipien	Tonisiert Qi und Blut, kühlt Hitze, sediert Yang, wirkt appetitanregend, reguliert Qi, stillt Durst, befeuchtet die Lunge
Hauptsächliche Nutzung	Behandlung von Stauungen in der Brust, von Brechreiz, Erbrechen, Diabetes und Schluckauf
Kontraindikationen	Husten und Schleimbildung durch Angriff von Windkälte

Mandeln

Temperatur	Neutral
Geschmack	Süß
Meridian	Lunge
Qualität	Yang
Element	Erde
Behandlungsprinzipien	Tonisiert Qi und Blut, befeuchtet die Lunge, lindert Husten, wandelt Schleim um, verringert das Gegenläufige Qi
Hauptsächliche Nutzung	Behandlung von Husten
Kontraindikationen	Feuchter Schleim

Mango

Temperatur	Kalt
Geschmack	Süß und sauer
Wirkrichtung	Absteigend
Qualität	Yin und Yang

Element	Holz und Erde
Behandlungsprinzipien	Tonisiert Qi und Blut, kühlt Hitze, sediert Yang, wirkt positiv auf den Magen, lindert Brechreiz, stillt Durst, wirkt harntreibend
Hauptsächliche Nutzung	Behandlung von Husten, Durst und Lungenkrankheiten
Kontraindikationen	Bei Erkältungen, Verdauungsschwäche, Polyurie (vermehrte Harnausscheidung) oder während der Rekonvaleszenz kann übermäßiger Konsum Hautjucken oder Hautausschlag verursachen

Mangold

Temperatur	Kühl
Geschmack	Süß
Meridian	Lunge, Dickdarm, Magen, Milz
Wirkrichtung	Absteigend
Qualität	Yin und Yang
Element	Erde
Behandlungsprinzipien	Tonisiert Qi und Blut, kühlt Hitze, sediert Yang, neutralisiert Gifte, lindert Stauungen, wirkt blutstillend
Hauptsächliche Nutzung	Behandlung des verzögerten Ausbruchs von Masern, von Ruhr, Amenorrhöe (Ausbleiben der Regel) und Karbunkel

Maulbeere

Temperatur	Kalt
Geschmack	Süß
Meridian	Nieren und Leber
Wirkrichtung	Absteigend
Qualität	Yin und Yang
Element	Erde
Behandlungsprinzipien	Tonisiert Qi und Blut, kühlt Hitze, tonisiert Yin, tonisiert die Leber, wirkt positiv auf die Nieren, beseitigt Wind-Symptomatik
Hauptsächliche Nutzung	Behandlung von Diabetes, Verstopfung, verschwommener Sicht, Ohrensausen, Skrofeln, Schwierigkeiten beim Beugen und Strecken der Gliedmaßen und bei Schlafstörungen

Meeresalgen

Temperatur	Kalt
Geschmack	Salzig
Wirkrichtung	Sinkend
Qualität	Yin
Element	Wasser
Behandlungsprinzipien	Kühlt Hitze, befeuchtet Trockenheit, tonisiert Yin, macht Hartes weich, wandelt Schleim um, wirkt positiv auf Wasser

Hauptsächliche Nutzung	Behandlung von Kropf, Schwellungen und Obstruktion im Bauchbereich, von Ödemen und Beriberi

Miesmuschel

Temperatur	Warm
Geschmack	Salzig
Meridian	Nieren und Leber
Qualität	Yin und Yang
Element	Wasser
Behandlungsprinzipien	Unterstützt Yang, tonisiert Qi, befeuchtet Trockenheit, wirkt positiv auf Qi, beseitigt Blut-Stagnation, treibt Kälte aus, sediert Yin, tonisiert Leber und Nieren, wirkt positiv auf Jing und Blut
Hauptsächliche Nutzung	Behandlung von Kropf, Schwindelgefühlen, nächtlichen Schweißausbrüchen, Impotenz, Hexenschuß (Lumbago), Vaginalblutungen, Weißfluß und Behinderungen und Schwellungen im Bauchbereich

Milch

Temperatur	Neutral
Geschmack	Süß
Meridian	Lunge, Magen, Herz

Wirkrichtung	Aufsteigend
Qualität	Yang
Element	Erde
Behandlungsprinzipien	Tonisiert Qi und Blut, tonisiert bei Mangel, wirkt positiv auf Lunge und Magen, fördert die Produktion der Körpersäfte, befeuchtet den Darm
Hauptsächliche Nutzung	Behandlung von Verdauungsschwäche, Schluckbeschwerden (Dysphagie), Diabetes und Verstopfung
Kontraindikationen	Magen/Milz-Yang-Mangel, Schleim-Feuchtigkeit-Syndrom oder Durchfall

Minze siehe **Grüne Minze**

Möhre

Temperatur	Neutral
Geschmack	Süß
Meridian	Lunge, Milz
Wirkrichtung	Aufsteigend
Qualität	Yang
Element	Erde
Behandlungsprinzipien	Stärkt die Milz, löst Ansammlungen auf
Hauptsächliche Nutzung	Behandlung von Verdauungsschwäche, chronischem Durchfall (Ruhr), Husten, Masern, Keuchhusten und Windpocken

Mungbohne

Temperatur	Kühl
Geschmack	Süß
Meridian	Magen und Herz
Wirkrichtung	Absteigend
Qualität	Yin und Yang
Element	Erde
Behandlungsprinzipien	Tonisiert Qi und Blut, kühlt Hitze, sediert Yang, tonisiert Yin, neutralisiert Gifte, lindert Sommerhitze
Hauptsächliche Nutzung	Behandlung von Ödemen, Durchfall, Rotlauf (Erysipel), Karbunkel, Diabetes, Harnzwang (Dysurie), Mumps, Verbrennungen und Bleivergiftung

Mungbohnensprossen

Temperatur	Kalt
Geschmack	Süß
Qualität	Yin und Yang
Element	Erde
Behandlungsprinzipien	Tonisiert Qi und Blut, kühlt Hitze, tonisiert Yin, neutralisiert Gifte, wirkt positiv auf den Dreifachen Erwärmer
Hauptsächliche Nutzung	Behandlung von Alkoholismus
Kontraindikationen	Magen/Milz-Yang-Mangel

Muschel (zweischalige)

Temperatur	Kalt
Geschmack	Salzig
Meridian	Magen
Wirkrichtung	Sinkend
Qualität	Yin
Element	Wasser
Behandlungsprinzipien	Kühlt Hitze, befeuchtet Trockenheit, tonisiert Yin, transformiert Schleim, macht Hartes weich
Hauptsächliche Nutzung	Behandlung von Diabetes, Ödemen, Schleimansammlungen, Skrofeln, Vaginalblutungen, Weißfluß und Hämorrhoiden

Muskatnuß

Temperatur	Warm
Geschmack	Scharf
Meridian	Dickdarm, Milz
Wirkrichtung	Aufsteigend
Qualität	Yang
Element	Metall
Behandlungsprinzipien	Unterstützt Yang, tonisiert, reguliert und wirkt positiv auf Qi, beseitigt Blut-Stagnation, treibt Kälte aus, sediert Yin, wärmt den Mittleren Erwärmer, verringert Gegenläufiges Qi, fördert die Verdauung, »festigt« die Därme

Hauptsächliche Nutzung	Behandlung von Schmerzen und Schwellungen des Bauchs, von Durchfall, Verdauungsschwäche und Brechreiz

Nierenbohnen

Temperatur	Neutral
Geschmack	Süß und neutral
Qualität	Yang
Element	Erde
Behandlungsprinzipien	Tonisiert Qi und Blut, tonisiert Yin, kühlt Hitze, wirkt harntreibend, heilt Schwellungen
Hauptsächliche Nutzung	Behandlung von Ödemen und Beriberi

Nori (Algenart)

Temperatur	Kalt
Geschmack	Süß und salzig
Meridian	Lunge
Wirkrichtung	Absteigend und sinkend
Qualität	Yin und Yang
Element	Erde
Behandlungsprinzipien	Tonisiert Qi und Blut, kühlt Hitze, tonisiert Yin, transformiert Schleim, erweicht Hartes
Hauptsächliche Nutzung	Behandlung von Kropf, Beriberi, Ödemen, Harnzwang (Dysurie), Husten und Bluthochdruck

Olive

Temperatur	Neutral
Geschmack	Süß und sauer
Meridian	Lunge und Magen
Wirkrichtung	Aufsteigend und absteigend
Qualität	Yin und Yang
Element	Holz und Erde
Behandlungsprinzipien	Tonisiert Qi und Blut, reinigt die Lunge, wirkt positiv auf den Hals, fördert die Produktion der Körpersäfte, neutralisiert Gifte
Hauptsächliche Nutzung	Behandlung von Heiserkeit, Geschwüren, Durst, Husten, Bluthusten, Epilepsie, Alkoholismus und Ruhr (Dysenterie)

Paksoi (engl.: *mustard green*)

Temperatur	Warm
Geschmack	Scharf
Meridian	Lunge
Wirkrichtung	Aufsteigend
Qualität	Yang
Element	Metall
Behandlungsprinzipien	Unterstützt Yang, tonisiert, reguliert und beeinflußt positiv Qi, beseitigt Blut-Stagnation, treibt Kälte aus, sediert Yin, weitet die Lunge, treibt Schleim aus, erwärmt den Mittleren Erwärmer

Hauptsächliche Nutzung	Behandlung von Kaltem Schleim, Husten mit Auswurf und eingeengter Brust
Kontraindikationen	Hautausschlag, Augenkrankheiten, Hämorrhoiden, Analblutungen und Heiße Krankheiten im allgemeinen

Papaya

Temperatur	Neutral
Geschmack	Süß und bitter
Wirkrichtung	Aufsteigend
Qualität	Yin und Yang
Element	Feuer und Erde
Behandlungsprinzipien	Tonisiert Qi und Blut, trocknet Feuchtigkeit, fördert die Schweißabsonderung
Hauptsächliche Nutzung	Behandlung von Magenschmerzen, Ruhr, Schwierigkeiten beim Stuhlgang und beim Wasserlassen, und schließlich von Wind-Bi-Syndrom (Rheumatismus)

Paradiesfeige (Pisang)

Temperatur	Kalt
Geschmack	Süß
Meridian	Dick- und Dünndarm
Wirkrichtung	Absteigend
Qualität	Yin und Yang

Element	Erde
Behandlungsprinzipien	Tonisiert Qi und Blut, kühlt Hitze, tonisiert Yin, wirkt positiv auf Wasser, schärft die Sehkraft, treibt Schleim aus
Hauptsächliche Nutzung	Behandlung von chronischem Luftröhrenkatarrh, Urinverhaltung (Anurie), Harnzwang (Dysurie), Weißfluß, Blutharnen (Hämaturie), Keuchhusten, Gelbsucht, Ödemen, Ruhr, Nasenbluten, Bindehautentzündung, Augenschmerzen und Hautgeschwüren
Kontraindikationen	Samenfluß (Spermatorrhöe; wegen der Feuchtigkeit ausscheidenden Natur der Paradiesfeige)

Persimone

Temperatur	Kalt
Geschmack	Süß
Meridian	Lunge, Dickdarm, Herz
Wirkrichtung	Absteigend
Qualität	Yin und Yang
Element	Erde
Behandlungsprinzipien	Tonisiert Qi und Blut, kühlt Hitze, tonisiert Yin, befeuchtet die Lunge, stillt Durst
Hauptsächliche Nutzung	Behandlung von Durst-Symptomatik, Husten, Bluthusten, Aphthen und chronischer Bronchitis

Kontraindikationen	Magen/Milz-Yang-Mangel, Feuchter Schleim, Äußerer Husten, Durchfall oder Malaria

Pfeffer, schwarz siehe **Schwarzer Pfeffer**

Pfeffer, weiß siehe **Weißer Pfeffer**

Pfefferminze

Temperatur	Kühl
Geschmack	Scharf
Meridian	Lunge und Leber
Wirkrichtung	Aufsteigend
Qualität	Yin und Yang
Element	Metall
Behandlungsprinzipien	Unterstützt Yang, reguliert Qi, tonisiert das Blut, kühlt Hitze, sediert Yang, wirkt positiv auf Qi, beseitigt Blut-Stagnation, zerstreut Wind, neutralisiert Gifte
Hauptsächliche Nutzung	Behandlung von Äußerem Fieber, Kopfschmerzen, Heiserkeit, Verdauungsschwäche, Aphthen, Zahnschmerzen, Hautausschlag und Migräne
Kontraindikationen	Aufsteigendes Leber-Yang, Yin-Mangel, Blut-Trockenheit oder Neigung zu starkem Schwitzen

Pfirsich

Temperatur	Warm
Geschmack	Süß und sauer
Wirkrichtung	Absteigend
Qualität	Yin und Yang
Element	Erde
Behandlungsprinzipien	Unterstützt Yang, tonisiert Qi und Blut, wirkt positiv auf Qi, beseitigt Blut-Stagnation, treibt Kälte aus, erzeugt Flüssigkeit, macht die Därme gleitfähig, aktiviert das Blut, eliminiert Ansammlungen
Hauptsächliche Nutzung	Behandlung von Husten infolge von Trockenheit der Lunge oder Lungenhitze sowie von Verdauungsschwäche. Übermäßiger Konsum kann innere Hitze erzeugen

Pflaume

Temperatur	Neutral
Geschmack	Süß und sauer
Meridian	Nieren und Leber
Wirkrichtung	Aufsteigend und absteigend
Qualität	Yin und Yang
Element	Holz und Erde
Behandlungsprinzipien	Tonisiert Qi und Blut, reinigt die Leber, kühlt Hitze, erzeugt Flüssigkeit, wirkt positiv auf Wasser

Hauptsächliche Nutzung	Behandlung von Erschöpfung infolge von Mangel, Hitzeempfindungen, Diabetes, Bauchwassersucht und Leberkrankheiten. Übermäßiger Konsum kann bei Patienten mit Qi-Mangel Magen/Milz schädigen

Pinienkerne

Temperatur	Warm
Geschmack	Süß
Meridian	Lunge, Dickdarm, Leber
Qualität	Yang
Element	Erde
Behandlungsprinzipien	Unterstützt Yang, tonisiert Qi und Blut, wirkt positiv auf Qi, beseitigt Blut-Stagnation, treibt Kälte aus, nährt die Körpersäfte, treibt Wind aus, befeuchtet die Lunge, macht die Därme »gleitfähiger«
Hauptsächliche Nutzung	Behandlung von Wind-Bi-Syndrom (Rheumatismus), Schwindelgefühlen, Husten infolge von Trockenheit, Bluthusten und Verstopfung

Pisang siehe **Paradiesfeige**

Reis

Temperatur	Neutral
Geschmack	Süß
Meridian	Magen und Milz
Wirkrichtung	Aufsteigend
Qualität	Yang
Element	Erde
Behandlungsprinzipien	Tonisiert Qi und Blut, tonisiert den Mittleren Erwärmer, wirkt positiv auf Qi, tonisiert die Milz, harmonisiert den Magen, lindert Depressionen, stillt Durst, lindert Durchfall
Hauptsächliche Nutzung	Behandlung von Durchfall, vermindertem Harnfluß und Durst

Reiskleie

Temperatur	Neutral
Geschmack	Scharf und süß
Meridian	Dickdarm und Magen
Wirkrichtung	Aufsteigend
Qualität	Yang
Element	Erde und Metall
Behandlungsprinzipien	Unterstützt Yang, reguliert Qi, tonisiert Qi und Blut, verringert die Körpersäfte, beseitigt Blut-Stagnation, treibt Kälte aus, sediert Yin

Rettich

Temperatur	Kühl
Geschmack	Scharf und süß
Meridian	Lunge, Magen
Wirkrichtung	Aufsteigend und absteigend
Qualität	Yin und Yang
Element	Erde und Metall
Behandlungsprinzipien	Unterstützt Yang, reguliert und tonisiert Qi, tonisiert das Blut, kühlt Hitze, sediert Yang, treibt Kälte aus, eliminiert Ansammlungen, transformiert Schleim-Hitze (Zäher Schleim), verringert Gegenläufiges Qi, weitet den Mittleren Erwärmer, neutralisiert Gifte
Hauptsächliche Nutzung	Behandlung von Verdauungsschwäche, Schwellungen des Bauches, Schleim-Husten, Heiserkeit, Diabetes, Kopfschmerzen im Hinterkopf, Bluthusten, Nasenbluten, Ruhr und Trichomonadenkolpitis (Befall der Vagina durch Trichomonaden)
Kontraindikationen	Mangel-Kälte

Rinderleber

Temperatur	Neutral
Geschmack	Süß
Wirkrichtung	Aufsteigend
Qualität	Yang
Element	Erde
Behandlungsprinzipien	Tonisiert Qi und Blut, tonisiert die Leber, schärft die Sehkraft
Hauptsächliche Nutzung	Behandlung von Atrophie des Sehnervs und von Nachtblindheit

Rindfleisch

Temperatur	Neutral
Geschmack	Süß
Meridian	Dickdarm, Magen, Milz
Qualität	Yang
Element	Erde
Behandlungsprinzipien	Tonisiert Qi und Blut, tonisiert Yin, tonisiert Magen/Milz, stärkt Sehnen und Knochen
Hauptsächliche Nutzung	Behandlung von starker Abmagerung, Ödemen, Diabetes, Yin-Mangel, Schmerzen im unteren Rückenbereich und schwachen Knien

Roggen

Temperatur	Neutral
Geschmack	Bitter
Wirkrichtung	Aufsteigend
Qualität	Yin
Element	Feuer
Behandlungsprinzipien	Trocknet Feuchtigkeit, wirkt harntreibend
Hauptsächliche Nutzung	Behandlung von Blutungen nach der Entbindung und von Migräne. Gilt als toxisch

Romana-Salat

Temperatur	Kalt
Geschmack	Bitter
Meridian	Dickdarm und Magen
Qualität	Yin
Element	Feuer
Behandlungsprinzipien	Tonisiert Qi und Blut, kühlt Hitze, sediert Yang, trocknet Feuchtigkeit, fördert die Harnausscheidung
Hauptsächliche Nutzung	Behandlung von Alkoholismus

Rosmarin

Temperatur	Warm
Geschmack	Scharf
Wirkrichtung	Aufsteigend
Qualität	Yang
Element	Metall
Behandlungsprinzipien	Unterstützt Yang, reguliert und wirkt positiv auf Qi, beseitigt Blut-Stagnation, treibt Kälte aus, sediert Yin, stärkt den Magen, wirkt schweißtreibend, beruhigt den Geist
Hauptsächliche Nutzung	Behandlung von Kopfschmerzen und zur Vorbeugung gegen frühzeitigen Haarausfall. Schwach toxisch

Rote Bete, siehe Bete

Rüben, siehe Bete

Saflor (Färberdistel)

Temperatur	Warm
Geschmack	Scharf
Meridian	Herz und Leber
Wirkrichtung	Aufsteigend

Qualität	Yang
Element	Metall
Behandlungsprinzipien	Unterstützt Yang; tonisiert, reguliert und wirkt positiv auf Qi, treibt Kälte aus, beseitigt Blut-Stagnation, aktiviert das Blut, normalisiert die Menstruation, wirkt schmerzlindernd
Hauptsächliche Nutzung	Behandlung von Durchgelegensein (Dekubitus), Amenorrhöe (Ausbleiben der Regel), Schwellungen und Obstruktion (Verschluß, Behinderung) im Bauchbereich, Schwergeburt, Totgeburt, Karbunkeln, Stillung des Lochialsekrets nach der Geburt und Koronarkrankheiten
Kontraindikationen	Schwangerschaft

Safran

Temperatur	Neutral
Geschmack	Süß und sauer
Meridian	Herz und Leber
Wirkrichtung	Aufsteigend und absteigend
Qualität	Yin und Yang
Element	Holz und Erde
Behandlungsprinzipien	Tonisiert Qi und Blut, aktiviert das Blut, löst Verfestigungen auf, zerstreut Stagnierendes Qi

Hauptsächliche Nutzung	Behandlung von Blutandrang in der Brust, Bluthusten, Ausbleiben der Regel (Amenorrhöe), Bauchschmerzen nach der Geburt und Quetschungen
Kontraindikationen	Schwangerschaft

Salz

Temperatur	Kalt
Geschmack	Salzig
Meridian	Dickdarm, Magen, Dünndarm, Nieren
Wirkrichtung	Sinkend
Qualität	Yin
Element	Wasser
Behandlungsprinzipien	Kühlt Hitze, befeuchtet Trockenheit, tonisiert Yin, löst Erbrechen aus, kühlt das Blut, neutralisiert Gifte
Hauptsächliche Nutzung	Behandlung von Schwellungen und Schmerzen im Bauchbereich, Schwierigkeiten beim Stuhlgang, Harnzwang, Eiterfluß (Pyorrhöe), Heiserkeit, Zahnschmerzen, Trübung der Hornhaut und Hautausschlag
Kontraindikationen	Ödeme

Sardine

Temperatur	Neutral
Geschmack	Süß und salzig
Meridian	Magen und Milz
Wirkrichtung	Aufsteigend und absteigend
Qualität	Yin und Yang
Element	Erde und Wasser
Behandlungsprinzipien	Tonisiert Qi und Blut, befeuchtet Trockenheit, tonisiert Yin, wärmt den Mittleren Erwärmer, wirkt positiv auf Qi, stärkt Sehnen und Knochen, aktiviert das Blut, wirkt harntreibend und verdauungsfördernd
Hauptsächliche Nutzung	Behandlung von Schmerzen beim Urinieren. Übermäßiger Konsum kann Feuer- und Schleim-Störungen verursachen

Schalotte (Frühlingszwiebel)

Temperatur	Warm
Geschmack	Scharf und bitter
Meridian	Lunge, Dickdarm, Herz
Wirkrichtung	Aufsteigend
Qualität	Yin und Yang
Element	Feuer und Metall
Behandlungsprinzipien	Unterstützt Yang, tonisiert, reguliert und wirkt positiv auf Qi, kühlt Hitze, sediert Yang,

	trocknet Feuchtigkeit, wirkt harntreibend, beseitigt Blut-Stagnation, treibt Kälte aus, weitet die Brust, löst Verfestigungen auf
Hauptsächliche Nutzung	Behandlung von Brustschmerzen, Herzschmerzen, trockenem Würgen, Durchfall und Hautausschlag
Kontraindikationen	Qi-Mangel

Schwarzer Pfeffer

Temperatur	Heiß
Geschmack	Scharf
Wirkrichtung	Aufsteigend und schwebend
Qualität	Yang
Element	Metall
Behandlungsprinzipien	Unterstützt Yang, reguliert Qi, wirkt positiv, auf Qi, beseitigt Blut-Stagnation, treibt Kälte aus, erwärmt den Mittleren Erwärmer, verringert Gegenläufiges Qi, eliminiert Schleim, neutralisiert Gifte
Hauptsächliche Nutzung	Behandlung von Kälte-Schleim, Verdauungsstörungen, Bauchschmerzen in Verbindung mit Kälte-Syndromen, Erbrechen klarer Flüssigkeit, Kälte-Durchfall, Nahrungsmittelvergiftung, Zahnschmerzen infolge von Wind, Nierenentzündung, Neurasthenie

	(Nervenschwäche) und Hautkrankheiten
Kontraindikationen	Yin-Mangel und Innere Hitze (gilt als toxisch)

Schwarzer Sesam

Temperatur	Neutral
Geschmack	Süß
Meridian	Nieren und Leber
Wirkrichtung	Aufsteigend
Qualität	Yang
Element	Erde
Behandlungsprinzipien	Tonisiert Qi und Blut, tonisiert Leber und Nieren, befeuchtet die fünf Zang (Yin-Organe)
Hauptsächliche Nutzung	Behandlung von Schwindelgefühlen, Rheumatismus, Lähmungen, Verstopfung, vorzeitigem Ergrauen des Haares und von Ausbleiben der Milch nach der Geburt
Kontraindikationen	Milz-Mangelerscheinungen und wäßriger Stuhl

Schwarze Sojabohnen

Temperatur	Neutral
Geschmack	Süß
Meridian	Milz und Nieren
Wirkrichtung	Aufsteigend

Qualität	Yang
Element	Erde
Behandlungsprinzipien	Tonisiert Qi und Blut, aktiviert das Blut, wirkt positiv auf Wasser, vertreibt Wind, neutralisiert Gifte
Hauptsächliche Nutzung	Behandlung von Ödemen, Wind-Bi (Rheumatismus), Gelbsucht, Beriberi und Spasmen

Schweinefleisch

Temperatur	Neutral
Geschmack	Süß und salzig
Meridian	Magen, Milz, Nieren
Wirkrichtung	Aufsteigend und absteigend
Qualität	Yin und Yang
Element	Erde und Wasser
Behandlungsprinzipien	Tonisiert Qi und Blut, befeuchtet Trockenheit, tonisiert Yin
Hauptsächliche Nutzung	Behandlung von Diabetes, Schwächezuständen, Abmagerung, Husten infolge von Trockenheit und Verstopfung
Kontraindikationen	Hitze-Feuchtigkeit-Schleim oder Qi-Stagnation

Schweineniere

Temperatur	Neutral
Geschmack	Salzig
Wirkrichtung	Absteigend

Qualität	Yin
Element	Wasser
Behandlungsprinzipien	Befeuchtet Trockenheit, tonisiert die Nieren, fördert und wirkt positiv auf die Blase
Hauptsächliche Nutzung	Behandlung von Hexenschuß infolge von Nieren-Mangel, Ödemen, Samenfluß (Spermatorrhöe), nächtlichen Schweißausbrüchen und Alterstaubheit

Seehering siehe **Amerikanischer Weißfisch**

Seitan siehe **Gluten**

Sellerie

Temperatur	Kühl
Geschmack	Süß und bitter
Meridian	Magen, Leber
Wirkrichtung	Absteigend
Qualität	Yin und Yang
Element	Feuer und Erde
Behandlungsprinzipien	Tonisiert Qi und Blut, kühlt Hitze, sediert Yang, trocknet Feuchtigkeit, wirkt schweißtreibend, beruhigt die Leber, treibt Wind aus
Hauptsächliche Nutzung	Behandlung von essentiellem (idiopathischem) Bluthochdruck, Schwindelgefühlen,

	Kopfschmerzen, Bindehautentzündung (Konjunktivitis), Erröten, Blutharnen (Hämaturie) und Karbunkel
Kontraindikationen	Krätze

Sesam, schwarz siehe **Schwarzer Sesam**

Sesamöl

Temperatur	Kühl
Geschmack	Süß
Meridian	Magen
Wirkrichtung	Absteigend
Qualität	Yin und Yang
Element	Erde
Behandlungsprinzipien	Tonisiert Qi und Blut, kühlt Hitze, sediert Yang, befeuchtet Trockenheit, fördert den Stuhlgang, neutralisiert Gifte, »bildet Muskeln«
Hauptsächliche Nutzung	Behandlung von Verstopfung durch trockenen Stuhl, Bauchschmerzen infolge von Verdauungsschwäche, Fadenwürmer, Hautausschlag, Geschwüre, Krätze und trockene Haut
Kontraindikationen	Durchfall infolge von Milz-Mangel

Shiitake-Pilz (Tong-ku)

Temperatur	Neutral
Geschmack	Süß
Meridian	Magen
Wirkrichtung	Aufsteigend
Qualität	Yang
Element	Erde
Behandlungsprinzipien	Tonisiert Qi und Blut, wirkt positiv auf den Magen
Hauptsächliche Nutzung	Behandlung von pathologischen Hungergefühlen
Kontraindikationen	Während der Genesung von Windpocken, in der Rekonvaleszenz nach einer Entbindung oder allgemein nach Krankheiten

Shrimps siehe **Garnelen**

Silberne Wolkenohren (Silberohren, weißer Mu-err, engl.: white fungus)

Temperatur	Neutral
Geschmack	Süß und neutral
Qualität	Yang
Element	Erde
Behandlungsprinzipien	Tonisiert Qi und Blut, eliminiert Feuchtigkeit, wirkt harntreibend, wässert Yin, befeuchtet die Lunge,

	nährt den Magen, erzeugt Flüssigkeit
Hauptsächliche Nutzung	Behandlung von Husten mit blutigem Auswurf und von Durst
Kontraindikationen	Samenfluß (Spermatorrhöe)

Sojabohnen

Temperatur	Kühl
Geschmack	Süß
Meridian	Dickdarm und Milz
Wirkrichtung	Absteigend
Qualität	Yin und Yang
Element	Erde
Behandlungsprinzipien	Tonisiert Qi und Blut, kühlt Hitze, sediert Yang, stärkt die Milz, erweitert den Mittleren Erwärmer, befeuchtet Trockenheit, eliminiert Wasser
Hauptsächliche Nutzung	Behandlung von Unterernährung bei Kindern, Durchfall, Schwellungen im Bauchbereich, Abmagerung, Hautausschlag und Blutungen infolge von Verletzungen. Übermäßiger Konsum kann Qi-Stagnation, Schleimbildung, Husten, eine gelbliche Hautfarbe und/oder starke Empfindungen im Körper hervorrufen

Sojabohnen, schwarze siehe Schwarze Sojabohnen

Sojaöl

Temperatur	Heiß
Geschmack	Scharf und süß
Wirkrichtung	Aufsteigend und schwebend
Qualität	Yang
Element	Erde und Metall
Behandlungsprinzipien	Unterstützt Yang, tonisiert und reguliert das Qi, tonisiert das Blut, wirkt positiv auf das Qi, beseitigt Blut-Stagnation, treibt Kälte aus, sediert Yin, beseitigt Würmer, macht die Därme gleitfähiger
Hauptsächliche Nutzung	Behandlung von Verstopfung und Darmverschluß. Schwach toxisch

Sorghum

Temperatur	Warm
Geschmack	Süß
Meridian	Lunge, Dickdarm, Magen, Milz
Qualität	Yang
Element	Erde
Behandlungsprinzipien	Unterstützt Yang, tonisiert Qi und Blut, wirkt positiv auf Qi, beseitigt Blut-Stagnation, treibt Kälte aus,

	wärmt den Mittleren Erwärmer, wirkt adstringierend auf Magen und Därme
Hauptsächliche Nutzung	Behandlung von Verdauungsschwäche bei Kindern, Rheumatismus, vermindertem Harnfluß und Durchfall

Spargel

Temperatur	Kalt
Geschmack	Süß und bitter
Meridian	Lunge und Nieren
Wirkrichtung	Absteigend und Aufsteigend
Qualität	Yin und Yang
Element	Feuer und Erde
Behandlungsprinzipien	Tonisiert Qi und Blut, kühlt Hitze, trocknet Feuchtigkeit, wirkt schweißtreibend, tonisiert Yin, befeuchtet Trockenheit, reinigt die Lunge, sediert Feuer
Hauptsächliche Nutzung	Behandlung von Bluthusten, Lungentuberkulose, chronischer Bronchitis, Diabetes und Verstopfung
Kontraindikationen	Durchfall in Verbindung mit Mangel-Kälte-Syndrom und Husten in Verbindung mit Windkälte

Spinat

Temperatur	Kühl
Meridian	Dick- und Dünndarm
Wirkrichtung	Absteigend
Qualität	Yin und Yang
Element	Erde
Behandlungsprinzipien	Tonisiert Qi und Blut, kühlt Hitze, sediert Yang, nährt das Blut, wirkt blutstillend, engt Yin ein, befeuchtet Trockenheit
Hauptsächliche Nutzung	Behandlung von Nasenbluten, Blutstuhl, Skorbut, Diabetes, Durst und Problemen beim Stuhlgang
Kontraindikationen	Samenfluß

Squash (Bischofsmütze, auch Ufokürbis oder Tellerzucchini)

Temperatur	Warm
Geschmack	Süß
Meridian	Magen und Milz
Qualität	Yang
Element	Erde
Behandlungsprinzipien	Unterstützt Yang, tonisiert Qi und Blut, wirkt positiv auf Qi, beseitigt Blut-Stagnation, treibt Kälte aus, sediert Yin, tonisiert den Mittleren

	Erwärmer, heilt Entzündungen, wirkt schmerzlindernd
Kontraindikationen	Qi-Stagnation und/oder Behinderung durch Feuchtigkeit

Steckrübe

Temperatur	Neutral
Geschmack	Scharf, süß, bitter
Wirkrichtung	Aufsteigend
Qualität	Yin und Yang
Element	Feuer, Erde, Metall
Behandlungsprinzipien	Unterstützt Yang, tonisiert, reguliert und wirkt positiv auf Qi, tonisiert das Blut, beseitigt Blut-Stagnation, kühlt Hitze, sediert Yang, trocknet Feuchtigkeit, wirkt schweißtreibend, treibt Kälte aus, sediert Yin, wirkt appetitanregend, verringert Gegenläufiges Qi, neutralisiert Gifte
Hauptsächliche Nutzung	Behandlung von Verdauungsschwäche, Gelbsucht, Diabetes, Schwellungen und Brust(drüsen)entzündung (Mastitis). Übermäßiger Verzehr kann Schwellungen verursachen

Stör

Temperatur	Neutral
Geschmack	Süß
Meridian	Lunge, Herzbeutel-Meridian
Wirkrichtung	Aufsteigend
Qualität	Yang
Element	Erde
Behandlungsprinzipien	Tonisiert Qi und Blut, wirkt positiv auf Qi, aktiviert das Blut, lindert Schmerzen beim Urinieren, wirkt nährend
Hauptsächliche Nutzung	Behandlung von Blutharnen

Süßer Reis (glutinöser Reis)

Temperatur	Warm
Geschmack	Süß
Meridian	Lunge
Qualität	Yang
Element	Erde
Behandlungsprinzipien	Unterstützt Yang, tonisiert Qi und Blut, wirkt positiv auf Qi, beseitigt Blut-Stagnation, treibt Kälte aus, sediert Yin, tonisiert den Mittleren Erwärmer
Hauptsächliche Nutzung	Behandlung von Diabetes, Polyurie (vermehrte Harnausscheidung), exzessiver Schweißabsonderung und Durchfall

Kontraindikationen	Magen/Milz-Yang-Mangel, Schleim-Hitze oder Windkrankheit

Süßkartoffel

Temperatur	Warm
Geschmack	Neutral und süß
Meridian	Milz und Nieren
Wirkrichtung	Aufsteigend
Qualität	Yang
Element	Erde
Behandlungsprinzipien	Unterstützt Yang, tonisiert Qi und Blut, wirkt positiv auf Qi, beseitigt Blut-Stagnation, treibt Kälte aus, tonisiert den Mittleren Erwärmer, harmonisiert das Blut, erzeugt Flüssigkeit, erweitert Magen und Därme, fördert den Stuhlgang und macht die Fünf Inneren Organe »fett«
Hauptsächliche Nutzung	Behandlung von Durchfall, Gelbsucht, Abmagerung und Hautausschlag
Kontraindikationen	Stauung im Mittleren Erwärmer und Qi-Stauung

Tangerine siehe **Mandarine**

Taro

Temperatur	Neutral
Geschmack	Scharf und süß
Meridian	Dickdarm, Magen
Wirkrichtung	Aufsteigend
Qualität	Yang
Element	Erde und Metall
Behandlungsprinzipien	Unterstützt Yang, tonisiert und reguliert Qi, tonisiert das Blut, wirkt positiv auf Qi, beseitigt Blut-Stagnation, zerstreut Stauungen
Hauptsächliche Nutzung	Behandlung von Skrofeln, Schwellungen, Schwellungen im Bauchbereich, Psoriasis (Hautflechte) und Verbrennungen. Frischer Taro gilt als toxisch

Thunfisch siehe **Makrele**

Tintenfisch

Temperatur	Kalt
Geschmack	Süß und salzig
Wirkrichtung	Absteigend
Qualität	Yin und Yang
Element	Erde
Behandlungsprinzipien	Tonisiert Qi und Blut, kühlt Hitze,

	befeuchtet Trockenheit, tonisiert Yin
Hauptsächliche Nutzung	Behandlung von Karbunkeln
Kontraindikationen	Nesselsucht (Urtikaria)

Tofu

Temperatur	Kühl
Geschmack	Süß
Meridian	Lunge, Dickdarm, Magen
Wirkrichtung	Absteigend
Qualität	Yin und Yang
Element	Erde
Behandlungsprinzipien	Tonisiert Qi und Blut, kühlt Hitze, sediert Yang, tonisiert Yin, harmonisiert den Mittleren Erwärmer, erzeugt Flüssigkeit, befeuchtet Trockenheit, neutralisiert Gifte
Hauptsächliche Nutzung	Behandlung von Bindehautentzündung, chronischer Amöbenruhr, Diabetes, Vergiftungen durch Schwefel und Alkoholismus

Tomate

Temperatur	Kalt
Geschmack	Süß und sauer
Wirkrichtung	Absteigend
Qualität	Yin und Yang

Element	Holz und Erde
Behandlungsprinzipien	Tonisiert Qi und Blut, kühlt Hitze, tonisiert Yin, erzeugt Flüssigkeit, stillt Durst, stärkt den Magen, fördert die Verdauung
Hauptsächliche Nutzung	Behandlung von Durst-Symptomatik und Anorexie (Appetitlosigkeit)

Trauben

Temperatur	Neutral
Geschmack	Süß und sauer
Meridian	Lunge, Milz, Nieren
Wirkrichtung	Aufsteigend und absteigend
Qualität	Yin und Yang
Element	Holz und Erde
Behandlungsprinzipien	Tonisiert Qi und Blut, stärkt Sehnen und Knochen, fördert die Harnausscheidung, stärkt den Willen
Hauptsächliche Nutzung	Behandlung von Mangel-Husten, Herzklopfen, Nachtschweiß, Rheumatismus, Ödemen und übermäßigem Appetit
Kontraindikationen	Übermäßiger Konsum beeinträchtigt die Sehschärfe

Walnuß

Temperatur	Warm
Geschmack	Süß
Meridian	Lunge und Nieren
Qualität	Yang
Element	Erde
Behandlungsprinzipien	Tonisiert Qi und Blut, wirkt positiv auf Qi, beseitigt Blut-Stagnation, treibt Kälte aus, sediert Yin, tonisiert die Nieren, festigt den Samen, wärmt die Lunge, wirkt beruhigend bei Asthma, macht die Därme gleitfähiger
Hauptsächliche Nutzung	Behandlung von Asthma, Husten, Hexenschuß (Lumbago), Impotenz, Samenfluß, vermehrter Harnausscheidung (Polyurie), Steinbildung und von trockenem Stuhl
Kontraindikationen	Feuer- oder Yin-Mangel in Verbindung mit Auflodern von Falschem Feuer

Warzenmelone

Temperatur	Kalt
Geschmack	Süß
Meridian	Magen und Herz
Wirkrichtung	Absteigend
Qualität	Yin und Yang
Element	Erde

Behandlungsprinzipien	Tonisiert Qi und Blut, kühlt Hitze, tonisiert Yin, lindert Sommerhitze, lindert Depressionen, stillt Durst, wirkt harntreibend
Hauptsächliche Nutzung	Behandlung von Harnzwang (Dysurie)
Kontraindikationen	Magen/Milz-Yang-Mangel in Verbindung mit Bauchschwellungen oder wäßrigem Stuhl

Wasserkastanie

Temperatur	Kalt
Geschmack	Süß
Meridian	Lunge und Magen
Wirkrichtung	Absteigend
Qualität	Yin
Element	Erde
Behandlungsprinzipien	Kühlt Hitze, tonisiert Yin, wandelt Schleim um, zerstreut Ansammlungen
Hauptsächliche Nutzung	Behandlung von Diabetes, Gelbsucht, Bindehautentzündung, Masern, Ruhr mit Blutstuhl und Heiserkeit infolge von starkem Rauchen
Kontraindikationen	Mangel-, Kälte- oder Blutmangel-Syndrome

Wassermelone

Temperatur	Kalt
Geschmack	Süß
Meridian	Magen, Herz, Blase
Wirkrichtung	Absteigend
Qualität	Yin und Yang
Element	Erde
Behandlungsprinzipien	Tonisiert Qi und Blut, kühlt Hitze, tonisiert Yin, lindert Sommerhitze, lindert Depressionen, stillt Durst, wirkt harntreibend
Hauptsächliche Nutzung	Behandlung von Durst, vermindertem Harnfluß (Oligurie), Heiserkeit und Aphthen
Kontraindikationen	Kälte des Mittleren Erwärmers, übermäßige Feuchtigkeit, Blutarmut (Anämie) oder Polyurie (vermehrter Harnfluß)

Weinessig

Temperatur	Warm
Geschmack	Sauer und bitter
Meridian	Magen und Leber
Wirkrichtung	Absteigend
Qualität	Yin und Yang
Element	Holz und Feuer
Behandlungsprinzipien	Unterstützt Yang, tonisiert Qi, trocknet Feuchtigkeit, regt zum Schwitzen an, wirkt positiv auf Qi,

	beseitigt Blut-Stagnation, treibt Kälte aus, sediert Yin, zerstreut Stauungen, wirkt blutstillend, neutralisiert Gifte, Wurmmittel
Hauptsächliche Nutzung	Behandlung der Kontraktion nach der Geburt, Schwellungen und Stauungen im Bauchbereich, Gelbsucht, Bluthusten, Nasenbluten, Blutstuhl, allgemeines Hautjucken, Karbunkel und Nahrungsmittelvergiftungen
Kontraindikationen	Magen/Milz-Yang-Mangel, Muskelatrophie, Rheumatismus, Sehnentrauma, Beginn einer Erkältung

Weißer Mu-err siehe **Silbernes Wolkenohr**

Weißer Pfeffer

Temperatur	Kalt
Geschmack	Scharf und bitter
Wirkrichtung	Aufsteigend
Qualität	Yin und Yang
Element	Feuer und Metall
Behandlungsprinzipien	Unterstützt Yang, kühlt Hitze, sediert Yang, trocknet Feuchtigkeit, wirkt schweißtreibend, tonisiert Yin, wirkt positiv auf Qi,

	beseitigt Blut-Stagnation, wirkt schmerzlindernd, treibt Wind aus
Hauptsächliche Nutzung	Behandlung von Erkältungen, Husten, Heiserkeit, Zahnschmerzen, Magenschmerzen, rheumatoider Arthritis, Ruhr und Elephantiasis der unteren Gliedmaßen

Weißfisch siehe **Amerikanischer Weißfisch**

Weizen

Temperatur	Kühl
Geschmack	Süß
Meridian	Milz, Herz, Nieren
Wirkrichtung	Absteigend
Qualität	Yin und Yang
Element	Erde
Behandlungsprinzipien	Tonisiert Qi und Blut, kühlt Hitze, sediert Yang, nährt das Herz, beruhigt den Geist, tonisiert die Nieren, stillt Durst

Weizenkeime

Temperatur	Kalt
Geschmack	Scharf
Meridian	Herz und Dünndarm

Wirkrichtung	Aufsteigend
Qualität	Yin und Yang
Element	Metall
Behandlungsprinzipien	Unterstützt Yang, reguliert Qi, kühlt Hitze, tonisiert Yin, wirkt positiv auf Qi, beseitigt Blut-Stagnation, lindert Depressionen
Hauptsächliche Nutzung	Behandlung von Alkoholismus

Weizenkleie

Temperatur	Kühl
Geschmack	Süß
Meridian	Dickdarm
Wirkrichtung	Absteigend
Qualität	Yin und Yang
Element	Erde
Behandlungsprinzipien	Tonisiert Qi und Blut, kühlt Hitze, sediert Yang

Wolkenohren (schwarzer Mu-err, engl.: *black fungus*)

Temperatur	Neutral
Geschmack	Süß
Meridian	Dickdarm und Magen
Wirkrichtung	Aufsteigend
Qualität	Yang
Element	Erde
Behandlungsprinzipien	Tonisiert Qi und Blut, kühlt das Blut, stoppt Blutungen

Hauptsächliche Nutzung	Behandlung von Hämaturie (Blutharnen), Vaginalblutungen, Hämorrhoiden, wäßrigen Augen und Zahnschmerzen
Kontraindikationen	Wäßriger Stuhl

Yamswurzel

Temperatur	Neutral
Geschmack	Süß
Meridian	Lunge, Milz, Nieren
Wirkrichtung	Aufsteigend
Qualität	Yang
Element	Erde
Behandlungsprinzipien	Tonisiert Qi und Blut, tonisiert Milz und Lunge, festigt die Nieren, wirkt positiv auf den Samen
Hauptsächliche Nutzung	Behandlung von Durchfall, Ruhr, Husten, Diabetes, Samenfluß, Weißfluß, vermehrter Harnausscheidung und akuter bakterieller Ruhr
Kontraindikationen	Übermaß-Krankheiten

Zucker, brauner siehe **Brauner Zucker**

Zucker (raffinierter, weißer)

Temperatur	Neutral
Geschmack	Süß
Meridian	Milz
Wirkrichtung	Aufsteigend
Qualität	Yang
Element	Erde
Behandlungsprinzipien	Tonisiert Qi und Blut, befeuchtet die Lunge, erzeugt Flüssigkeit
Hauptsächliche Nutzung	Behandlung von Husten infolge von Trockenheit, Durst und Magenschmerzen
Kontraindikationen	Schleim-Feuchtigkeit

Zwiebel

Temperatur	Warm
Geschmack	Scharf
Wirkrichtung	Aufsteigend
Qualität	Yang
Behandlungsprinzipien	Unterstützt Yang, tonisiert, reguliert und beeinflußt Qi positiv, beseitigt Blut-Stagnation, treibt Kälte aus, sediert Yin, wirkt schweißtreibend, neutralisiert Gifte
Hauptsächliche Nutzung	Behandlung von Erkältungen, Kopfschmerzen, Verstopfung, Bauchschmerzen infolge von Kälte, Harnzwang (Dysurie), Ruhr (Dysenterie),

	Brust(drüsen)entzündung (Mastitis), Blutandrang (Kongestion) im Nasenbereich und Ödemen im Bereich des Gesichts

Anmerkungen

1 *Die Acht Glieder der klassischen chinesischen Medizin sind eine Methode zur schematischen Darstellung der orientalischen Wissenschaften, die sich mit Gesundheit und Heilung beschäftigen. Dieses Schema betont den kosmologischen Aspekt der Gesundheit, und die daraus resultierende Behandlungsmethode für Krankheiten ist eine holistische (ganzheitliche). Außerdem definiert dieses Schema die Hierarchie der therapeutischen Methoden. Die Acht Glieder umfassen Meditation, Körperübungen, Ernährung, Astrologie, Geomantie, Massage, Kräuterkunde und Akupunktur/Moxibustion. Dieser konzeptuelle Ansatz ist klassisch, insofern seine Prinzipien und Methoden allesamt auf den wichtigsten klassischen Schriften über chinesische Medizin basieren, angefangen von Nei Jing über die Werke aus der Zeit der Ching-Dynastie bis in die neueste Zeit. Man sollte die Acht Glieder deshalb nicht mit dem verwechseln, was als »Traditionelle Akupunktur« bezeichnet wird, denn dabei handelt es sich um eine unvollständige Methode der Akupunktur, die in England ohne Bezugnahme auf die ursprüngliche Literatur der chinesischen Medizin entwickelt wurde, und auch nicht mit der heute in der Volksrepublik China praktizierten »Traditionellen Chinesischen Medizin«, einer verwässerten Version der klassischen Praxis, die großzügig mit Elementen der westlichen Medizin vermischt wurde. Das System der Acht Glieder ist von der Acht-Teilung sowohl der indischen Ayurveda-Medizin als auch der Medizin des tibetischen Buddhismus beeinflußt. Ein weiterer Einfluß ist das, was Professor Chee Soo als »Acht Fäden des Brokat« bezeichnet (in Chee Soo:* The Tao of Long Life, *Sterling Publications, New York 1984; teilweise enthalten in:* Taoistisches Heilen. Gesundheit und Wohlbefinden durch traditionelle chinesische Heilkunst, *Kösel, München 1987).*

2 An dieser Stelle möchte ich darauf hinweisen, daß die Menschen, die heute in China und in anderen asiatischen Ländern leben, sich nicht unbedingt gesünder ernähren als die Bewohner der westlichen Welt. Der durchschnittliche Chinese ernährt sich nach den Lehren der Traditionellen Chinesischen Medizin nicht bewußt genug. Deshalb sollten wir uns als Bewohner des Westens vor der Annahme hüten, daß wir alles, was die Chinesen (oder Japaner oder Koreaner usw.) essen, ebenfalls essen sollten – wie das Beispiel des Glutamats wohl deutlich zeigt.

3 Leser, die sich näher für Chu-len interessieren, seien hiermit auf die Übersetzung eines tibetischen Chu-len-Textes verwiesen, der Anfang des 16. Jahrhunderts vom Zweiten Dalai Lama geschrieben wurde. Er ist unter dem Titel »Extracting the Essence« in der Library of Tibetan Works and Archives in der Reihe Tibetan Medicine, *Nr. 5 (Dharamsala, Indien: Library of Tibetan Works and Archives, 1982) erschienen. Dieser Text befaßt sich mit einem System von Me-tok Chulen oder »Blumen-Alchimie«, bei dem der Übende als materielle Nahrung statt anorganischer Substanzen ausschließlich Blütenblätter zu sich nimmt. Der Leser sollte jedoch nicht vergessen, daß diese Art der Übung mit religiösen Ritualen, Weihezeremonien und bestimmten Formen disziplinierter Übung einhergeht. Außerdem ist zu bedenken, daß ein solcher Lehrer sehr klare Anweisungen hat, wie er Übende, die einer solchen Praxis würdig sind, auswählen soll.*

4 Pang, T. Y.: Chinese Herbal: An Introduction, *Tai Chi School of Philosophy and Art, Honolulu, HI, 1982, S. 44.*

5 Die Begriffe »kleines Feuer« und »großes Feuer« basieren auf dem Buch von Kiiko Matsumoto und Stephen Birch: Five Elements and Ten Stems, *Paradigm Publications, Brookline, MA, 1983, S.69.*

6 Nei Jing Su Wen, Kapitel 23.

7 Nei Jing Ling Shu, Kapitel 78.

8 Aus einem nicht näher bezeichneten klassischen Text, vermutlich aus dem Nei Jing; zit. von Pang, a. a. O., S. 44.

9 Basierend auf der Phasenenergetik, die Manfred Porkert in seinem Buch Die theoretischen Grundlagen der chinesischen Medizin *(Acta Medicinae Sinensis, Zürich/Zug 31991) beschreibt, und dem chinesi-*

schen Werk von Chang Ching Yue, Lei Ching T'u I, *kann man aufgrund von Prognosen über die metereologischen Veränderungen durch Wind, Hitze, Kälte, Trockenheit, Feuchtigkeit und Feuer mehr oder weniger Speisen von einem der sechs Geschmäcke zu sich nehmen, um einen in einer bestimmten Jahreszeit ungünstigen oder problematischen Zustand des inneren energetischen Klimas auszugleichen. Doch sind heute viele Praktiker sowohl in Asien als auch in der westlichen Welt der Meinung, daß die Phasenenergetik, die viele klassische Ärzte für den Gipfel der chinesischen kosmologischen Medizin hielten, zu stark vereinfacht, als daß sie als zuverlässige Prognosemethode dienen könnte. Obwohl ich persönlich der Meinung bin, daß die Phasenenergetik innerhalb eines gewissen Rahmens gute Dienste zu leisten vermag, halte ich diese Methode doch andererseits für so kompliziert, daß sie für die meisten Patienten und Praktiker nicht in Frage kommt oder zumindest nur selten angewendet werden kann. Deshalb habe ich die präventive Anwendung der sechs Geschmäcke auf der Grundlage der Phasenenergetik in diesem Buch nicht behandelt.*

10 *Nicht zu verwechseln mit Porkerts Definition des Begriffs Heteropathie als »Schrägläufigkeit«, Fehlfunktion, Störung. Der Gegensatz zur Heteropathie in seinem Sinne ist die Orthopathie oder »Geradläufigkeit«, eine Art Selbstregulation. Siehe Porkert:* Die chinesische Medizin, *Econ, Düsseldorf und Wien 1982, S. 63.*

11 *Nei Jing, zitiert von Pang, a. a. O., S. 47.*

12 *Der Leser sei hiermit ausdrücklich darauf hingewiesen, daß die Yin/Yang-Definition der klassischen chinesischen Medizin nicht mit der in der Makrobiotik benutzten Definition übereinstimmt. Nach den Lehren der chinesischen Medizin ist Yang aktiv, expansiv, nach außen gerichtet, zentrifugal, aggressiv, fordernd und negativ. Yin hingegen ist struktiv, kontraktiv, aufnehmend, verinnerlichend, zentripetal, empfänglich, konservativ und positiv. Diese Definitionen basieren auf der sorgfältigen Untersuchung Manfred Porkerts in seinem Buch* Die theoretischen Grundlagen der chinesischen Medizin, *a. a. O. Die Begriffe Yin und Yang werden im vorliegenden Buch immer nur so verwendet, wie sie in der klassischen chinesi-*

schen Literatur vorkommen, nicht im Sinne der makrobiotischen Theorie, einer modernen japanischen Ernährungslehre, deren Verfechter nie die Quelle(n) ihrer eigenen, exzentrischen Defintionen preisgegeben haben.

13 *S. Dharmananda: »Chinese Herbal Therapy for Multiple Allergies« in* Oriental Arts Newsletter, *Bd. 1, Nr. 2, Sommer 1983: 1–2.*

14 *Hsu, H. Y.:* For Women Only: Chinese Herbal Formulas, *Oriental Healing Arts Institute, Long Beach, Ca., 1982, S. 8.*

15 *Alchemy, Medicine, and Religion in the China of A.D. 320: The Nei P'ien of Ko Hung, MIT Press, Cambridge 1966, S. 113–114.*

16 *Shanghai College of Traditional Chinese Medicine:* Essentials of Chinese Acupuncture, *Foreign Language Press, Peking 1980, S. 46.*

17 *Chang Chung-Ching:* Chin Kuei Yao Lueh *[Prescriptions from the Golden Chamber], Oriental Healing Arts Institute, Long Beach, Ca., 1983, S. 171.*

18 *Li Shih-Zhen:* Chinese Medicinal Herbs, *Georgetown Press, San Francisco 1973, S. 471–474. Dieses Buch soll auf Li Shih Zhens* Pen-tsao Kang-mu *basieren, ist aber keine wörtliche Übersetzung jenes berühmten klassischen Werks.*

19 *Dt.:* Das Tao der Gesundheit und Lebensfreude, *Fischer TB 3389.*

20 *Chang Chung-Ching:* Shang Han Lun *[Treatise on Febrile Diseases], Oriental Healing Arts, Los Angeles 1981. S. 167.*

21 *F. W. Zhou: »The Indications of Decoction Ramulus Cinnamoni Composite«, in:* Journal of the American College of Traditional Chinese Medicine, *1, American College of Traditional Chinese Medicine, San Francisco 1983, S. 11.*

22 *Lilah Kan:* Introducing Chinese Casserole Cookery, *Workman Publishing, New York 1978, S. 11–12.*

23 *Eine luftgetrocknete Wurst aus magerem Fleisch und Fett; ähnelt der luftgetrockneten Mettwurst und der frischen Salami.*

24 *Amasake gibt es bei uns vorwiegend in makrobiotisch orientierten Naturkostläden, ebenso das Ferment Koji. Ein Rezept zur Zubereitung von Amasake finden Sie im Buch* Makrobiotisch Kochen *von Maes/Laridon (Goldman TB 10301).*

25 *T. Y. Pang, a. a. O., S.70.*

Literaturhinweise

Cheung C. S., und Lai, Yat Ki, *Principles of Dialectical Differential Diagnosis and Treatment of Traditional Chinese Medicine,* Traditional Chinese Medical Publisher, San Francisco 1980.

Cotterell, Yong Yap, *Die Kultur der chinesischen Küche,* O. W. Barth, Bern/München 1987.

Da Liu, *The Tao of Health and Longevity,* Schocken Books, New York 1979; teilweise enthalten in: *Taoistisches Heilen,* Kösel, München 1989.

Hempen, C. H., *Die Medizin der Chinesen,* Bertelsmann, München 1988.

Hom, Ken, *Essen wie in China,* Christian, München 1991.

Hsu, Hong-yen, und William G. Peacher, *The Way to Good Health with Chinese Herbs,* Oriental Healing Arts Institute of USA, Los Angeles 1976.

Kan, Lilah, *Introducing Chinese Casserole Cookery,* Workman Publishing, New York 1978.

Kaptchuk, Ted J., *Das große Buch der chinesischen Medizin,* O. W. Barth, Bern/München 1988.

Kleber, J. J., *Traditionelle Chinesische Medizin,* Müller & Steinicke, München 1989.

Leung, Albert Y., *Chinesische Heilkräuter,* Diederichs, Köln 1985.

Lu, Henry C., *Doctor's Manual of Chinese Medical Diet,* Academy of Oriental Heritage, Vancouver 1981.

Nei Jing. Das *Nei Jing,* der Innere Klassiker des Gelben Kaisers *(Huang-di Neijing)* enthält die »Elementaren Fragen«

(*Su Wen)* und die »Geistige Achse« *(Ling Shu).* Soweit bekannt ist, ist es das älteste Werk der chinesischen Medizintheorie; es wurde vermutlich um 100 v. Chr. zusammengestellt. Die heutzutage benutzte Version enthält jedoch Material wesentlich neueren Datums. Viele Quellen geben einen früheren Zeitraum für die Zusammenstellung des *Nei Jing* an; solche Datierungen sind aber eher auf chinesische Mythen als auf geschichtliche Forschung zurückzuführen. Das *Su Wen* oder »Elementare Fragen« befaßt sich hauptsächlich mit theoretischen Konzepten und medizinischer Kosmologie, das *Ling Shu* oder »Geistige Achse« mit Akupunktur und Moxibustion.

Der Innere Klassiker des Gelben Kaisers: Imponierende Einfachheit *(Huang-di Neijing Tai-su),* 605–617 n. Chr., hrsg. von Yang Shang-shan. Diese Ausgabe ist die älteste verfügbare. Sie enthält dreiundzwanzig der ursprünglich dreißig Kapitel und gleicht dem *Su Wen* ohne dessen Hinzufügungen.

Überarbeitete und kommentierte Ausgabe des Inneren Klassikers des Gelben Kaisers: Elementare Fragen *(Chong-guang Bu-zhu Huang-di Neijing Su-wen), 762* n. Chr., hrsg. von Wang Bing-ci. Diese und eine weitere verbesserte Ausgabe von Ling Yi (einem Arzt aus der Song-Dynastie) sind die Standardausgaben des Werkes. Wang Bing-ci organisierte das gesamte Werk von neuem und fügte mindestens sieben eigene Kapitel hinzu.

Pálos, Stephan, *Chinesische Heilkunst,* O. W. Barth, Bern/München 1984.

Pang, T. Y., *Chinese Herbal: An Introduction,* Tai Chi School of Philosophy and Art, Honolulu 1982.

Paulus, Ernst, und Yu-he Ding, *Handbuch der traditionellen chinesischen Heilpflanzen,* Haug, Heidelberg 1987.

Porkert, Manfred, *Klinische chinesische Pharmakologie,* Verlag für Medizin Dr. Ewald Fischer, Heidelberg 1978.

–, *Lehrbuch der chinesischen Diagnostik,* Acta Medicinae Sinensis, Zürich/Zug 1983.

–, *Die theoretischen Grundlagen der chinesischen Medizin,* Acta Medicinae Sinensis, Zürich/Zug 31991.

–, *Die chinesische Medizin,* Econ, Düsseldorf 21989.

Reid, Daniel P., *Chinesische Naturheilkunde,* Orac, Wien o. J.

Zhen, Li-Shih, *Chinese Medicinal Herbs,* Georgetown Press, San Francisco 1973.

Rezepte in alphabetischer Reihenfolge